Bioquímica geral

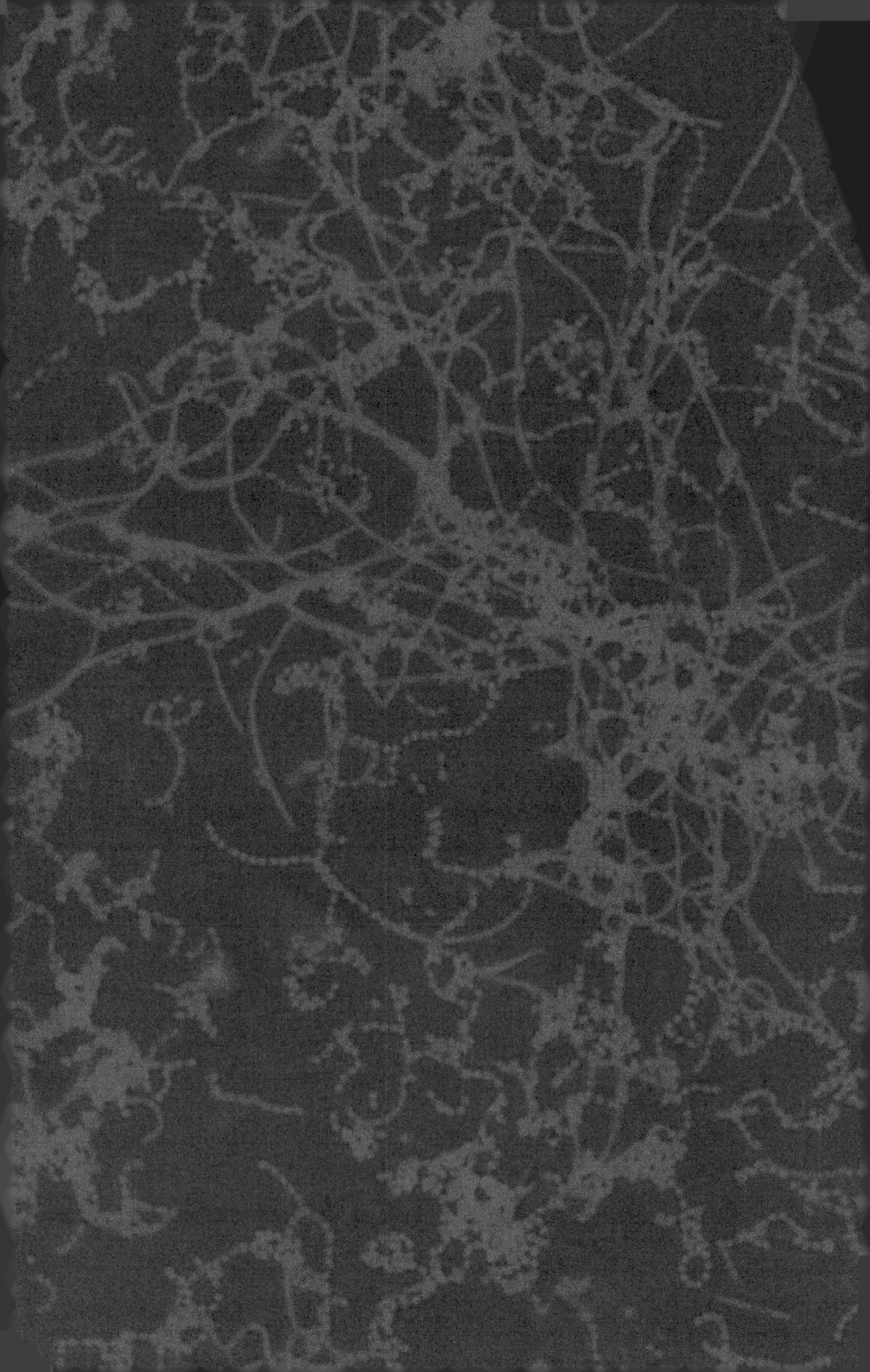

Bioquímica geral:

moléculas, reações e processos químicos na manutenção do organismo

Jeferson Machado Batista Sohn
Cristina Peitz de Lima
Benisio Ferreira da Silva Filho

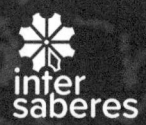

inter
saberes

inter saberes

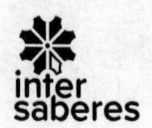

Rua Clara Vendramin, 58 . Mossunguê
CEP 81200-170 . Curitiba . PR . Brasil
Fone: (41) 2106-4170
www.intersaberes.com
editora@intersaberes.com

Conselho editorial
Dr. Alexandre Coutinho Pagliarini; Dr.ª Elena Godoy; Dr. Neri dos Santos; Dr. Ulf Gregor Baranow

Editora-chefe
Lindsay Azambuja

Gerente editorial
Ariadne Nunes Wenger

Assistente editorial
Daniela Viroli Pereira Pinto

Preparação de originais
Paladina da Palavra

Edição de texto
Millefoglie Serviços de Edição
Monique Francis Fagundes Gonçalves
Palavra do Editor

Capa
Débora Gipiela (*design*)
Cryptographer/Shutterstock (imagem)

Projeto gráfico
Allyne Miara; Sílvio Gabriel Spannenberg (*design*)
D. Kucharski K. Kucharska (imagem)

Diagramação
Cassiano Darela

Designer responsável
Luana Machado Amaro
Iná Trigo

Iconografia
Maria Elisa Sonda
Regina Claudia Cruz Prestes

Dados Internacionais de Catalogação na Publicação (CIP)
(Câmara Brasileira do Livro, SP, Brasil)

Sohn, Jeferson Machado Batista
  Bioquímica geral : moléculas, reações e processos químicos na manutenção do organismo / Jeferson Machado Batista Sohn, Cristina Peitz de Lima, Benisio Ferreira da Silva Filho. -- Curitiba: InterSaberes, 2022.

  Bibliografia.
  ISBN 978-65-5517-231-7

  1. Bioquímica I. Lima, Cristina Peitz de. II. Silva Filho, Benisio Ferreira da. III. Título.

22-113596   CDD-572

Índice para catálogo sistemático:
1. Bioquímica   572

Eliete Marques da Silva - Bibliotecária - CRB-8/9380

Foi feito o depósito legal.
1ª edição, 2022.
Informamos que é de inteira responsabilidade dos autores a emissão de conceitos.
Nenhuma parte desta publicação poderá ser reproduzida por qualquer meio ou forma sem a prévia autorização da Editora InterSaberes.
A violação dos direitos autorais é crime estabelecido na Lei n. 9.610/1998 e punido pelo art. 184 do Código Penal.

Sumário

Apresentação 7
Como aproveitar ao máximo este livro 8

Capítulo 1

Moléculas bioquímicas I 12
1.1 Água 14
1.2 Aminoácidos 29
1.3 Proteínas 42
1.4 Enzimas 54

Capítulo 2

Moléculas bioquímicas II 64
2.1 Carboidratos 66
2.2 Lipídios 71

Capítulo 3

Reações bioquímicas para a produção de adenosina trifosfato (ATP) 86
3.1 Glicólise 88
3.2 Ciclo do ácido cítrico 102
3.3 Fosforilação oxidativa 111
3.4 Uso de lipídios para a produção de energia: β-oxidação 117
3.5 Glicogênese e glicogenólise 128
3.6 Informações adicionais sobre as reações bioquímicas para a produção de ATP 136

Capítulo 4

Metabolismo 144
4.1 Fermentação 146
4.2 Ciclo de Cori e ciclo da glicose alanina 152
4.3 Síntese de biomoléculas e via das pentoses-fosfato 155
4.4 Gliconeogênese 171
4.5 Ciclo da ureia 178
4.6 Integração do metabolismo 180
4.7 Considerações finais acerca do metabolismo energético 186

Capítulo 5

Bioquímica nuclear I 192
  5.1 Material genético: organização e função 194
  5.2 Estrutura molecular do DNA 197
  5.3 Estrutura molecular do RNA 200
  5.4 Organização do material genético em eucariotos 202
  5.5 Organização do DNA pelas histonas 206
  5.6 Replicação semiconservativa e o experimento de Meselson-Stahl 209
  5.7 Início da replicação 212
  5.8 Forquilha de replicação 213
  5.9 DNA polimerase 215
  5.10 Proteínas acessórias da replicação 217
  5.11 Replicação dos telômeros 218
  5.12 Reparo do DNA 219

Capítulo 6

Bioquímica nuclear II 226
  6.1 Do código genético à ação funcional 228
  6.2 Transcrição 229
  6.3 Tradução 242
  6.3 Etapas da tradução 250
  6.4 Polirribossomos 255
  6.5 Antibióticos 256
  6.6 Expressão gênica 256

Considerações finais 284
Referências 285
Respostas 290
Sobre os autores 299

Apresentação

Talvez você já tenha se perguntado: Quais moléculas constituem o organismo humano? Qual é a função dos alimentos que as pessoas ingerem diariamente? Como eles são processados? Como funciona o código genético?

Essas questões serão abordadas ao longo desta obra. Afinal, este livro tem por objetivo levá-lo, leitor(a), a compreender mais sobre a bioquímica, ou seja, sobre as reações químicas e as moléculas. Aqui, explicaremos o que são as moléculas que formam o corpo, mostraremos como interagem e delimitaremos qual é sua importância para a manutenção do organismo. Além disso, descreveremos os processos de metabolismo dessas moléculas, explicitando como o corpo produz energia e como as reações metabólicas ocorrem para que o organismo funcione de forma adequada. Em acréscimo, detalharemos como as células segundo as informações guardadas nos genes. Nesse ponto, vale uma ressalva: não é nosso escopo tratar de genética, mas da bioquímica que lê a informação contida no ácido desoxirribonucleico (DNA) e a transforma em proteínas funcionais, já que o funcionamento da célula depende da interação dos elementos bioquímicos que aqui serão apresentados.

Esperamos que, ao concluir a leitura deste material, você, leitor(a), compreenda como o organismo humano funciona e como as moléculas biológicas interagem entre elas e com o ambiente. Ademais, ansiamos que este livro o(a) ajude a ampliar seu pensamento crítico acerca de situações cotidianas, como a razão para se beber água diariamente. Por fim, desejamos que você seja capaz de levantar hipóteses inovadoras e se sinta motivado a renovar sua curiosidade sobre essa maquinaria fantástica que permite a vida.

Como aproveitar ao máximo este livro

Empregamos nesta obra recursos que visam enriquecer seu aprendizado, facilitar a compreensão dos conteúdos e tornar a leitura mais dinâmica. Conheça a seguir cada uma dessas ferramentas e saiba como estão distribuídas no decorrer deste livro para bem aproveitá-las.

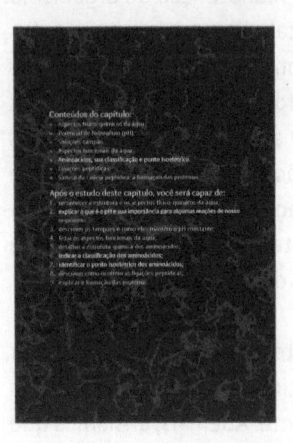

Conteúdos do capítulo
Logo na abertura do capítulo, relacionamos os conteúdos que nele serão abordados.

Após o estudo deste capítulo, você será capaz de:
Antes de iniciarmos nossa abordagem, listamos as habilidades trabalhadas no capítulo e os conhecimentos que você assimilará no decorrer do texto.

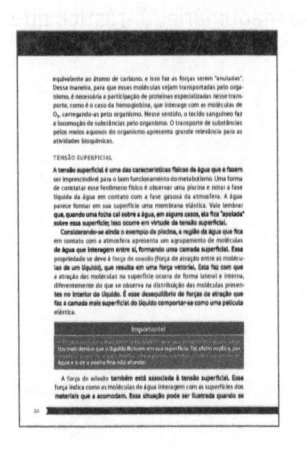

Importante!
Algumas das informações centrais para a compreensão da obra aparecem nesta seção. Aproveite para refletir sobre os conteúdos apresentados.

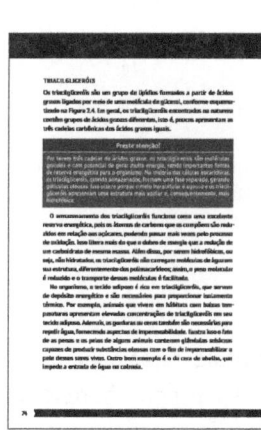

Preste atenção!

Apresentamos informações complementares a respeito do assunto que está sendo tratado.

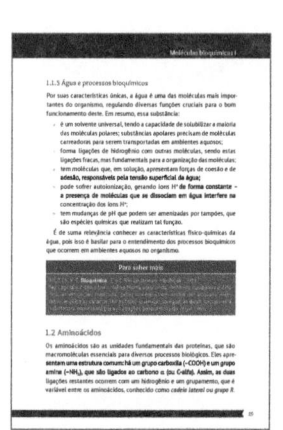

Para saber mais

Sugerimos a leitura de diferentes conteúdos digitais e impressos para que você aprofunde sua aprendizagem e siga buscando conhecimento.

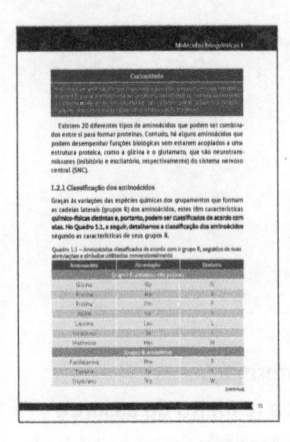

Curiosidade

Nestes boxes, apresentamos informações complementares e interessantes relacionadas aos assuntos expostos no capítulo.

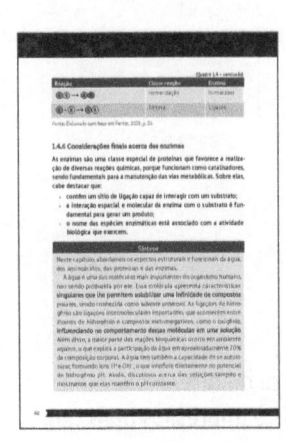

Síntese

Ao final de cada capítulo, relacionamos as principais informações nele abordadas a fim de que você avalie as conclusões a que chegou, confirmando-as ou redefinindo-as.

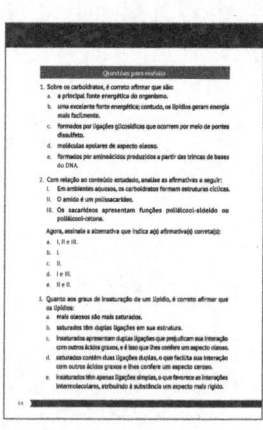

Questões para revisão

Ao realizar estas atividades, você poderá rever os principais conceitos analisados. Ao final do livro, disponibilizamos as respostas às questões para a verificação de sua aprendizagem.

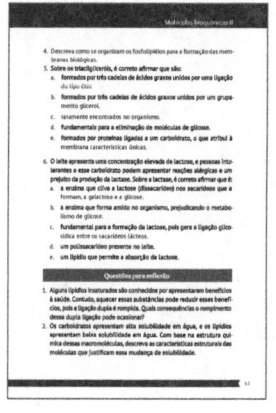

Questões para reflexão

Ao propormos estas questões, pretendemos estimular sua reflexão crítica sobre temas que ampliam a discussão dos conteúdos tratados no capítulo, contemplando ideias e experiências que podem ser compartilhadas com seus pares.

Capítulo 1

Moléculas bioquímicas I

Jeferson Machado Batista Sohn

Conteúdos do capítulo
- » Aspectos físico-químicos da água.
- » Potencial de hidrogênio (pH).
- » Soluções-tampão.
- » Aspectos funcionais da água.
- » Aminoácidos, sua classificação e ponto isoelétrico.
- » Ligações peptídicas.
- » Síntese da cadeia peptídica: a formação das proteínas.

Após o estudo deste capítulo, você será capaz de:
1. reconhecer a estrutura e os aspectos físico-químicos da água;
2. explicar o que é o pH e sua importância para algumas reações de nosso organismo;
3. descrever os tampões e como eles mantêm o pH constante;
4. listar os aspectos funcionais da água;
5. detalhar a estrutura química dos aminoácidos;
6. indicar a classificação dos aminoácidos;
7. identificar o ponto isoelétrico dos aminoácidos;
8. descrever como ocorrem as ligações peptídicas;
9. explicar a formação das proteínas.

1.1 Água

A água é uma das substâncias mais abundantes no planeta Terra. Além disso, de forma igualmente relevante, cerca de 70% do corpo humano é constituído por água, tornando-a o composto inorgânico mais abundante do organismo. Embora a água apresente elevada relevância biológica, o organismo humano não é capaz de sintetizá-la. Dessa maneira, para exercer sua função biológica, ela precisa ser consumida do ambiente. Vale lembrar que ela é tão essencial que o ser humano suporta apenas poucos dias sem beber água.

A importância do consumo de água está intimamente relacionada com sua participação nos processos metabólicos; afinal, as reações bioquímicas ocorrem em meios aquosos. Nesse sentido, a distribuição da água nos tecidos é proporcional à atividade metabólica, pois tecidos que apresentam alta atividade metabólica, como os do cérebro, têm maior concentração de água em sua composição quando comparados a tecidos com menor atividade metabólica, como os dos ossos. Além disso, a relevância da água nos processos metabólicos associa-se a seus aspectos físico-químicos singulares, os quais abordaremos a seguir.

1.1.1 Aspectos físico-químicos da água

A água apresenta diversos aspectos físico-químicos que lhe conferem características únicas e necessárias para o funcionamento correto das funções metabólicas do corpo, e muito disso se deve a sua estrutura química.

A molécula de água é constituída por dois átomos de hidrogênio ligados a um de oxigênio (H_2O). O átomo de oxigênio forma ligações covalentes com os átomos de hidrogênio, em que dois elétrons do átomo de oxigênio são partilhados com os átomos de hidrogênio. Essa ligação permite que a camada de valência do hidrogênio esteja completa, ou seja, quando há o compartilhamento eletrônico entre os átomos de hidrogênio e os de oxigênio, esses átomos adquirem estabilidade eletrônica, pois, quando ligados, apresentam oito elétrons em sua última camada, ou nível na eletrosfera – seis elétrons do átomo de oxigênio mais dois elétrons fornecidos pelos átomos de hidrogênio –, seguindo a regra do octeto (Lima, 2015).

Contudo, o átomo de oxigênio contém dois orbitais de elétrons que não são preenchidos e que não participam dessa ligação, mas que mantêm uma zona de carga negativa que tende a repelir os átomos de hidrogênio (Figura 1.1). Desse modo, a molécula de água forma uma estrutura angular tetraédrica com aproximadamente 104,5° entre as ligações de hidrogênio. Ademais, os elétrons com orbitais não preenchidos fornecem à água uma carga negativa, ao passo que os átomos de hidrogênio lhe fornecem uma carga positiva. Assim, a água tem carga negativa e positiva, sendo, consequentemente, classificada como uma **molécula dipolar**. Na Figura 1.1, em "a", apresentamos de forma esquemática as cargas elétricas presentes na molécula de água.

Figura 1.1 – Estrutura química da água

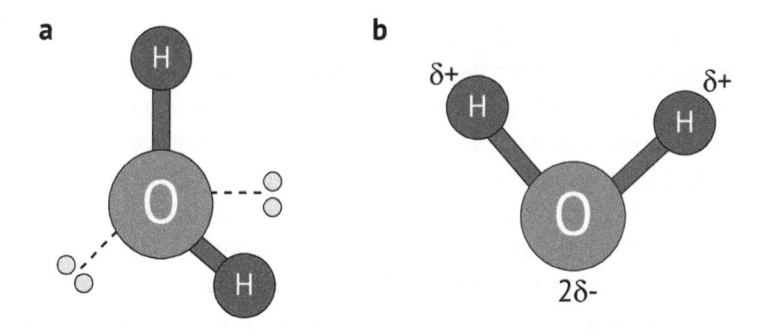

Na Figura 1.1, em "a", está ilustrada a molécula da água formada por um átomo de oxigênio (O – laranja) e dois átomos de hidrogênio (H – azul) conectados por meio de uma ligação covalente (verde). A linha tracejada indica a zona orbital não preenchida do átomo de oxigênio, em que dois pares de elétrons (amarelo) formam uma zona de carga negativa. Em "b", está representada a angulação de 104,5° entre os átomos de hidrogênio, com carga positiva, causada pela carga negativa dos orbitais não preenchidos do oxigênio.

Essa presença da zona de valência negativa do oxigênio e da zona de valência positiva do hidrogênio confere à água a capacidade de realizar interações intermoleculares.

LIGAÇÕES DE HIDROGÊNIO

Em soluções aquosas, incluindo o organismo, as moléculas das substâncias são capazes de interagir (sejam elas de mesma espécie ou não). Esse fenômeno é denominado interações moleculares. Essas interações são caracterizadas por ligações fracas entre as moléculas, ou seja, são facilmente rompidas. Porém, são fundamentais por influenciar de forma significativa na organização espacial das moléculas. A principal interação molecular realizada pela molécula de água é chamada de *ligação de hidrogênio* (antigamente nomeada *ponte de hidrogênio*).

A estrutura tetraédrica da água resulta em uma polarização elétrica da estrutura. Essa polarização é causada pelos elétrons com orbitais não preenchidos de oxigênio, o que produz um aumento na densidade de elétrons. Consequentemente, forma-se uma zona de eletronegatividade (Bampoulis et al., 2018), que fornece à molécula uma carga negativa (δ^-); assim, a região é atraída eletricamente pelo hidrogênio de outra molécula de água que tem carga positiva (δ^+). Essa ligação, efetuada entre as moléculas de oxigênio (negativamente carregado) e hidrogênio (positivamente carregado), apresenta uma energia de dissociação – isto é, a energia necessária para romper uma ligação química – de apenas 23 kJ/mol, ou seja, muito menor do que a de 470 kJ/mol necessária para romper a ligação covalente entre os átomos de oxigênio e hidrogênio. Cada molécula de água é capaz de estabelecer até quatro ligações de hidrogênio com outras moléculas de água – uma com cada átomo de hidrogênio e uma com cada orbital de elétrons livres do oxigênio. A Figura 1.2, a seguir, representa de forma esquemática as ligações de hidrogênio construídas entre moléculas de água.

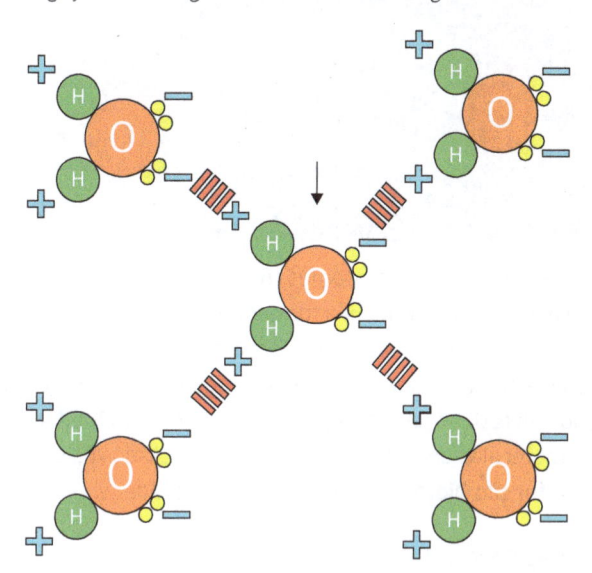

Figura 1.2 – Ligações de hidrogênio entre moléculas de água

Na Figura 1.2, a molécula de água, indicada com a seta, representa as quatro possíveis ligações de hidrogênio realizadas pela molécula de água. Em laranja estão representados os átomos de oxigênio com seus dois pares de elétrons com orbitais não preenchidos, ilustrados em amarelo, que conferem carga negativa à molécula. Em verde aparecem os átomos de hidrogênio, que dão à molécula a carga positiva. Por fim, em vermelho estão representadas as interações intermoleculares de ligações de hidrogênio entre as moléculas de água.

As ligações de hidrogênio atuam na distribuição da água no espaço e nas superfícies. As interações entre os átomos de hidrogênio e de oxigênio das moléculas formam uma espécie de "teia", que mantém a aproximação entre os átomos de hidrogênio e de oxigênio, bem como um afastamento entre os átomos de oxigênio entre si. Além disso, no estado sólido, os cristais de água assumem um formato hexagonal condensado que reduz a repulsão eletrônica e permite uma aproximação maior entre as moléculas (Bampoulis et al., 2018).

> **Importante!**
> A adição de substâncias solúveis em água, como sais, pode alterar as características físico-químicas da água. Por exemplo, a adição de NaCl que em meio aquoso induz a sua dissociação em Na^+ e Cl^-, consequentemente, esses íons interagem com as moléculas de hidrogênio Na^+ com a região negativa e Cl^- com a região positiva da molécula. Então, por consequência, essas interações mudam a disposição das ligações (pontes) de hidrogênio, induzindo mudanças na solubilidade, ponto de fusão e ponto de ebulição, por exemplo.

Moléculas que apresentam átomos com alta eletronegatividade, como o oxigênio e o nitrogênio, tendem a formar ligações de hidrogênio. Um bom exemplo são os pares de bases que formam o ácido desoxirribonucleico (DNA), como a timina e adenina, que interagem por meio de ligações de hidrogênio. Em resumo, as interações moleculares são fundamentais para manter as moléculas em estruturas, formatos e estados físicos ideais, para exercer sua função biológica e alterar sua solubilidade.

SOLUBILIDADE EM ÁGUA

O princípio enunciado como "semelhante dissolve semelhante" é bastante conhecido na química básica, mas que também é aplicado quando o assunto é a solubilidade da água. A água é um composto polar e, por consequência, solubiliza substâncias polares, ou seja, moléculas que apresentam em sua estrutura química regiões mais eletropositivas ou eletronegativas.

As substâncias polares também são conhecidas como *hidrofílicas*, pois, em geral, quanto mais polar é a molécula, maior é sua solubilidade em água. Já substâncias apolares, que apresentam uma distribuição eletrônica uniforme, tendem a ser pouco solúveis em água, sendo conhecidas como *hidrofóbicas*. Há também substâncias chamadas *anfipáticas*, que podem ser solubilizadas tanto em água quanto em solutos apolares, como o etanol, que apresenta em sua estrutura uma região apolar e uma região polar.

Quando a água é misturada com substâncias apolares, ocorre a formação de duas fases visíveis – como substâncias apolares não são capazes de interagir com as moléculas de água, interagem entre si, formando uma fase diferente da água. Contudo, quando substâncias anfipáticas são adicionadas à água, isto é, uma molécula que apresenta uma região polar e uma região apolar, são formadas micelas.

As **micelas** são estruturas estáveis que se mantêm em soluções de moléculas anfipáticas em água, em que a região apolar da molécula tende a se manter afastada da água, ao passo que a região polar tende a interagir com a água. A Figura 1.3 representa de forma esquemática a organização de micelas na água.

Figura 1.3 – Representação esquemática da formação de micelas em um meio aquoso

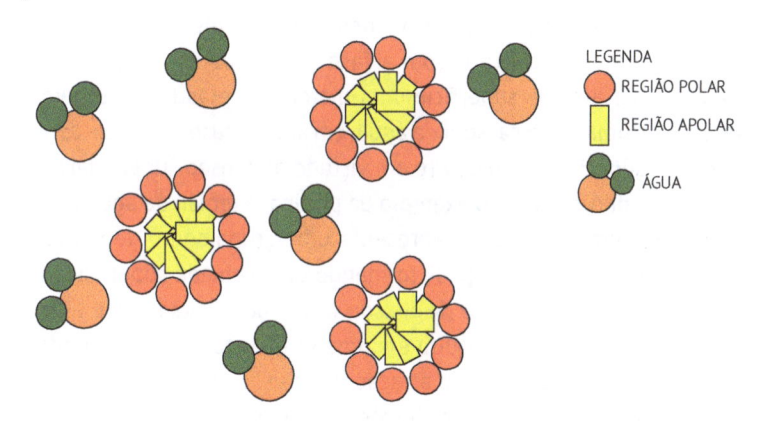

LEGENDA
REGIÃO POLAR
REGIÃO APOLAR
ÁGUA

Na Figura 1.3, em vermelho está representada a região polar de uma molécula hipotética, e a região em amarelo representa sua região apolar. Em um meio aquoso, as regiões apolares (hidrofóbico – amarelo) tendem a interagir entre si; já a região polar (hidrofílica – vermelho) tende a interagir com a molécula de água. Essas interações geram uma estrutura esférica, as micelas.

Com relação aos gases, os não polares são pouco solúveis em água. Entre eles, podemos citar os biologicamente relevantes, como O_2 e N_2, pois os átomos compartilham elétrons de forma igual, não havendo polaridade na molécula. Já para o CO_2, os átomos de oxigênio se ligam de forma equivalente ao átomo de carbono, e isso faz as forças serem "anuladas". Dessa maneira, para que essas moléculas sejam transportadas pelo organismo, é necessária a participação de proteínas especializadas nesse transporte, como é o caso da hemoglobina, que interage com as moléculas de O_2 e CO_2, carregando-as pelo organismo. Nesse sentido, o tecido sanguíneo faz a locomoção de substâncias pelo organismo. O transporte de substâncias pelos meios aquosos do organismo apresenta grande relevância para as atividades bioquímicas.

TENSÃO SUPERFICIAL

A tensão superficial é uma das características físicas da água que a fazem ser imprescindível para o bom funcionamento do metabolismo. Uma forma de constatar esse fenômeno físico é observar uma piscina e notar a fase líquida da água em contato com a fase gasosa da atmosfera. A água parece formar em sua superfície uma membrana elástica. Vale lembrar que, quando uma folha cai sobre a água, em alguns casos, ela fica "apoiada" sobre essa superfície; isso ocorre em virtude da tensão superficial.

Considerando-se ainda o exemplo da piscina, a região da água que fica em contato com a atmosfera apresenta um agrupamento de moléculas de água que interagem entre si, formando uma camada superficial. Essa propriedade se deve à **força de coesão** (força de atração entre as moléculas de um líquido), que resulta em uma força vetorial. Desse modo, há um desequilíbrio nas forças de atração quando se compara as moléculas presentes na superfície com as localizadas na região interna do líquido. Porque, com uma quantidade maior de moléculas na superfície, a interação e atração entre estas moléculas, também tende a ser mais forte. Por consequência, observa-se a formação desta "membrana elástica" na superfície dos líquidos.

Importante!

A força de coesão é mais intensa na superfície, o que permite que alguns objetos mais densos que o líquido flutuem em sua superfície. Tal efeito explica, por exemplo, o fato de alguns insetos conseguirem caminhar sobre a superfície da água e o de a poeira fina não afundar.

A **força de adesão** também está associada à tensão superficial. Essa força indica como as moléculas de água interagem com as superfícies dos materiais que a acomodam. Essa situação pode ser ilustrada quando se coloca água dentro de um copo: a força de adesão da água permite que as moléculas de água interajam com a superfície do copo; assim, há uma maior densidade de moléculas em contato com o copo do que com o líquido.

Como resultante das forças de adesão e de coesão da água, a tensão superficial é o princípio que explica a formação de gotas e bolhas, o efeito de capilaridade e a formação de duas fases entre líquidos polares e apolares (como a separação da solução óleo e água). O aumento de tensoativos (detergente, sabão etc.) e o aumento da temperatura reduzem a tensão superficial, e essa redução pode prejudicar a sobrevivência de organismos que se mantêm na superfície da água (Silva; Albertoni, 2013). A Figura 1.4 ilustra alguns dos eventos que podem ser observados em decorrência dessa tensão.

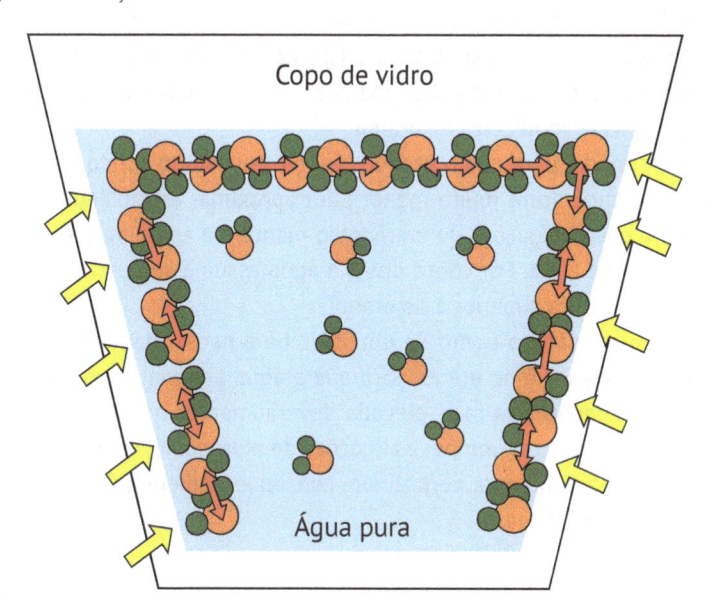

Figura 1.4 – Forças de coesão e de adesão

Na Figura 1.4, as setas vermelhas representam de forma esquemática as forças de coesão, em que as moléculas interagem entre si, formando uma camada de moléculas com a superfície do copo, assim como com o ar. As setas amarelas, por sua vez, indicam a força de adesão, em que as moléculas de água interagem com a superfície do copo.

CALOR ESPECÍFICO DA ÁGUA

O calor específico é uma grandeza física que está relacionada com a quantidade de calor recebida e sua variação térmica, ou seja, é a energia necessária para aumentar 1 °C de 1 g de uma molécula. O calor específico da água é 1 cal/g °C. As interações intermoleculares da água interferem diretamente em suas propriedades químicas, como nos pontos de fusão e de ebulição – o ponto de fusão da água ocorre a 0 °C, e o de ebulição, a 100 °C.

Quando se compara a água ao etanol – em que o ponto de fusão ocorre a –117 °C, e o de ebulição, a 78 °C –, é possível verificar uma variação considerável nas temperaturas necessárias para causar uma mudança de estado físico dessas substâncias. Isso acontece porque as ligações de hidrogênio formadas pela água mantêm as moléculas mais próximas se comparadas às moléculas de etanol.

Desse modo, para que o etanol assuma seu estado sólido, é necessária uma temperatura muito menor para aproximar as moléculas, tendo em vista que as ligações de hidrogênio mantêm a aproximação entre as moléculas de água. Por conta disso, a água assume seu estado sólido a uma temperatura superior à do etanol.

Já com relação ao ponto de ebulição, há a necessidade de uma temperatura superior à do etanol para que a água assuma o estado gasoso, porque a temperatura mais elevada deve aumentar o grau de agitação molecular a ponto de romper as ligações de hidrogênio, estabelecidas na água no estado líquido, permitindo, consequentemente, a mudança de estado físico da água.

AUTOIONIZAÇÃO DA ÁGUA

As moléculas de água apresentam uma pequena propensão a sofrer ionização de forma reversível, ou seja, formar íons H^+ (prótons) e OH^- (hidróxido). Esse é um processo importante para as características elétricas da água, pois possibilita a mobilidade iônica entre as moléculas, a qual está presente na reação à transferência de prótons.

No processo de autoionização da água, os prótons (H^+) tendem a ser captados por uma molécula de água e formar o íon hidrônio ou hidroxônio (H_3O^+). Já a molécula de água que perdeu o próton adquire carga negativa, formando o íon hidróxido, conforme observado na Figura 1.5, a seguir. O processo de ionização da água se efetua de maneira equilibrada, seguindo a constante de ionização.

Figura 1.5 – Reação de autoionização da água

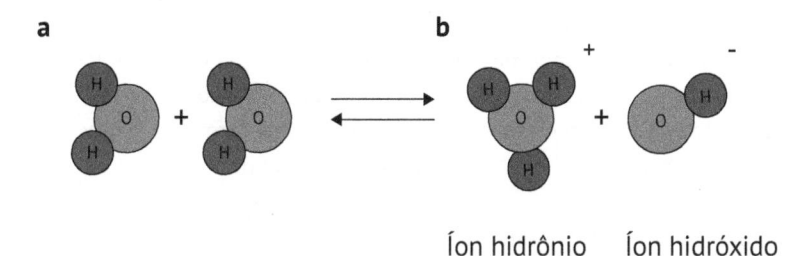

a   b

Íon hidrônio   Íon hidróxido

Na Figura 1.5, em "a", é possível observar que uma das moléculas de água doa um dos átomos de hidrogênio para outra molécula de água. Em "b", é ilustrado que, como produto dessa reação, formam-se o íon hidrônio com carga positiva e o íon hidróxido com carga negativa. Nessa reação, a molécula de água que doou um próton comporta-se como ácido, e o receptor, como base.

CONSTANTE DE IONIZAÇÃO DA ÁGUA (K_w)

A constante de ionização da água (K_w) representa o equilíbrio da reação de autoionização da água, ou seja, determina a quantidade de moléculas que são convertidas em sua forma iônica em solução pura (Adeva-Andany et al., 2014). O K_w é representado pela seguinte fórmula:

$$K_w = [H^+] \cdot [OH^-]$$

Por meio da fórmula, é possível observar que os íons H^+ e OH^- são produzidos na mesma proporção, ou seja, de forma constante. A uma temperatura de 25 °C, a quantidade produzida desses íons é de $1 \cdot 10^{-7}$ mol/L, isto é, em 1 litro de água pura, apenas 1×10^{-7} moléculas se ionizam. Essa baixa quantidade de íons explica o baixo potencial de condutividade elétrica da água pura. Assim, ao aplicar as concentrações iônicas da água a 25 °C na fórmula da constante, obtém-se o seguinte resultado:

$$K_w = [H^+] \cdot [OH^-]$$
$$K_w = [10^{-7}] \cdot [10^{-7}]$$
$$K_w = 10^{-14}$$

Contudo, a temperatura apresenta um papel fundamental na regulação da constante de ionização da água, sendo esta proporcional àquela. Então, quanto maior é a temperatura da água, mais elevado é o coeficiente de dissociação da água.

A autoionização da água também está diretamente relacionada com o potencial de hidrogênio (pH), pois o íon hidrônio atua como o ácido conjugado da reação, ao passo que o íon hidróxido atua como a base conjugada. No entanto, como ambos são produzidos de forma igual, isso está relacionado com o pH neutro apresentado pela água.

1.1.2 Potencial hidrogeniônico (pH)

O pH é definido como o logaritmo negativo da concentração de íons de hidrogênio (H^+). Isso significa que o pH mensura de forma adimensional a quantidade de íons H^+ disponível no meio, tendo sido estabelecido a partir do valor absoluto do produto iônico da água a 25 °C. Nessa condição, o pH de 7 é considerado neutro e, quanto maior é o pH, mais alcalino é o meio; quanto menor é o pH, mais ácido o meio fica.

Desse modo, a escala de pH determina as concentrações de forma logarítmica de H^+ e OH^-, ou seja, a variação de uma unidade de pH corresponde à concentração dez vezes maior ou menor de íons H^+ presentes na solução. A Figura 1.6 apresenta alguns meios com níveis diferentes de pH.

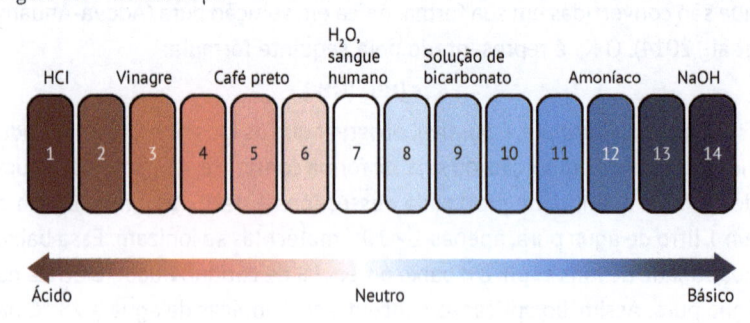

Figura 1.6 – Escala de pH

Fonte: Elaborado com base em Nelson; Cox, 2019.

> **Preste atenção!**
>
> A escala de pH varia de 1 a 7, sendo o pH 7 considerado neutro. Quando é inferior a 7, é considerado um pH ácido; quando é superior a 7, é classificado como básico. Acima da escala, há algumas soluções representativas os respectivos níveis de pH. O ácido clorídrico (HCl) e o hidróxido de sódio (NaOH), por se dissociarem completamente em soluções aquosas, têm valores extremos de pH.

Há inúmeras espécies químicas que se ionizam quando em solução aquosa, ou seja, são capazes de dissociar e liberar íons. A presença dessas moléculas ionizáveis na água altera o equilíbrio da reação de autoionização.

Como mencionado, a reação de autoionização da água produz de forma equivalente as espécies iônicas H_3O^+ e OH^-, mantendo o equilíbrio químico. Portanto, quando uma espécie química que seja capaz de sofrer protonação (incorporar um ou mais prótons) ou desprotonação (doar prótons) é adicionada a uma solução aquosa, altera-se a quantidade de íons H^+ livres e, consequentemente, altera-se o pH da solução.

> **Importante!**
>
> O pH pode ser calculado pela fórmula **pH = –Log 1 / [H^+]**. Dessa forma, a concentração de íons H^+ presentes no meio interfere diretamente no pH da solução. Por exemplo, ao se adicionar ácido clorídrico (HCl), um ácido forte, a uma solução aquosa, este se dissocia completamente em íons H^+ e Cl^-. O aumento de íons H^+ altera, portanto, a quantidade de prótons livres na solução e, assim, o pH desta.

Há variados métodos disponíveis para se avaliar o pH de uma solução. O método com maior sensibilidade é o peagâmetro, um dispositivo eletroquímico desenvolvido para medir a concentração de íons H^+ em uma solução. Nele, um eletrodo (um polo condutor elétrico, ou seja, um medidor que transmite corrente elétrica) é parcialmente submergido na solução-teste e detecta diferenças em seu potencial elétrico. Essa leitura informa em milivolts o potencial elétrico induzido pela concentração de íons H^+, e o resultado é convertido de forma numérica no valor do pH.

Outro método também muito adotado é a utilização de fitas colorimétricas indicadoras de pH. Como reagentes para essas tiras são comumente utilizados o azul de bromotimol, o vermelho de metila, o azul de tornassol, fenolftaleína etc., que nada mais são do que ácidos ou bases fracas (apresentam sua forma protonada e desprotonada). Nesse método, a presença de íons H⁺ tende a mudar o equilíbrio de dissociação das moléculas e, como resultado, os compostos apresentam mudanças de coloração em diferentes níveis de pH.

O pH é fator determinante para algumas reações do organismo humano, e uma desregulação do pH pode ocasionar o mau funcionamento de diversas reações bioquímicas. Dessa forma, o organismo apresenta como uma maneira de manter o pH estável os tampões, os quais detalharemos na sequência.

1.1.3 Soluções-tampão

O bom funcionamento do organismo depende de uma quantidade adequada de íons H⁺. Portanto, o pH constante é crucial para que a atividade biológica seja mantida. Assim, as soluções-tampão são formadas por espécies químicas que estabilizam as alterações de pH no meio ou fazem resistência a elas (Nogueira-de-Almeida; Ribas Filho, 2018). Dessa maneira, quando um ácido ou uma base é adicionada em pequenas quantidades, os tampões podem manter ou reduzir as interferências no pH. Então, os tampões se prestam a manter o pH constante, e isso ocorre por meio da neutralização dos íons H⁺ e OH⁻.

Os tampões neutralizam os íons H⁺ porque são compostos de um ácido fraco, capaz de doar prótons, e de sua base conjugada, que é aceptora de prótons. Desse modo, quando um ácido ou uma base fraca é adicionada à solução, ela reage com as espécies químicas do tampão, resultando em duas reações reversíveis que entram em equilíbrio químico. Como resultado, a razão das concentrações relativas do ácido fraco e de sua base conjugada apresenta alterações reduzidas que permitem uma menor variação na concentração de íons H⁺ e que, consequentemente, mantêm o pH da solução estável.

Um exemplo de tampão fisiológico é o tampão bicarbonato. Tal solução-tampão contém bicarbonato (HCO_3^-) e ácido carbônico (H_2CO_3), sendo este último considerado um ácido fraco com baixa dissociação entre os íons hidrogênio (H^+) e os íons bicarbonato. Assim, quando um ácido é adicionado à solução (no organismo, o sangue, por exemplo), há o aumento de íons H⁺. Na presença do tampão, o íon H⁺ liberado pelo ácido reage com o bicarbonato, produzindo um sal formado a partir do sódio do bicarbonato mais o ácido carbônico. Este último, produzido pela reação, se dissocia em água mais CO_2, o qual é eliminado nos pulmões. A reação do ácido bicarbonato com o íon H^+ é representada pela equação a seguir:

$$H^+ + HCO_3^- \rightleftharpoons H_2CO_3$$

Quando uma base é adicionada a essa solução-tampão, o ácido carbônico reage com a base, produzindo bicarbonato e água. Essa reação é representada pela seguinte equação:

$$OH^- + H_2CO_3 \rightleftharpoons HCO_3^- + H_2O$$

Portanto, a presença de tampões em uma solução mantém o pH constante por neutralizar os íons que são formados pela dissociação de ácidos e bases. Diversas espécies químicas funcionam como tampões, como alguns aminoácidos cuja estrutura apresenta grupamentos ácidos e básicos. Assim, os aminoácidos doam ou recebem prótons do meio, mantendo o equilíbrio do pH.

1.1.4 Aspectos funcionais da água

A água tem uma infinidade de aspectos funcionais importantes na manutenção do organismo e dos processos metabólicos. Entre essas funções, detalharemos o transporte de substâncias, a ação lubrificante, a proteção mecânica e o controle da temperatura.

TRANSPORTE DE SUBSTÂNCIAS

A distribuição de compostos pelo organismo – nutrientes, gases, proteínas, leucócitos, plaquetas etc. – é essencial para manter as funções bioquímicas do corpo. Geralmente, os compostos são carreados pelo organismo em meios aquosos. Assim, substâncias polares tendem a ser mais facilmente transportadas pelo organismo, ao passo que os compostos que não apresentam boa solubilidade em água, em geral, precisam de proteínas especializadas ou outros mecanismos de transporte que auxiliem em sua distribuição pelo organismo.

A água é igualmente essencial para a excreção de substâncias; afinal, substâncias polares também são eliminadas por meios aquosos, via urina e suor, por exemplo.

AÇÃO LUBRIFICANTE

Sendo a água o grande solvente universal, uma de suas funções fundamentais é sua atuação como lubrificante. Essa característica permite principalmente que nossas articulações, como cotovelo, joelho e ombro, se movimentem sem atrito entre os ósseos que se conectam. Isso acontece pois a água solubiliza sais e proteínas, que formam uma solução mais viscosa que a água pura, e essa solução facilita a movimentação óssea ao impedir atritos.

Além disso, o papel lubrificante da água merece destaque pois a água, em conjunto com compostos orgânicos – proteínas, carboidratos etc. – e inorgânicos – como íons –, forma secreções que lubrificam os órgãos. Como exemplos, podemos citar a saliva, o líquido sinovial (líquido presente nas articulações e nos tendões) e as lágrimas (Serafim; Vieira; Lindemann, 2004).

PROTEÇÃO MECÂNICA

A água está presente nos tecidos que oferecem ao organismo proteção contra choques mecânicos. Isso porque o acúmulo de água nos meios intra e extracelular dos tecidos que oferecem proteção mecânica ao corpo, como o adiposo e o conjuntivo frouxo, distribui e ameniza a força recebida em um choque mecânico, reduzindo os possíveis danos.

MANUTENÇÃO DA TEMPERATURA

A distribuição de água pelo organismo é um mecanismo de termorregulação importante para a manutenção da atividade metabólica. Assim é porque, do mesmo modo que há a necessidade de um pH constante para essa manutenção, as reações bioquímicas requerem uma temperatura de aproximadamente 36,5 °C. Vale reforçar, neste ponto, que a variação da temperatura pode alterar as propriedades físico-químicas da água (como a constante de ionização). Um dos fenômenos envolvidos com a ação termorreguladora da água é a sudorese.

1.1.5 Água e processos bioquímicos

Por suas características únicas, a água é uma das moléculas mais importantes do organismo, regulando diversas funções cruciais para o bom funcionamento deste. Em resumo, essa substância:

» é um solvente universal, tendo a capacidade de solubilizar a maioria das moléculas polares; substâncias apolares precisam de moléculas carreadoras para serem transportadas em ambientes aquosos;
» forma ligações de hidrogênio com outras moléculas, sendo estas ligações fracas, mas fundamentais para a organização das moléculas;
» tem moléculas que, em solução, apresentam forças de coesão e de adesão, responsáveis pela tensão superficial da água;
» pode sofrer autoionização, gerando íons H^+ de forma constante – a presença de moléculas que se dissociam em água interfere na concentração dos íons H^+;
» tem mudanças de pH que podem ser amenizadas por tampões, que são espécies químicas que realizam tal função.

É de suma relevância conhecer as características físico-químicas da água, pois isso é basilar para o entendimento dos processos bioquímicos que ocorrem em ambientes aquosos no organismo.

Para saber mais
MOTTA, V. T. **Bioquímica**. 2. ed. Rio de Janeiro: MedBook, 2011. No Capítulo 2 desse livro, Valter Motta aprofunda, de forma ilustrativa e didática, as interações realizadas pelas moléculas em ambientes aquosos. Além disso, explica as características físico-químicas da água, as quais tornam essa substância importante para as reações bioquímicas do organismo.

1.2 Aminoácidos

Os aminoácidos são as unidades fundamentais das proteínas, que são macromoléculas essenciais para diversos processos biológicos. Eles apresentam uma estrutura comum: há um grupo carboxila (–COOH) e um grupo amina (–NH_2), que são ligados ao carbono α (ou C-alfa). Assim, as duas ligações restantes ocorrem com um hidrogênio e um grupamento, que é variável entre os aminoácidos, conhecido como *cadeia lateral* ou *grupo R*.

Vale ressaltar que o carbono α é um carbono quiral ou assimétrico, ou seja, realiza quatro diferentes ligações químicas. Como consequência, um carbono quiral apresenta diversas possíveis confirmações geométricas no espaço, o que aumenta o número de possíveis isômeros, que são moléculas com fórmula química igual, mas que apresentam estrutura e características distintas (Lima, 1997; Rezende; Amauro; Rodrigues Filho, 2016). Como exemplo, na Figura 1.7, as ligações "b", "c", "d" e "e" podem se organizar de diferentes maneiras no espaço, mantendo o carbono "a" no centro da molécula, sendo este, então, o carbono quiral.

Figura 1.7 – Estrutura esquemática de um aminoácido

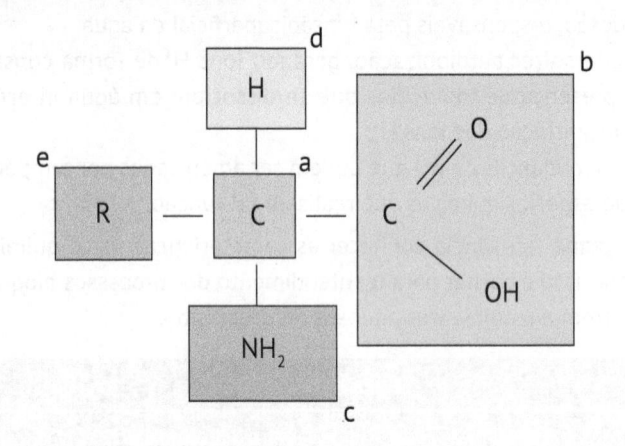

Na Figura 1.7, estão representados: (a) o carbono central do aminoácido, também conhecido como carbono α, o qual apresenta quatro ligações químicas com grupamentos diferentes, sendo um carbono quiral; (b) o grupo carboxila ligado ao carbono α; (c) o grupamento amina ligado ao carbono α; (d) o átomo de hidrogênio ligado ao carbono α; e (e) a cadeia lateral ou cadeia R dos aminoácidos, a qual é variável entre os aminoácidos, estando esse grupo associado às variações físico-químicas observadas nos aminoácidos.

O grupo R dos aminoácidos se difere por seu tamanho, carga elétrica e estrutura. Esse grupamento fornece as características que são variáveis entre os aminoácidos. A Figura 1.7 ilustra a estrutura geral de um aminoácido.

Curiosidade

A glicina é um aminoácido que foge à regra, pois não apresenta em sua estrutura a cadeia R, a qual é substituída por um átomo de hidrogênio. Consequentemente, o carbono α não pode ser considerado um carbono quiral, já que realiza duas ligações entre moléculas iguais (dois átomos de hidrogênio).

Existem 20 diferentes tipos de aminoácidos que podem ser combinados entre si para formar proteínas. Contudo, há alguns aminoácidos que podem desempenhar funções biológicas sem estarem acoplados a uma estrutura proteica, como a glicina e o glutamato, que são neurotransmissores (inibitório e excitatório, respectivamente) do sistema nervoso central (SNC).

1.2.1 Classificação dos aminoácidos

Graças às variações das espécies químicas dos grupamentos que formam as cadeias laterais (grupos R) dos aminoácidos, estes têm características químico-físicas distintas e, portanto, podem ser classificados de acordo com elas. No Quadro 1.1, a seguir, detalhamos a classificação dos aminoácidos segundo as características de seus grupos R.

Quadro 1.1 – Aminoácidos classificados de acordo com o grupo R, seguidos de suas abreviações e símbolos utilizados convencionalmente

Aminoácido	Abreviação	Símbolo
Grupos R alifáticos não polares		
Glicina	Gly	G
Alanina	Ala	A
Prolina	Pro	P
Valina	Val	V
Leucina	Leu	L
Isoleucina	Ile	I
Metionina	Met	M
Grupos R aromáticos		
Fenilalanina	Phe	F
Tirosina	Tyr	Y
Triptofano	Trp	W

(continua)

(Quadro 1.1 – conclusão)

Aminoácido	Abreviação	Símbolo
Grupos R não carregados polares		
Serina	Ser	S
Treonina	Thr	T
Cisteína	Cys	C
Asparagina	Asn	N
Glutamina	Gln	Q
Grupos R carregados positivamente		
Lisina	Lys	K
Histidina	His	H
Arginina	Arg	R
Grupos R carregados negativamente		
Aspartato	Asp	D
Glutamato	Glu	E

Fonte: Elaborado com base em Cantú et al. 2008; Motta, 2011.

A classificação dos aminoácidos é importante porque indica qual é a possível participação do aminoácido na conformação estrutural tridimensional da proteína, conforme mostram o Quadro 1.1 e a Figura 1.8. A seguir, apresentamos algumas das possíveis interações moleculares entre aminoácidos em uma proteína, de acordo com Motta (2011) e Nelson e Cox (2019):

» **Grupos R alifáticos não polares:** os aminoácidos pertencentes a essa classe tendem a se agrupar no interior da proteína, estabilizando-a por meio de ligações hidrofóbicas. Afinal, em virtude de sua carga não polar, a afinidade por água é reduzida.

» **Grupos R aromáticos:** fenilalanina, tirosina e triptofano são relativamente hidrofóbicos, podendo participar das interações hidrofóbicas. Diferentemente da fenilalanina, o triptofano e a tirosina são significativamente mais polares; o grupamento hidroxila da tirosina, aliás, forma ligações de hidrogênio.

» **Grupos R não carregados polares:** os aminoácidos pertencentes a essa classe têm maior solubilidade em água, ou seja, são hidrofílicos. Isso porque tal grupo R contém grupamentos que formam ligação de hidrogênio em sua estrutura. Como exemplo, citamos: as hidroxilas da cadeia lateral da serina e da treonina; a sulfidrila presente na cisteína; por fim, os grupos amida contidos na asparagina e na glutamina. Ressaltamos que esses aminoácidos não têm cargas elétricas.

» **Grupos R positivamente carregados – básicos:** os aminoácidos pertencentes a essa classe guardam em sua estrutura um grupamento carregado positivamente, tendendo a atuar como aceptor de prótons.

» **Grupos R negativamente carregados – ácidos:** os aminoácidos que fazem parte dessa classe têm grupamentos carregados negativamente, como grupamentos carboxila extras presentes no aspartato e no glutamato.

A classificação dos aminoácidos auxilia na compreensão das possíveis interações do aminoácido quando adicionado a uma cadeia peptídica. Nesse momento, é importante verificar a presença ou a ausência de carga elétrica na cadeia lateral do aminoácido, assim como o tamanho da cadeia lateral, pois, quanto maior é a cadeia lateral do aminoácido, em mais diferentes conformações tridimensionais ele pode ser encontrado. Isso ocorre porque, a cada carbono adicionado à cadeia lateral, há uma forma isomérica adicional possível assumida pela aminoácido. Na Figura 1.8, mostramos as estruturas dos aminoácidos, categorizando-os de acordo com suas propriedades.

Figura 1.8 – Representação e classificação dos aminoácidos de acordo com suas características químicas

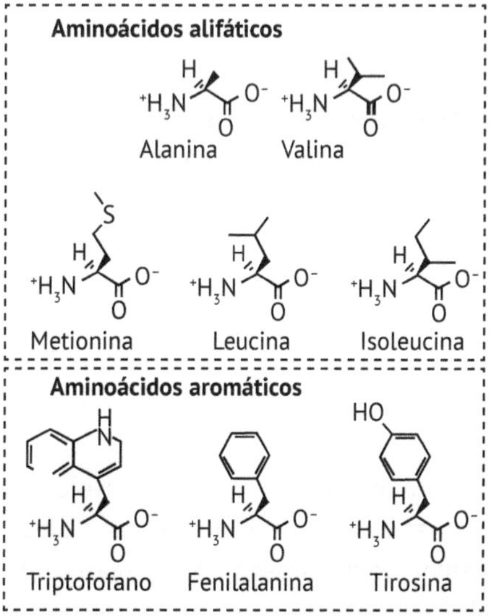

Aminoácidos polares: Treonina, Serina, Asparagina, Glutamina

Aminoácidos carregados: Aspartato, Glutamato, Arginina, Lisina

Conformação única: Prolina, Glicina

Quimicamente único: Cisteína, Histidina

Nota: Os aminoácidos alifáticos não têm polaridade em sua estrutura. Já os polares contêm uma região polar, mas não carregada. Quanto aos aminoácidos carregados, estes têm uma região polar carregada, ou seja, são encontrados em sua forma iônica, ao passo que os aminoácidos aromáticos contêm um grupamento aromático. Os aminoácidos de conformação única têm uma conformação exclusiva, em que a glicina apresenta uma ligação a um átomo de hidrogênio em vez da ligação à cadeia lateral, e a prolina tem seu grupamento amino organizado em uma estrutura cíclica. Os grupos quimicamente únicos contêm regiões com características exclusivas.

Além da classificação segundo a característica química, os aminoácidos podem ser classificados em dois grupos: (1) aminoácidos essenciais; e (2) não essenciais. Para essa divisão, utiliza-se o critério de síntese, ou seja, se o organismo é ou não capaz de sintetizar o aminoácido. Assim, os aminoácidos essenciais são aqueles que não podem ser sintetizados e devem, portanto, ser obtidos por meio da alimentação. Os aminoácidos não essenciais, por sua vez, o organismo é capaz de sintetizar, não demandando serem consumidos na alimentação, apesar de eles também poderem ser adquiridos por meio dela.

São considerados aminoácidos essenciais: isoleucina, leucina, lisina, metionina, fenilalanina, treonina, triptofano, valina e histidina. Já os demais aminoácidos – alanina, arginina, asparagina, aspartato, cisteína, glutamato, glutamina, glicina, prolina, serina e tirosina – são considerados não essenciais (Lopez; Mohiuddin, 2021).

1.2.2 Aminoácidos incomuns

Além dos 20 aminoácidos comuns, há os aminoácidos incomuns, que são resultado da modificação de resíduos comuns de aminoácidos já incorporados em um polipeptídeo. Alguns exemplos de aminoácidos incomuns são a 4-hidroxiprolina e a 5-hidroxilisina, que são, respectivamente, derivados da prolina e da lisina, as quais podem ser encontradas no colágeno, uma proteína constituinte do tecido conjuntivo.

Figura 1.9 – Estrutura química dos aminoácidos incomuns

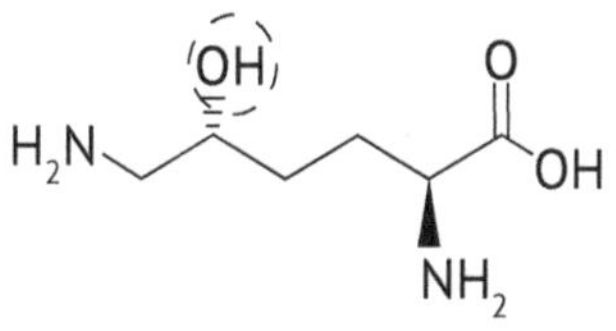

5-hidroxilisina 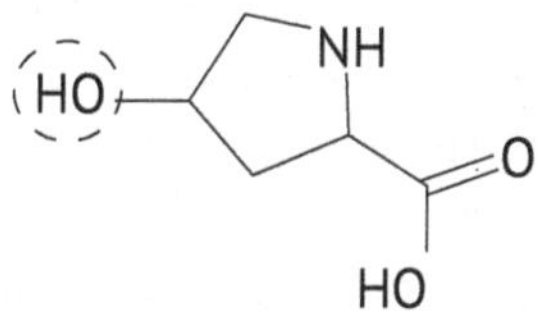   4-hidroxiprolina

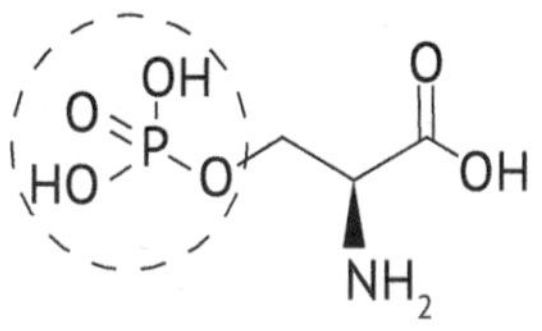

Fosfoserina

Na Figura 1.9, os círculos pontilhados representam os grupamentos adicionados à estrutura dos aminoácidos. Na 5-hidroxilisina e na 4-hidroxiprolina, ocorre a adição do hidróxido nas moléculas de lisina e prolina, respectivamente. Já na fosfoserina, há a adição de um grupamento fosfato na estrutura da serina.

1.2.3 Ponto isoelétrico dos aminoácidos

Por apresentarem uma região mais carregada negativamente (carboxila) e outra mais carregada positivamente (amina), os aminoácidos podem se comportar como ácidos e bases; afinal, são capazes de receber e doar prótons. Desse modo, alguns aminoácidos podem atuar como tampão em soluções aquosas, pois conseguem estabilizar a concentração dos íons H^+. Nesse cenário, quando um aminoácido é adicionado a determinado pH com capacidade de anular sua carga elétrica, esse pH específico é considerado ponto isoelétrico do aminoácido.

Por meio do ponto isoelétrico, é possível determinar qual é a carga elétrica de um aminoácido. Como exemplo, imagine que a glicina é adicionada a uma solução com pH desconhecido. Nessa solução também foi inserido um eletrodo para avaliar a movimentação da glicina. O ponto isoelétrico da glicina é 5,97; logo, se o pH da solução em que a glicina foi adicionada for superior a seu ponto isoelétrico, ela adquire uma carga negativa e, consequentemente, tende a se movimentar para o eletrodo positivo (ânodo). Entretanto, caso a solução apresente um pH menor do que seu ponto isoelétrico, a glicina adquire carga negativa e se movimenta em direção ao eletrodo negativo (cátodo).

Na Figura 1.10 consta a fórmula zwitteriônica da glicina, que representa a variação de cargas assumidas pela glicina, em que o zwitteríon é a forma com carga neutra. Há também a representação gráfica do comportamento da glicina em uma curva de titulação, na qual são adicionados íons OH^-. Além disso, está ilustrada a construção da fórmula do pKa, importante para a compreensão do potencial tamponante de um aminoácido.

Moléculas bioquímicas I

Figura 1.10 – Características de tamponamento da glicina

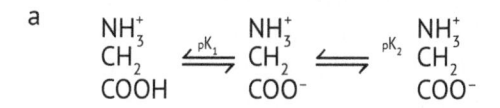

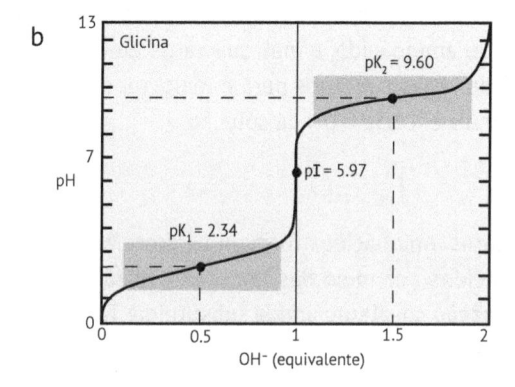

a

$$NH_3^+ \atop CH_2 \atop COOH \xrightleftharpoons{pK_1} NH_3^+ \atop CH_2 \atop COO^- \xrightleftharpoons{pK_2} NH_2 \atop CH_2 \atop COO^-$$

b

Glicina; eixo Y: pH (0 a 13); eixo X: OH⁻ (equivalente) de 0 a 2; $pK_1 = 2.34$; $pI = 5.97$; $pK_2 = 9.60$.

c

$$HA + H_2O \rightleftharpoons H_3O^+ + A^- \Rightarrow k_a^1 = \frac{[H_3O^+] \cdot [A^-]}{[H_2O] \cdot [HA]} \Rightarrow$$

$$\Rightarrow K_a = \frac{[H_3O^+] \cdot [A^-]}{[HA]} \Rightarrow pk_a = -\text{Log } K_a$$

Fonte: Elaborado com base em Rosalin et al., 2016.

Na Figura 1.10, em "a", está representada a fórmula zwitteriônica da glicina, em que é possível observar que a glicina é capaz de doar e receber prótons. Em "b", observa-se a curva de titulação da glicina: o eixo X representa a adição de íons OH⁻ (em equivalentes) em uma solução contendo a glicina, e o eixo Y representa o pH. A curva mostra o comportamento do pH da solução de glicina sob a adição dos íons OH⁻. No ponto central da curva há o ponto isoelétrico desse aminoácido, indicando o momento de estabilidade das cargas da glicina – nesse caso, a carga elétrica é igual a zero. Já o que está sombreado em cinza representa as regiões com maior poder de tamponamento da glicina – nesse pK_a, a glicina estabiliza melhor o pH da solução.

Ainda na figura, em "c", está ilustrada a construção da fórmula do cálculo do pK_a, em que HA representa um ácido hipotético em sua forma molecular e A⁻, um ácido em sua forma ionizada. A constante de acidez (K_a) é estabelecida pelo produto da concentração da água em sua forma ionizada (H_3O^+) com a forma ionizada do ácido fraco (A^-), dividido pela razão das formas moleculares da água e do ácido fraco (H_2O e HA, respectivamente). Depois de encontrado o K_a, para saber o valor do pK_a, basta calcular o $-\log$ de K_a.

Além da determinação da carga, o ponto isoelétrico é medido com maior "poder" de tamponamento do aminoácido; afinal, sua carga elétrica está zerada e pode, então, receber e doar prótons para o meio, tendo a capacidade de estabilizar com mais eficácia o pH da solução.

1.2.4 Ligações peptídicas

As combinações de diferentes aminoácidos formam as proteínas. Essas combinações são estabelecidas por meio das ligações peptídicas, que são caracterizadas como ligação covalente amida substituída. Tal ligação ocorre por meio da desidratação (perda de uma molécula de água) do grupo carboxila de um aminoácido e do grupo amina de outro. São ligações bastante estáveis, ou seja, não se desfazem facilmente; para rompê-las, são necessários catalisadores ou elevadas variações de pH.

Os aminoácidos são moléculas anfóteras, isto é, podem se comportar como ácidos ou como bases, podendo, portanto, liberar íons H^+ ou OH^- em uma reação. Assim, quando há uma reação entre dois aminoácidos, o grupo amina de um dos aminoácidos reagentes libera íons H^+, e o grupo carboxila do outro aminoácido libera um OH^-. Como produto da reação, é formado um peptídeo mais H_2O. Na Figura 1.11, esquematizamos uma reação peptídica.

Figura 1.11 – Representação esquemática de uma ligação peptídica entre dois aminoácidos hipotéticos

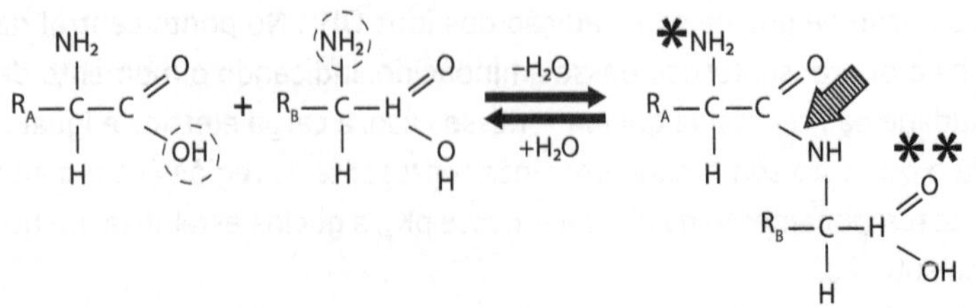

Na Figura 1.11, está demonstrado que a reação que forma o dipeptídeo ocorre por meio da desidratação (perda de uma molécula de água) dos aminoácidos reagentes, em que o aminoácido com radical R_A perde o grupamento hidroxila da carbonila, ao passo que o aminoácido com radical R_B perde um átomo de hidrogênio do grupamento amina, ambos destacados com círculo pontilhado. A seta hachurada indica a localização da ligação peptídica do dipeptídeo formado. O sinal * indica a região n-terminal do peptídeo, e o sinal ** representa a região c-terminal do peptídeo.

Como a ilustração evidencia, uma extremidade da ligação peptídica contém o grupamento amina, e a outra, o grupamento carboxila. À medida que novos aminoácidos são combinados a esse peptídeo, o padrão se mantém. Dessa forma, as proteínas têm uma extremidade com um grupo carboxílico, chamada de *c-terminal* ou *carboxi-terminal*, e outra extremidade com um grupo livre de amina, dita *n-terminal* ou *amino-terminal*. Além disso, as ligações peptídicas guardam uma estrutura tridimensional que impede a rotação em torno de seu eixo. Isso ocorre porque os carbonos centrais dos aminoácidos são coplanares, ou seja, formam quatro ligações equivalentes entre si.

A combinação de dois aminoácidos é denominada *dipeptídeo*; a formação com três aminoácidos é dita *tripeptídeo;* e a com quatro ou mais é chamada *polipeptídeo*. Neste, as cadeias laterais dos aminoácidos combinados realizam interações intermoleculares, resultando em diferentes conformações tridimensionais observadas entre as proteínas. É por esse motivo que diferentes combinações de aminoácidos geram diferentes conformações tridimensionais e, consequentemente, diferentes estruturas proteicas.

1.2.5 Síntese da cadeia peptídica: a formação das proteínas

O código genético determina as sequências de aminoácidos que formam a cadeia polipeptídica. Para isso, o DNA, presente no núcleo celular, é transcrito em um RNA (ácido ribonucleico) mensageiro, o RNAm, o qual apresenta uma sequência de pares de bases complementares à fita de DNA transcrita. No processo de tradução em que efetivamente há a formação da cadeia peptídica, tais pares de bases são lidos em trincas de nucleotídeos.

> **Preste atenção!**
>
> Os nucleotídeos são estruturas formadas por uma base nitrogenada (adenina, guanina, citosina e uracila), uma pentose e um grupo fosfato. Eles compõem as fitas de DNA e RNA, ou seja, o código genético.

A sequência de pares de bases lidos determina o aminoácido a ser sintetizado. No Quadro 1.2, listamos as possíveis trincas de pares de bases, bem como o aminoácido a ser produzido com o conjunto de pares de bases que foi lido no RNA mensageiro.

Quadro 1.2 – Código genético dos aminoácidos

		2ª base nitrogenada				
		U	C	A	G	
1ª base nitrogenada	U	UUU – Fen UUC – Fen UUA – Leu UUG – Leu	UCU – Ser UCC – Ser UCA – Ser UCG – Ser	UAU – Tir UAC – Tir UAA – Fim UAG – Fim	UGU – Cis UGC – Cis UGA – Fim UGG – Trp	U C A G
	C	CUU – Leu CUC – Leu CUA – Leu CUG – Leu	CCU – Pro CCC – Pro CCA – Pro CCG – Pro	CAU – His CAC – His CAA – Gin CAG – Gin	CGU – Arg CGC – Arg CGA – Arg CGG – Arg	U C A G
	A	AAU – Ile AUC – Ile AUA – Ile AUG – Met	ACU – Tre ACC – Tre ACA – Tre ACG – Tre	AAU – Ans AAC – Ans AAA – Lis AAG – Lis	AGU – Ser AGC – Ser AGA – Arg AGG – Arg	U C A G
	G	GUU – Val GUC – Val GUA – Val GUG – Val	GCU – Ala GCC – Ala GCA – Ala GCG – Ala	GAU – Asp GAC – Asp GAA – Glu GAG – Glu	GGU – Gli GGC – Gli GGA – Gli GGG – Gli	U C A G

(3ª base nitrogenada)

O Quadro 1.2 indica a trinca de bases nitrogenadas que formam o aminoácido de interesse. Para localizar o aminoácido a ser produzido por determinada trinca de nucleotídeos, deve-se localizar a primeira base nitrogenada (coluna mais à esquerda), a segunda (linha superior) e a terceira (coluna mais à direita).

Assim se forma uma cadeia polipeptídica. Quando inseridos todos os aminoácidos necessários para a formação da estrutura proteica, as cadeias laterais desses aminoácidos realizam interações intermoleculares, resultando em uma estrutura tridimensional funcional, sendo esta a estrutura proteica/peptídica de interesse. Esse processo está representado de forma esquemática na Figura 1.12.

Figura 1.12 – Representação esquemática da formação de uma cadeia peptídica funcional

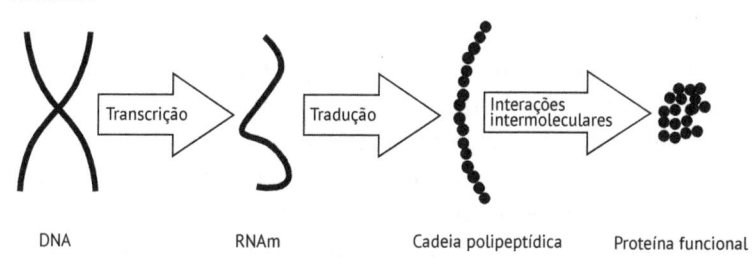

| DNA | → Transcrição → | RNAm | → Tradução → | Cadeia polipeptídica | → Interações intermoleculares → | Proteína funcional |

Nota: O DNA presente no núcleo é transcrito em um RNAm, que, por sua vez, é traduzido em uma cadeia polipeptídica de acordo com o código genético. Quando sintetizada, a cadeia polipeptídica apresenta um enovelamento ocasionado pelas cadeias laterais dos aminoácidos, formando uma proteína funcional.

A combinação dos aminoácidos que formam a cadeia peptídica explica os diferentes possíveis dobramentos necessários para gerar estruturas proteicas distintas. Isso acontece porque cada aminoácido guarda características químicas específicas que fazem a cadeia peptídica alterar sua conformação tridimensional, de modo a estabilizar as interações moleculares. Simplificando: a resultante dos dobramentos das moléculas peptídicas varia de acordo com a atração ou repulsão química dos aminoácidos.

1.2.6 Síntese das características dos aminoácidos

Em resumo, os aminoácidos são uma classe de moléculas bioquímicas fundamentais para o organismo humano, principalmente por serem as moléculas precursoras das proteínas, as quais são essenciais para a vida. Vale destacar que os aminoácidos:

» apresentam uma estrutura química similar entre si, sendo suas cadeias laterais variáveis;
» têm suas características físico-químicas estabelecidas por suas cadeias laterais;
» podem ser classificados segundo sua característica química, ou como essenciais e não essenciais;

- » formam ligações peptídicas, gerando peptídeos;
- » são sintetizados a partir da sequência dos pares de bases contidos no código genético.

1.3 Proteínas

As proteínas são uma das classes de macromoléculas mais importantes para o organismo. Afinal, estão presentes em todos os seres vivos e atuam praticamente em todos os processos celulares, pois desempenham uma grande quantidade de funções biológicas no organismo, como a sinalização imunológica, a sinalização celular, a ação enzimática (catálise de reações), o transporte de moléculas e funções estruturais e mecânicas do organismo.

As estruturas proteicas são constituídas por uma ou mais cadeias de aminoácidos, ou seja, por polipeptídeos. Em alguns casos, para exercerem sua função biológica, as proteínas podem conter alguns agrupamentos que não são formados por aminoácidos. Tais agrupamentos são conhecidos como *cofatores* ou *grupos prostéticos*. Além disso, algumas proteínas precisam se ligar a outras, formando grupos proteicos, para exercerem sua atividade biológica. Portanto, as proteínas têm estruturas mais complexas para desempenharem suas funções, sendo que a sequência dos aminoácidos que compõem as cadeias das proteínas é fundamental para que assumam sua conformação tridimensional biologicamente ativa.

Conforme explicamos anteriormente, os aminoácidos adicionados na cadeia peptídica de uma proteína são determinados pelo sequenciamento genético. As diferentes possíveis combinações de aminoácidos provocam interações moleculares internas à cadeia, o que desencadeia seu enovelamento, construindo uma estrutura tridimensional. Dessa forma, variadas combinações de aminoácidos formam distintas estruturas tridimensionais. Reforçamos que a estrutura das proteínas é um fator determinante para que elas exerçam sua atividade biológica.

Para que uma estrutura proteica seja funcional, as proteínas se organizam no espaço de quatro diferentes modos, havendo as estruturas primária, secundária, terciária e quaternária. Essas formações dependem:

- » do conjunto de aminoácidos que compõem a cadeia peptídica;
- » do tamanho da cadeia;
- » da configuração espacial da cadeia polipeptídica.

Essas características das cadeias peptídicas são determinantes para o enovelamento e os dobramentos específicos que formam as proteínas funcionais. Inúmeros estudos têm explorado os processos de enovelamento proteico, pois falhas nesse processo, em muitos casos, estão envolvidos no aparecimento de diversas doenças, entre as quais figura o Alzheimer (Chiti; Dobson, 2017; Gámez et al., 2018; Gandhi et al., 2019; Sami et al., 2017).

O enovelamento proteico reduz a quantidade de energia livre, porque as interações efetuadas entre os radicais dos aminoácidos que constituem a cadeia polipeptídica impedem que esses aminoácidos interajam com moléculas externas à estrutura proteica; dito de outro modo, o enovelamento proteico minora o número de interações livres ou disponíveis. Como consequência, essas interações diminuem a energia livre disponível da cadeia polipeptídica. Esse processo é fundamental para a manutenção estrutural e funcional das proteínas. Por essa razão, aprofundar a compreensão acerca da formação das estruturas proteicas auxilia na compreensão dos processos bioquímicos em que as proteínas estão envolvidas.

1.3.1 Estrutura das proteínas

Nesta seção, detalharemos as estruturas possíveis das proteínas.

ESTRUTURA PRIMÁRIA

É designada como *estrutura primária* a ligação linear entre os aminoácidos ao longo da cadeia polipeptídica. É o nível de organização proteico mais simples; afinal, é formado pelas ligações peptídicas realizadas pelos aminoácidos estabelecidos pelo sequenciamento genético. Não obstante, essa estrutura é fundamental, pois é a partir dela que ocorrem os arranjos espaciais da molécula.

Como essa estrutura se deve às ligações peptídicas, sua cadeia de aminoácidos contém uma extremidade amino-terminal e uma extremidade carboxi-terminal. Na Figura 1.13, esquematizamos a estrutura primária de uma proteína.

Figura 1.13 – Representação esquemática da estrutura primária de uma proteína hipotética.

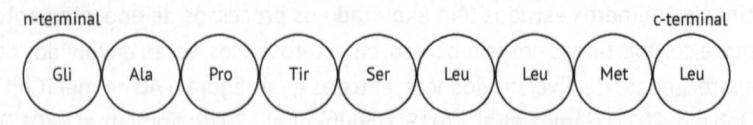

n-terminal — Gli — Ala — Pro — Tir — Ser — Leu — Leu — Met — Leu — c-terminal

Nota: A estrutura primária é caracterizada pela cadeia polipeptídica dos aminoácidos, ou seja, é formada pela ligação peptídica de diferentes aminoácidos. Nesta figura, está representada a ligação entre diferentes aminoácidos, mantendo-se as regiões n-terminal e c-terminal das ligações peptídicas.

ESTRUTURA SECUNDÁRIA

A estrutura secundária resulta das interações realizadas pelas cadeias laterais dos aminoácidos que compõem as estruturas primárias das proteínas. Esse arranjo estrutural se deve à possibilidade de rotação das ligações entre os carbonos α dos aminoácidos e seus grupos amina e carboxila. Assim, a estrutura secundária de uma proteína é caracterizada pelo enovelamento ou dobramento da cadeia peptídica que constitui a estrutura primária.

a) α-hélice

É uma das mais comuns encontradas nas estruturas proteicas. Trata-se de uma estrutura helicoidal organizada em um esqueleto polipeptídico central, o qual assume uma conformação espacial compactada em espiral. Para que essa estrutura em espiral se mantenha estável, as ligações de hidrogênio entre as cadeias laterais dos aminoácidos desempenham um papel crucial. A propósito, quando os aminoácidos promovem essa conformação, afastam-se eletricamente, havendo quebra na estrutura de α-hélice. A Figura 1.14 mostra de forma esquemática a estrutura de α-hélice em um aminoácido hipotético.

Figura 1.14 – Estrutura secundária das proteínas

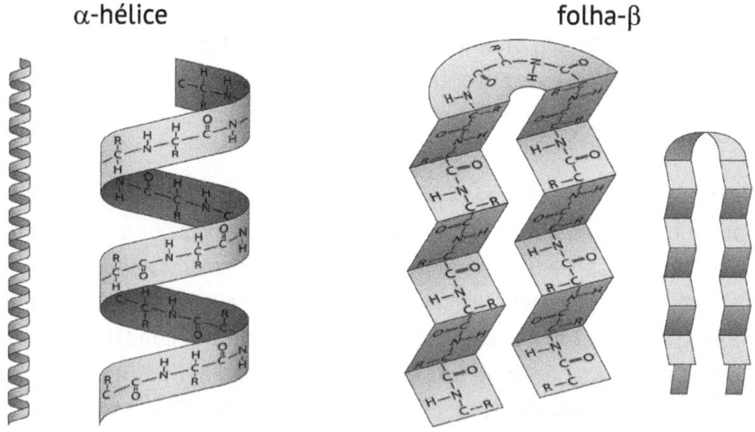

α-hélice   folha-β

Will Amaro

Fonte: Elaborado com base em Santos, 2013.

Na Figura 1.14, à esquerda, consta a representação espacial da organização estrutural da cadeia polipeptídica em α-hélice, e, à direita, a representação espacial de uma cadeia polipeptídica organizada em folha-β. Em ambas, a estrutura tridimensional é mantida pelas interações intermoleculares estabelecidas entre os aminoácidos das cadeias.

b) **Folha-β**

A estrutura de folha-β também é uma possível estrutura secundária resultante de dobramentos das cadeias peptídicas. Apresenta um aspecto pregueado, que é estabilizado pelas ligações de hidrogênio entre aminoácidos de alguns segmentos das cadeias de aminoácidos. Essa organização espacial origina uma estrutura achatada e rígida, ilustrada na Figura 1.14, conforme já assinalamos.

c) **Curvaturas-β**

Essa estrutura secundária, ilustrada na cor azul na Figura 1.15, mais adiante, também é conhecida como *estrutura de loops*. É representada como uma curvatura na estrutura proteica, sendo comumente observada em proteínas com aspecto globular. Aliás, as curvaturas são normalmente encontradas nas regiões mais externas das estruturas proteicas. A curvatura também é composta geralmente de um conjunto de quatro aminoácidos, no qual a prolina, por ser um aminoácido que causa um dobramento na cadeia peptídica, é facilmente encontrada.

ESTRUTURA TERCIÁRIA

A estrutura terciária é formada pela organização espacial da proteína, isto é, por meio das interações e conformações tridimensionais que são adotadas pelas estruturas secundárias da cadeia de aminoácidos. Assim, trata-se da forma como se organizam no espaço as α-hélices, as folhas-β, os *loops* e as regiões da cadeia que não apresentam estrutura secundária definida.

Essa conformação forja um enovelamento das hélices e das folhas pregueadas das estruturas secundárias, que são estabilizadas por meio de interações hidrofílicas e hidrofóbicas. As regiões mais hidrofóbicas tendem a ser mantidas na região interior da estrutura, ao passo que as regiões mais hidrofílicas ficam localizadas nas regiões mais externas da estrutura proteica. Na Figura 1.15, representamos a estrutura terciária da ubiquitina.

Figura 1.15 – Estrutura terciária da ubiquitina em sua forma nativa

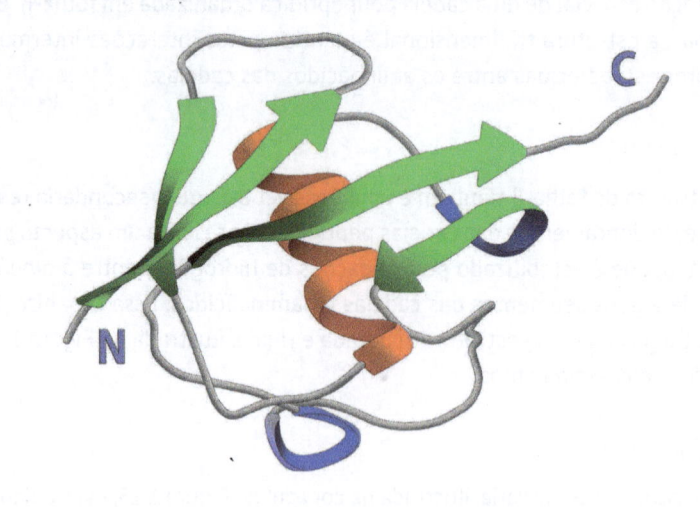

Fonte: Contessoto, 2018, p. 2.

A Figura 1.15 apresenta a estrutura tridimensional da ubiquitina, em que C indica a região c-terminal da proteína, e N, a região n-terminal. A região destacada em laranja corresponde a uma estrutura secundária em α-hélice. Já a região destacada em verde refere-se à estrutura secundária em folha-β. Em azul está representada a estrutura de *loops* e, em cinza, as regiões que não apresentam um formato definido, também conhecido como *random coil*. Logo, a figura demonstra que a estrutura terciária de uma proteína se forma pela interação entre as estruturas secundárias formadas pela cadeia de aminoácidos.

ESTRUTURA QUATERNÁRIA

A estrutura quaternária de uma proteína é a união de várias estruturas terciárias ou moléculas proteicas que se enovelam em um complexo multiproteico. Tal estrutura é mantida graças a interações moleculares não covalentes entre os diferentes grupos proteicos. Esse tipo de estrutura também pode ser alterado pela presença de grupos prostéticos (estruturas não proteicas), conforme registrado no Quadro 1.3. Essas combinações com tais compostos podem formar estruturas proteicas com características únicas, como as proteínas globulares.

Importante!

Um exemplo são as hemeproteínas, que apresentam um complexo heme, formado pelo íon ferroso que realiza ligações com quatro nitrogênios presentes na protoporfirina IX, formando o anel porfirínico. As duas hemeproteínas mais comuns no organismo são a hemoglobina e a mioglobina, as quais são fundamentais para o transporte de oxigênio pelo organismo. Vale enfatizar que a interação do oxigênio com essas proteínas ocorre justamente pelo grupamento heme.

Quadro 1.3 – Proteínas conjugadas e respectivos grupos prostéticos

Classe	Grupo prostético	Exemplo
Glicoproteínas	Carboidratos	Imunoglobulina Protrombina
Hemoproteínas	Ferro porfirina (heme)	Mioglobina Hemoglobina

(continua)

(Quadro 1.3 – conclusão)

Classe	Grupo prostético	Exemplo
Lipoproteínas	Lipídios	HDL LDL Quilomícrons
Fosfoproteínas	Grupos fosfato	Vitelina Caseína
Flavoproteínas	Nucleotídeos de flavina	Succinato desidrogenase
Metaloproteínas	Zinco Ferro Cálcio Cobre	Álcool desidrogenase Ferritina Calmodulina Plastocianina

Portanto, a estrutura quaternária é formada por interações não covalentes entre as moléculas proteicas e por outras estruturas não proteicas. Essas interações são fundamentais para que as estruturas proteicas exerçam seu papel biológico. Contudo, nem todas as estruturas proteicas precisam de estruturas quaternárias para exercer sua função, já que diversas proteínas apresentam sua função em sua estrutura terciária.

Como mencionado, as estruturas resultantes das interações das cadeias peptídicas estão associadas às funções exercidas pela proteína no organismo; entretanto, há processos que prejudicam essas interações e, consequentemente, afetam a função biológica das proteínas. Esse mecanismo é conhecido como *desnaturação proteica*, conceito que explicaremos a seguir.

1.3.2 Desnaturação proteica

A desnaturação proteica é caracterizada pela perda da estrutura tridimensional da proteína, ou seja, ocorre aí a inibição das interações moleculares das cadeias laterais dos aminoácidos. Dessa forma, a estrutura tridimensional que mantinha a proteína funcional é desfeita e, por conseguinte, a proteína perde sua função biológica.

Diversos fatores podem causar a desnaturação, entre eles:

» aumento de temperatura;
» soluções com valores extremos de pH (muito ácido ou muito básico);
» solventes orgânicos miscíveis com a água (etanol e acetona);
» presença de solutos (ureia);
» exposição da proteína a tensoativos (detergentes);
» agitação vigorosa da solução proteica.

As proteínas reagem a esses estímulos de diferentes maneiras, pois há proteínas mais resistentes a variações de temperatura do que outras. Diariamente ocorrem situações que provocam a desnaturação de proteínas, e um exemplo é o processo que envolve as proteínas do ovo. A clara de ovo contém uma grande quantidade de proteínas, entre elas a albumina. Assim, quando um ovo é aquecido por fervura ou colocado sobre uma frigideira quente, nota-se que a clara altera de um aspecto viscoso para um mais firme. Isso decorre da desnaturação por aumento de temperatura. Outro exemplo é quando a clara é agitada vigorosamente, processo popularmente conhecido como "bater clara em neve". A agitação vigorosa da clara também desnatura as proteínas, alterando seu aspecto.

A Figura 1.16 mostra a desnaturação das proteínas presentes no soro humano quando submetidas a altas temperaturas.

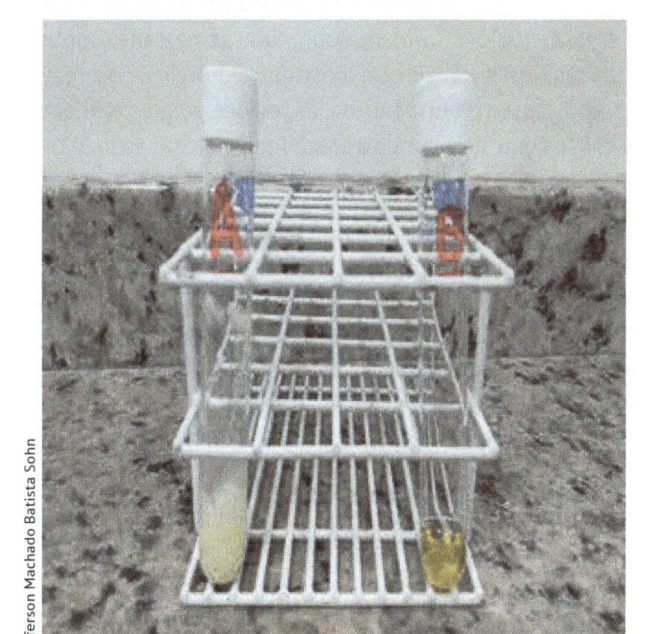

Figura 1.16 – Desnaturação proteica do soro humano

Na Figura 1.16, há dois tubos contendo 1 mL de soro humano. O tubo A foi aquecido em um bico de Bunsen até ocorrer a desnaturação proteica; já o tubo B não sofreu interferência alguma. O aquecimento a uma temperatura elevada desnatura as proteínas plasmáticas. Conforme observado no tubo A, ele tem um volume superior ao B, porque a proteína enovelada (condensada) é menor do que a proteína desnaturada.

Além disso, as proteínas perdem suas características químicas, como solubilidade em água, o que pode ser observado na fotografia pela presença de precipitado proteico, diferente da solução homogênea observada no soro íntegro. A albumina é a proteína plasmática mais abundante do soro. Assim, a maior parte do precipitado proteico, contido no tubo A, é a albumina em sua forma desnaturada. Portanto, a desnaturação proteica interrompe as interações intermoleculares efetuadas entre as cadeias peptídicas, prejudicando a conformação tridimensional das proteínas e, como efeito, a proteína também perde sua capacidade funcional.

Ademais, a solubilidade das proteínas desnaturadas pode ser diferente de sua estrutura nativa. Quando uma proteína é desenovelada, aminoácidos hidrofóbicos em sua forma nativa entram em contato com um meio aquoso, e essas regiões formam dobramentos na cadeia polipeptídica. Porém, tais regiões restabelecem a estrutura proteica, pois realizam ligações inespecíficas. Em contrapartida, as regiões polares têm potencial de interagir com a água, permitindo a solubilidade em tal meio líquido (Clark; Plaxco; Sosnick, 2020).

1.3.3 Renaturação proteica

É conhecido como *renaturação proteica* o processo de restabelecimento das interações intermoleculares da cadeia de aminoácidos das proteínas. Em tal condição, as proteínas retomam sua conformação nativa, ao passo que sua estrutura tridimensional é novamente estabilizada. Um exemplo de renaturação proteica é o da ribonuclease. Isso porque, ao estar em uma solução de ureia concentrada, ela pode ser desnaturada na presença de agentes redutores, como prata, zinco e alumínio, que sofrem oxidação e perdem elétrons, induzindo à redução da ribonuclease.

No entanto, as ligações dissulfeto (dupla ligação com enxofre presente na estrutura da ribonuclease) são restabelecidas quando os agentes redutores e a ureia são removidos da solução (essas ligações anteriormente haviam sido rompidas pelo agente redutor); por consequência, a estrutura proteica é restabelecida e retoma sua capacidade funcional. Contudo, nem todos os processos de desnaturação podem ser revertidos: alguns deles induzem a alterações nas estruturas proteicas que não podem ser revertidas ao estado funcional, sendo necessário sintetizar novamente a proteína.

1.3.4 Aspectos funcionais das proteínas

As estruturas proteicas exercem diversas funções biológicas no organismo. Isso se deve ao fato de as proteínas terem características funcionais únicas – como a capacidade de se ligar a outras moléculas de forma estável e específica; essa é uma das razões para esse grupo de macromoléculas ser tão especial.

A região da proteína em que ocorre a interação ou ligação com outras moléculas é conhecida como *sítio de ligação*. Essa interação com sítios específicos da proteína acontece por conta da conformação da estrutura terciária da proteína, ou seja, por sua conformação espacial.

A forma como a proteína se configura no espaço determina a capacidade de interação molecular de uma proteína por moléculas-alvo. Além disso, as proteínas realizam ligações com outras, formando oligômeros, os quais formam fibrilas. Esse processo ocorre frequentemente em proteínas estruturais. As proteínas também se ligam a membranas celulares, assumindo, assim, funções estruturais e funcionais nas membranas celulares. Em suma, as estruturas proteicas apresentam características fundamentais para a manutenção das atividades metabólicas.

PROTEÍNAS ESTRUTURAIS

As proteínas estruturais conferem rigidez aos componentes biológicos. Afinal, vale lembrar, sem as proteínas os organismos vivos seriam apenas fluidos. Em sua maioria, as unidades proteicas envolvidas com aspectos estruturais no organismo são proteínas fibrilares, constituídas a partir de ligações de proteínas de mesma espécie que formam um oligômero. O conjunto de proteínas fibrilares forma as fibrilas, como o colágeno e a elastina, que são componentes do tecido conjuntivo.

Há algumas proteínas globulares que também desempenham funções estruturais, como a actina e a tubulina, que são solúveis quando mantidas em sua forma monomérica. Porém, podem se polimerizar e formar fibras rígidas e longas, as quais compõem o citoesqueleto e mantêm a forma e o tamanho celular.

Ainda, há proteínas estruturais que participam da atividade motora, como a miosina, a cinesina e a dineína, que são algumas das proteínas que fornecem aos músculos a capacidade de gerar força mecânica.

SINALIZAÇÃO CELULAR E PROTEÍNAS LIGANTES

As proteínas são importantíssimas para a sinalização celular e a transdução de sinal. Sem elas, muitos processos de comunicação celular não seriam possíveis e isso reduziria a eficácia de diversos processos metabólicos. Um bom exemplo de como as proteínas participam dos processos de sinalização intracelular é a ação da insulina, um hormônio de caráter proteico, o qual é produzido majoritariamente pelo pâncreas. A insulina é distribuída pelo organismo pela corrente sanguínea, sendo transportada por todo o corpo. Em diversas células, há receptores de insulina (estruturas proteicas de membrana) que "captam" o sinal da insulina e ativam o armazenamento da glicose circulante. Isso ocorre porque, quando a insulina se liga a seu receptor, há uma mudança conformacional neste último, o que gera uma série de sinalizações intracelulares, também mediadas por estruturas proteicas, que permitem, então, o armazenamento da glicose circulante.

As proteínas também são fundamentais no sistema imunológico adquirido, principalmente pelos anticorpos, que são estruturas proteicas produzidas por células especializadas (linfócitos), cuja função é ligar-se aos antígenos, que são substâncias estranhas ao organismo. Os anticorpos contêm uma região em sua estrutura proteica que se liga de forma específica aos patógenos. Essa ligação serve como um marcador de substâncias estranhas ao organismo, induzindo à eliminação do corpo estranho pelo sistema imunológico.

TRANSPORTE DE BIOMOLÉCULAS

Algumas moléculas, principalmente as hidrofóbicas, oferecem certa dificuldade para serem transportadas pelo organismo, pois o sangue é composto majoritariamente de água e, portanto, transporta moléculas polares mais facilmente. Assim, essas moléculas precisam de outras que facilitem seu transporte pelo organismo, entre as quais figuram as proteínas.

Inúmeras proteínas fazem o transporte de substâncias por meio de ligações reversíveis com proteínas transportadoras. Uma proteína transportadora fundamental é a hemoglobina, que transporta oxigênio e gás carbônico (os gases, em geral, tendem a ser pouco solúveis em água, necessitando serem transportados). Outro exemplo é a albumina, a proteína mais abundante no plasma, capaz de facilitar a mobilidade de inúmeras substâncias.

Há também as proteínas cujas membranas permitem a passagem de substância pela bicamada lipídica ou que ativam processos de sinalização celular. Um exemplo são as aquaporinas, que admitem a passagem de água pela membrana celular (lembremos que as membranas, via de regra, são hidrofóbicas, impedindo, pois, o trânsito da água).

Citamos, ainda, os canais iônicos, que podem ser modulados por substâncias ligantes. Os íons não se movem livremente pela membrana celular; logo, os canais iônicos é que liberam a entrada de íons. Esse processo é importante, pois a variação iônica entre os meios intra e extracelular responde pelos potenciais elétricos encontrados nos neurônios, sendo, portanto, fundamental para a transmissão de sinal. Os canais iônicos podem ser ativados por ligantes, que têm a função de alterar a conformação dos receptores de modo a permitir a passagem dos íons pelo canal.

ATIVIDADE ENZIMÁTICA

As enzimas são proteínas que atuam como catalisadoras de reações químicas. Geralmente, as enzimas são extremamente específicas e aceleram ou facilitam seletivamente uma ou algumas reações químicas. Tal atividade catalisadora é necessária para que a maior parte das reações metabólicas ocorram, já que elas precisam de muita energia para serem efetuadas. No entanto, as enzimas reduzem significativamente a energia demandada para essas reações acontecerem, tornando-as viáveis. Além disso, apresentam um papel crucial nos processos que envolvem a manipulação do DNA, como na replicação e na reparação do DNA ou na transcrição genética. Como as enzimas têm aspectos funcionais únicos, são objeto de um campo à parte nos estudos bioquímicos, a enzimologia.

1.3.5 Síntese dos aspectos bioquímicos das proteínas

As proteínas são uma das macromoléculas mais importantes para a estruturação e a manutenção do organismo. Entre suas características, podem ser destacadas as seguintes:

» são formadas a partir das organizações tridimensionais das cadeias peptídicas;

- » suas estruturas são divididas em primária, secundária, terciária e quaternária;
- » a função específica de uma proteína está diretamente associada a sua forma nativa;
- » quando desnaturada, perde sua função biológica;
- » são importantes para a sinalização celular, o transporte de substâncias, a estrutura, o movimento e a ação enzimática.

1.4 Enzimas

As enzimas são grupos de substâncias orgânicas que atuam como catalisadoras das reações. São, geralmente, de natureza proteica e apresentam atividade intra ou extracelular. Em geral, sem a atividade enzimática, as reações bioquímicas teriam um custo energético tão alto que, em muitos casos, seriam inviabilizadas.

A capacidade das enzimas de acelerar reações químicas (catálise) é o que justifica o fato de esse grupo de biomoléculas ter tantas aplicações na indústria, como na produção de alimentos, de medicamentos e em soluções biotecnológicas. Além disso, as enzimas apresentam alta especificidade às reações que catalisam; logo, as espécies enzimáticas encontradas em uma célula estão diretamente relacionadas com os processos metabólicos que essa célula executa.

1.4.1 Ação enzimática

As enzimas minoram a quantidade necessária para realizar a reação química, facilitando a conversão de substratos em produto. Um ponto a ser ressaltado é que, por serem apenas catalisadores, não são consumidas nos processos metabólicos e, portanto, não alteram o equilíbrio químico das reações de que participam.

A catálise reduz a energia demandada em determinada reação química. Logo, as enzimas diminuem a energia de ativação, ou seja, a energia necessária para que um substrato saia de seu estado basal – estado inicial do substrato – para um estado de transição – estado em que o substrato passa a ser transformado no produto. Assim, elas elevam a probabilidade de as reações bioquímicas acontecerem, visto que conseguem melhorar de 5 a 17 ordens de grandeza as reações químicas das quais participam.

O Gráfico 1.1 mostra a diferença de uma reação hipotética na presença e na ausência de uma enzima.

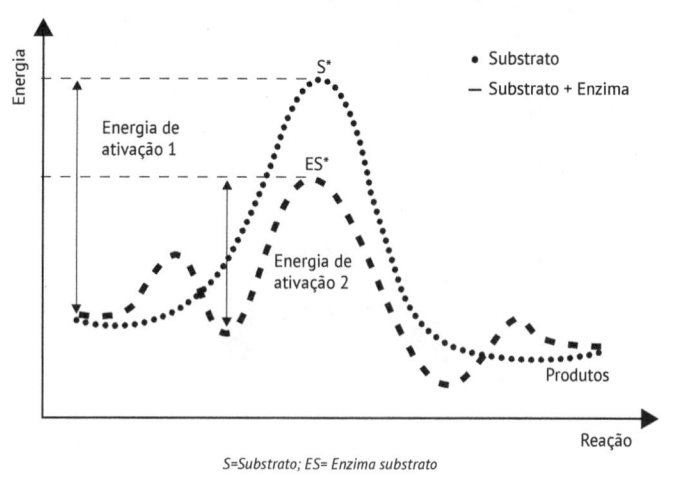

Gráfico 1.1 – Enzimas como catalisadores das reações bioquímicas

S=Substrato; ES= Enzima substrato

Fonte: Gluza; Kafarski, 2013, tradução nossa.

No Gráfico 1.1, a linha pontilhada representa uma curva de reação de um substrato em um produto, e a linha tracejada representa a reação de um substrato na presença de uma enzima. É possível observar que a energia necessária para ativar a reação sem a enzima (energia de ativação 1) é maior do que a energia necessária para ativar a reação com a enzima (energia de ativação 2). Isso significa que a presença de enzimas em uma reação facilita a probabilidade de a reação ocorrer, porque a energia necessária para ocorrer é reduzida.

1.4.2 Teoria da chave e fechadura

Para uma enzima exercer sua atividade biológica, é preciso que os substratos se "encaixem" nessa molécula, ou seja, que o substrato interaja com regiões específicas dela. A interação entre a enzima e o substrato também é conhecida como *teoria da chave e fechadura*, em que o local da enzima onde o substrato se "encaixa" é denominado *sítio ativo*. É por meio da ligação do substrato com o sítio ativo da enzima que ele é convertido no produto de interesse.

Em diversos casos, os substratos são envolvidos pelo sítio ativo da enzima, sendo, assim, retirados da reação. Adicionalmente, essa interação espacial entre enzima e substrato é o que confere a especificidade de tais moléculas. Convém assinalar que, quanto melhor é a interação enzima-substrato, maior é a afinidade da enzima com o substrato. A Figura 1.17, a seguir, ilustra a interação de uma enzima com um substrato, transformando-o no produto da reação.

Figura 1.17 – Interação enzima-substrato

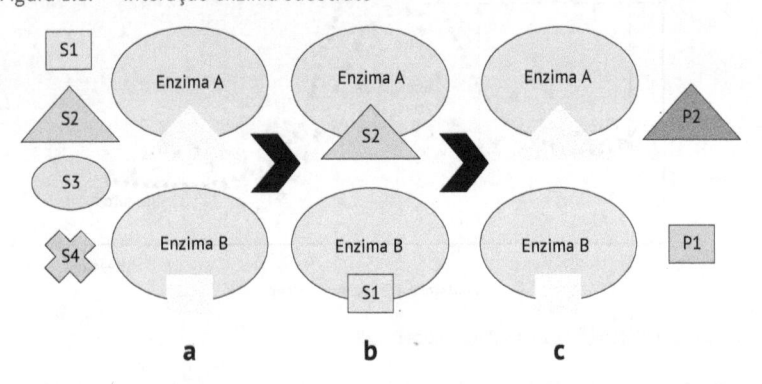

Na Figura 1.17, em "a", representamos enzimas e substratos em uma solução, em que estes últimos têm conformações tridimensionais distintas; as enzimas A e B apresentam também sítios ativos diferentes. Em "b", mostramos a interação das enzimas com o substrato, que é capaz de interagir com seu sítio de ligação. Em "c", ilustramos as enzimas e os produtos criados a partir da interação enzima-substrato.

As reações enzimáticas são extremamente específicas para a reação que catalisam. Em outras palavras, em geral, uma enzima é capaz de catalisar uma ou poucas reações químicas. Isso acontece porque as enzimas realizam interações intermoleculares com o substrato, e essas interações estabilizam a estrutura proteica. Ainda, as interações moleculares entre substrato e enzima, em muitos casos, são requeridas para que a catálise ocorra, pois as interações fracas que são realizadas nesse complexo são otimizadas no estado de transição.

A energia derivada dessa ligação enzima-substrato é chamada de *energia de ligação*, a qual é a principal fonte de energia livre utilizada pelas enzimas para diminuir a energia de ativação das reações. A Figura 1.18 apresenta um exemplo clássico de como a interação entre a enzima e seu substrato pode ser de extrema importância para a catálise da reação.

Figura 1.18 – Interação do substrato com o sítio de ligação da enzima

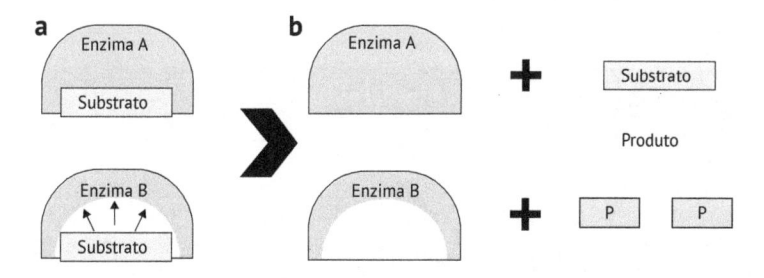

Na Figura 1.19, em "a", o substrato se liga aos sítios de ligação das enzimas A e B. Contudo, quando ligado em B, a conformação tridimensional do sítio de ligação da enzima apresenta interações intermoleculares mais intensas do que a enzima A. Em "b", a ligação da enzima A com o substrato não é suficiente para gerar um produto, diferente da enzima B, que foi eficaz em clivar o substrato e gerar o produto de interesse. Portanto, as interações moleculares entre os componentes do sítio de ligação da enzima e o substrato são tão importantes para gerar a energia de ativação quanto a capacidade de ligação com o substrato *per se*.

As enzimas podem formar ligações covalentes transitórias com grupos dos substratos, ativando-os para a reação. As enzimas têm possibilidade de transferir grupos funcionais de seus substratos transitoriamente para a enzima. Em virtude dessas interações enzima-substrato, em vários casos, a reação ocorre apenas no sítio da enzima, uma vez que tais interações efetivam a redução energética necessária para que a reação ocorra.

1.4.3 Participação das enzimas nas vias metabólicas

No organismo, a maioria das reações bioquímicas ocorre em vias metabólicas, ou seja, são reações sequenciais, em que o produto de uma reação é necessário como reagente na reação seguinte. Nesses processos, diversas enzimas atuam como catalisadores em diferentes momentos das vias metabólicas, sendo requisitadas para manter os fluxos metabólicos dessas vias.

Desse modo, para a manutenção das vias metabólicas, as enzimas podem sofrer regulação de sua atividade; em outros termos, a atividade enzimática pode ser aumentada, reduzida ou mesmo interrompida. Essa modulação normalmente ocorre por meio de um sítio alostérico da enzima. Tal sítio é uma região em que outra molécula, podendo esta ser proteica ou não, interage com a enzima e altera sua conformação espacial, inibindo, assim, seu sítio catalítico.

> **Importante!**
>
> A regulação da atividade enzimática é fundamental para garantir o bom funcionamento do organismo; afinal, as enzimas devem ser recrutadas e inibidas de acordo com o processo metabólico de interesse. A ativação constante de algumas enzimas pode causar uma desregulação nos equilíbrios químicos das reações bioquímicas. Há, portanto, os **inibidores enzimáticos**, que reduzem parcial ou totalmente a atividade enzimática, e os **moduladores alostéricos**, que podem aumentar ou reduzir a atividade de uma enzima.

Como as enzimas são espécies proteicas, também apresentam estruturas terciárias ou quaternárias. Dessa maneira, sofrem dobramentos tridimensionais em suas cadeias polipeptídicas, apresentando formatos diferentes e, por conseguinte, papéis biológicos variados.

Em alguns casos, a atividade enzimática pode depender da presença de determinadas moléculas, ditas *cofatores*. A natureza química dos cofatores (tema da próxima subseção) é muito variável, podendo ser íon metálico ou molécula orgânica. Eles podem participar diretamente ou não da reação enzimática.

1.4.4 Cofatores

Algumas espécies enzimáticas podem exercer sua função biológica apenas com os conjuntos de aminoácidos que as formam. Entretanto, há algumas espécies enzimáticas que requerem ligações a moléculas não proteicas para exercer sua atividade biológica. Os cofatores podem ter diferentes composições químicas: há os **cofatores inorgânicos**, como íons metálicos (ferro, magnésio e complexos ferro-enxofre), e os **cofatores orgânicos**, como o grupamento heme. Quando derivados de compostos orgânicos, os cofatores também são conhecidos como *coenzimas*.

Quando a ligação entre a coenzima e a parte proteica da enzima é muito forte, até mesmo com uma ligação covalente, a proteína enzimática é chamada de *grupo prostético*. Quando uma enzima é cataliticamente ligada a sua coenzima ou a um íon metálico, esse grupo é conhecido como *holoenzima*, cuja parte proteica é denominada *apoproteína* ou *apoenzima*. Esses complexos são importantes porque possibilitam o transporte de grupos funcionais específicos.

1.4.5 Classificação das enzimas

As enzimas são classificadas de acordo com as reações que catalisam, caso em que o sufixo *-ase* é adicionado ao nome do substrato (como em *urease*, nome da enzima que faz a hidrólise da ureia) ou em que o nome indica sua atividade (como a DNA polimerase, a enzima que promove a polimerização dos nucleotídeos que formam o DNA). Em geral, a classificação enzimática segue um número conforme a classe e as reações que são catalisadas, como indicado a seguir:

1. **Oxidorredutases**: transferem elétrons, como hidretos ou átomos de hidrogênio.
2. **Transferases**: efetuam trocas de grupos funcionais de seus substratos.
3. **Hidrolases**: transferem grupos funcionais de água de seus substratos.
4. **Liases**: adicionam duplas ligações a seus substratos ou promovem duplas ligações pela retirada de algum dos grupos pertencentes ao substrato.
5. **Isomerases**: fazem transferências de grupos nas moléculas para gerar formas isoméricas de seus substratos.
6. **Ligases**: têm o potencial de fazer ligações entre átomos de carbono-carbono, carbono-enxofre, carbono-oxigênio e carbono-nitrogênio, por meio de reações de condensação que são acopladas à clivagem da adenosina trifosfato (ATP).

Quadro 1.4 – Exemplos simplificados das reações realizadas por enzimas

Reação	Classe reação	Enzima
A⁺ + B → A + B⁻	Redox	Oxirredutases
AB + C → A + BC	Substituição simples	Transferases
AB + CD → AC + BD	Dupla substituição	Hidrolases
AB → A + B	Decomposição	Liases

(continua)

(Quadro 1.4 – conclusão)

Reação	Classe reação	Enzima
A B → A B	Isomerização	Isomerases
A + B → A B	Síntese	Ligases

Fonte: Elaborado com base em Ferrier, 2019, p. 53.

1.4.6 Considerações finais acerca das enzimas

As enzimas são uma classe especial de proteínas que favorece a realização de diversas reações químicas, porque funcionam como catalisadores, sendo fundamentais para a manutenção das vias metabólicas. Sobre elas, cabe destacar que:

» contêm um sítio de ligação capaz de interagir com um substrato;
» a interação espacial e molecular da enzima com o substrato é fundamental para gerar um produto;
» o nome das espécies enzimáticas está associado com a atividade biológica que exercem.

Síntese

Neste capítulo, abordamos os aspectos estruturais e funcionais da água, dos aminoácidos, das proteínas e das enzimas.

A água é uma das moléculas mais importantes do organismo humano, não sendo produzida por ele. Essa molécula apresenta características singulares que lhe permitem solubilizar uma infinidade de compostos polares, sendo conhecida como *solvente universal*. As ligações de hidrogênio são ligações intermoleculares importantes que acontecem entre átomos de hidrogênio e compostos eletronegativos, como o oxigênio, influenciando no comportamento dessas moléculas em uma solução. Além disso, a maior parte das reações bioquímicas ocorre em ambiente aquoso, o que explica a participação da água em aproximadamente 70% da composição corporal. A água tem também a capacidade de se autoionizar, formando íons H^+ e OH^-, o que interfere diretamente no potencial de hidrogênio pH. Ainda, discutimos acerca das soluções-tampão e mostramos que elas mantêm o pH constante.

Moléculas bioquímicas I

Os aminoácidos são moléculas que apresentam um grupamento amina e um ácido carboxílico, os quais, por meio das ligações peptídicas, formam as proteínas. Essa síntese ocorre a partir de trincas de bases do DNA, que determinam o aminoácido produzido. As interações intermoleculares das cadeias laterais dos aminoácidos formam um remodelamento tridimensional que dá origem à proteína funcional. Entre as diversas funções das proteínas, a atividade enzimática se sobressai. Isso porque as enzimas são potentes catalisadores que facilitam a ocorrência das reações bioquímicas.

Em suma, neste capítulo, reforçamos a importância da água e das proteínas na regulação das reações bioquímicas do organismo.

Para saber mais

FERRIER, D. R. **Bioquímica ilustrada**. Porto Alegre: Artmed, 2009.

Denise Ferrier, em sua obra, na Unidade I, explora a estrutura dos aminoácidos de forma ilustrativa, com destaque para as estruturas e relações intermoleculares que eles realizam com outras moléculas. A autora também aborda as alterações conformacionais dos aminoácidos, esclarecendo como isso interfere na atividade destes.

Questões para revisão

1. Marque V para alternativas verdadeiras e F para as falsas:
   ( ) A água apresenta cargas positivas e negativas, e tal característica permite classificá-la como uma molécula dipolar.
   ( ) A força de adesão é o princípio que explica o fato de as moléculas de água serem capazes de se ligar a moléculas polares.
   ( ) A formação de gotas de água na superfície de algumas plantas só é possível graças à tensão superficial da água.
   ( ) A água é considerada um solvente universal, pois é capaz de solubilizar substâncias polares e apolares.

   Agora, assinale a alternativa que corresponde à sequência correta de preenchimento dos parênteses, de cima para baixo:
   a. V, F, V, F.
   b. F, F, V, F.

c. V, V, F, V.
d. V, F, V, V.
e. F, V, F, F.

2. As proteínas são macromoléculas fundamentais para a regulação do organismo, formadas pela união de diversos aminoácidos. Com relação à formação das cadeias peptídicas, é correto afirmar que:
   a. ocorrem entre as regiões n-terminal dos aminoácidos, o que tem como desdobramento o fato de os peptídeos em geral apresentarem duas regiões c-terminal, as quais são necessárias para as interações intermoleculares.
   b. a estrutura primária de um aminoácido é denominada α-hélice, a qual, ao interagir com outras estruturas α-hélices, formam a folha-β.
   c. a desnaturação proteica ocorre porque são quebradas as ligações peptídicas, o que gera novamente aminoácidos isolados, ao passo que a renaturação das proteínas gera novas proteínas a partir dos aminoácidos livres.
   d. a produção de novas proteínas ocorre a partir da leitura de trincas de bases de DNA. As sequências dessas trincas formam um polipeptídeo com uma região c-terminal e uma região n-terminal de maneira linear, sendo esta a estrutura primária de uma proteína.
   e. a formação de uma cadeia peptídica ocorre por meio de ligações de hidrogênio, demandando meios aquosos para que os aminoácidos interajam com as moléculas de água.

3. As proteínas são estruturas complexas que dependem de uma organização tridimensional específica para exercerem sua função biológica. Descreva as principais características das estruturas primárias, secundárias, terciárias e quaternárias de uma proteína.

4. As enzimas são consideradas um grupo especial de proteínas. Sobre as características das enzimas, analise as afirmativas a seguir:
   I. Sem elas, a maioria das reações biológicas não aconteceria porque, em geral, tais reações apresentam alto gasto energético.

II. Por ser uma proteína especializada, apresenta diversos aminoácidos essenciais, o que faz seu valor energético e nutricional se destacar entre os de outras proteínas.

III. Além de sua participação nas vias metabólicas, as enzimas são amplamente utilizadas na indústria.

Está(ão) correta(s) somente a(s) afirmativa(s):

a. I.
b. I e III.
c. I e II.
d. II e III.
e. III.

5. Um conceito importante quando se fala em atividade enzimática é a teoria da chave e fechadura. Descreva brevemente essa teoria.

Questões para reflexão

1. Os humanos são animais homeotérmicos. Isso significa que a temperatura corporal é mantida de forma constante a aproximadamente 36 °C. Contudo, algumas infecções podem desencadear uma resposta febril. Como consequência, a temperatura corporal se eleva, e essa resposta é eficiente para combater organismos que dependem da temperatura a 36 °C. No entanto, se não controlada, a resposta febril pode ser danosa ao organismo. Que alterações esse aumento pode ocasionar na estrutura de proteínas que são estáveis a 36 °C?

2. A tensão superficial e a polaridade da água são características que permitem observar uma separação de fases quando uma mistura com óleo é feita. Os tensoativos, como os detergentes, solubilizam em substâncias oleosas e aquosas. Dessa forma, sua adição pode desfazer as duas fases observadas em uma solução aquosa e oleosa, homogeneizando a mistura. O que explica esse fenômeno?

Capítulo 2

Moléculas bioquímicas II

Jeferson Machado Batista Sohn

Conteúdos do capítulo
- » Carboidratos.
- » Classificação dos carboidratos.
- » Ligação glicosídica.
- » Aspectos funcionais dos carboidratos.
- » Lipídios.
- » Aspectos funcionais dos lipídios.
- » Classificação dos lipídios.
- » Graus de insaturação.
- » Nomenclatura.
- » Vitaminas lipossolúveis.

Após o estudo deste capítulo, você será capaz de:
1. identificar a estrutura química dos carboidratos;
2. reconhecer a classificação dos carboidratos;
3. descrever a ligação glicosídica;
4. detalhar os aspectos funcionais dos carboidratos;
5. identificar a estrutura química dos lipídios;
6. apontar os aspectos funcionais dos lipídios;
7. reconhecer a classificação dos lipídios;
8. entender os graus de insaturação dos lipídios;
9. utilizar a nomenclatura dos lipídios;
10. explicar a classificação das vitaminas lipossolúveis.

2.1 Carboidratos

Os carboidratos são as biomoléculas mais abundantes na natureza, compondo cerca de 75% da biomassa terrestre. Essas biomoléculas são constituídas principalmente por átomos de carbono, de hidrogênio e de oxigênio, que geralmente mantêm a proporção em 1C:2H:1O. São caracterizados por compostos orgânicos que apresentam função mista poliálcool-aldeído ou poliálcool-cetona e por outros compostos que se unem por hidrólise, gerando poliálcoois-aldeídos e/ou poliálcoois-cetonas. São classificados de acordo com seu tamanho molecular.

2.1.1 Classificação dos carboidratos

A seguir, detalharemos a classificação dos carboidratos, que são divididos em: monossacarídeos, dissacarídeos, oligossacarídeos e polissacarídeos.

MONOSSACARÍDEOS

Os monossacarídeos são carboidratos que apresentam um número reduzido de átomos de carbono em sua composição, com fórmula geral $C_nH_{2n}O_n$, em que "n" representa o número de átomos presentes na molécula de glicídio. O número de carbonos nos monossacarídeos pode variar de três a sete. A nomenclatura dos monossacarídeos é dada pela quantidade de carbonos seguida do sufixo -*ose*. Por exemplo, quando a estrutura apresenta três átomos de carbono, é conhecido como *triose*; se tem cinco átomos de carbono, *pentose*; com seis átomos de carbono, *hexose*. Adicionalmente, como os monossacarídeos são formados por diversos carbonos quirais – com quatro ligações diferentes aos átomos de carbono –, eles podem apresentar diversas formas estereoquímicas.

Por sua alta polaridade, os monossacarídeos são sólidos cristalinos em temperatura ambiente e, assim como os oligossacarídeos, são solúveis em água. São insolúveis em solventes não polares. Outra característica comum dos monossacarídeos é, geralmente, apresentar sabor adocicado.

Os monossacarídeos podem ser divididos em duas famílias: (1) a das aldoses; e (2) a das cetoses. O que determina essa classificação é a localização do grupo carbonila: se este estiver no final da cadeia carbônica, o monossacarídeo é classificado como uma aldose; caso esteja em qualquer outra posição, o monossacarídeo é considerado uma cetose.

Moléculas bioquímicas II

Os carboidratos são costumeiramente representados como cadeias lineares, conforme mostra a Figura 2.1. Nela, observe que, em "a", está representada a molécula de glicose. Conforme sinalizado com sombreamento cinza, a molécula apresenta um grupamento aldeído em sua cadeia, sendo, portanto, uma aldose. Já em "b", está representada a molécula de frutose. Em sua estrutura há um grupamento cetona, também indicado pelo sombreamento em cinza, sendo, pois, uma cetose. Em "c", a glicose está representada em sua forma cíclica, sendo comumente observada em soluções aquosas.

Figura 2.1 – Estrutura química dos monossacarídeos

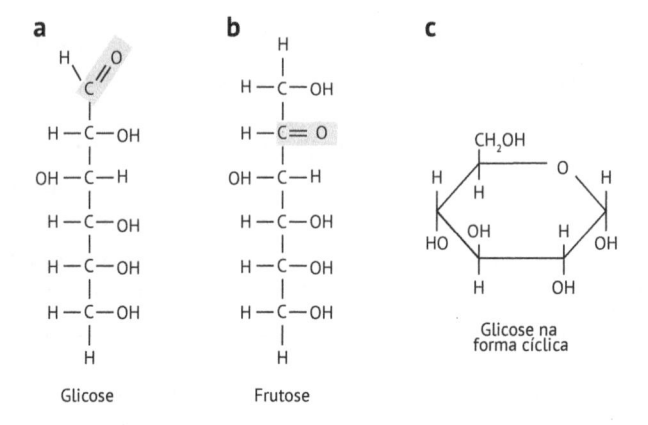

Importante!

A glicose é um dos monossacarídeos mais relevantes para o organismo, pois é consumida em suas reações energéticas, ou seja, é a molécula responsável por fornecer energia ao corpo humano. É adquirida por meio da alimentação de sacarídeos compostos, como amidos e dissacarídeos.

DISSACARÍDEOS

Os dissacarídeos são moléculas compostas de dois monossacarídeos. Maltose, lactose e sacarose são alguns exemplos de dissacarídeos frequentemente adquiridos pela alimentação, já que um dos monossacarídeos que constituem tais moléculas é a glicose. A nomenclatura dos dissacarídeos leva em conta a ordem das unidades dos monossacarídeos que os constituem. Os monossacarídeos que formam o dissacarídeo são unidos por uma ligação covalente conhecida como *ligação glicosídica*.

OLIGOSSACARÍDEOS

Os oligossacarídeos são formados pela união de duas a dez moléculas de monossacarídeos. São solúveis em água; porém, por não serem carboidratos simples, como os monossacarídeos, para serem utilizados como fonte energética do organismo, é necessária a quebra dessas moléculas.

POLISSACARÍDEOS

Os polissacarídeos também são conhecidos como *glicanos*, sendo formados por mais de dez monossacarídeos ligados em cadeia. Alguns polissacarídeos são altamente hidratados e, portanto, podem formar ligações de hidrogênio com as moléculas de água, como o amido e o glicogênio.

Podem ser divididos em duas classes: (1) homopolissacarídeos; e (2) heteropolissacarídeos. Os primeiros são formados pelo mesmo monossacarídeo unido de forma ramificada ou não ramificada, e os segundos, por mais de uma espécie de monossacarídeos, que igualmente podem unir-se de forma ramificada ou não ramificada. Em ambos os casos, o tamanho das cadeias pode variar.

Os polissacarídeos são aproveitados na indústria. A celulose, um polissacarídeo presente nas estruturas vegetais, é amplamente utilizada, por exemplo, na produção de papéis (Farinas, 2011). Ademais, os amidos, muito consumidos na alimentação, são polissacarídeos com elevado valor energético; afinal, podem ser quebrados em diversos monossacarídeos. Ainda, os organismos animais produzem um polissacarídeo específico para o armazenamento energético, o **glicogênio**, que fica armazenado no fígado e nos músculos e que, quando metabolizado, gera glicose, necessária para a produção energética.

2.1.2 Ligação glicosídica

As ligações glicosídicas são caracterizadas pela união de monossacarídeos. São ligações covalentes em que há a perda de uma molécula de água durante a reação. A Figura 2.2 representa a ligação glicosídica da lactose constituída entre os monossacarídeos galactose e glicose. Na imagem, note que, como reagentes da ligação, há dois monossacarídeos – a galactose e a glicose –, representados em sua forma cíclica usualmente observada em monossacarídeos quando em solução. Ao perderem uma molécula de água durante a reação, formam lactose. A seta hachurada evidencia o grupamento éter característico da ligação glicosídica.

Figura 2.2 – Representação esquemática de uma ligação glicosídica

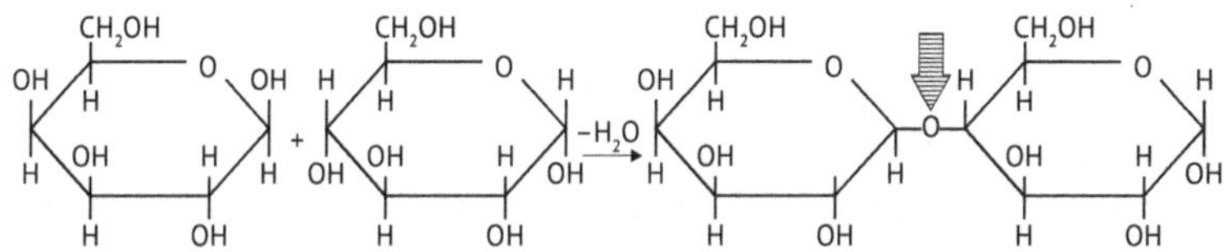

$$\text{Galactose} + \text{Glicose} \xrightarrow{-H_2O} \text{Lactose}$$

As ligações glicosídicas são facilmente hidrolisadas por ácidos; contudo, tendem a ser resistentes à clivagem por bases. Portanto, ao serem hidrolisados, os dissacarídeos liberam os monossacarídeos que o constituem. O rompimento das ligações glicosídicas é importante, pois os dissacarídeos são pouco absorvidos pelo organismo. Dessa forma, o rompimento da ligação glicosídica é fundamental para que os monossacarídeos sejam absorvidos pela alimentação. Em pessoas intolerantes à lactose (Figura 2.2), a atividade da enzima lactase – que rompe a ligação glicosídica entre a galactose e a glicose – é prejudicada, havendo dificuldade para quebrar e absorver esses monossacarídeos da lactose.

Quadro 2.1 – Ligações envolvidas na formação dos dissacarídeos sacarose, lactose e maltose e dos polissacarídeos amido, celulose e glicogênio

Carboidrato	Monossacarídeos formadores	Onde encontramos
Sacarose	Glicose + Frutose	Vegetais
Lactose	Glicose + Galactose	Leite
Maltose	Glicose + Glicose	Vegetais
Amido	Diversas moléculas de glicose	Vegetais – Reserva energética
Celulose	Diversas moléculas de glicose	Vegetais – Parede celular
Glicogênio	Diversas moléculas de glicose	Animais – Reserva energética

Fonte: Elaborado com base em Nelson; Cox, 2019; Motta, 2011.

2.1.3 Aspectos funcionais dos carboidratos

Os carboidratos realizam duas funções biológicas principais: (1) armazenar energia – pois pode ser quebrado em vários monossacarídeos; e (2) ser um elemento estrutural. Podem ter, ainda, aplicação na área médica.

FUNÇÃO ENERGÉTICA

Os polissacarídeos são as principais fontes energéticas no organismo, sendo a primeira a ser consumida. Nos vegetais, o amido é armazenado nos amiloplastos. Já nos animais, o glicogênio é o principal polissacarídeo de armazenamento.

Para a produção energética, o organismo utiliza-se dos monossacarídeos, principalmente da glicose. Então, os oligossacarídeos e os polissacarídeos tendem a ser degradados por ações enzimáticas, sendo transformados novamente em monossacarídeos, por meio da quebra das ligações glicosídicas que formam o carboidrato composto, podendo ser consumidos ou metabolizados nas vias de processamento energético.

FUNÇÃO ESTRUTURAL

Alguns carboidratos são necessários para conferir rigidez, consistência e elasticidade ao organismo, uma vez que alguns deles, principalmente polissacarídeos, em determinadas estruturas celulares atuam como reforço ou como elemento de revestimento. Nesse sentido, a celulose é um polissacarídeo estrutural que oferece um aspecto fibroso, resistente e insolúvel em água para os vegetais, sendo um carboidrato-chave para manter as estruturas vegetais (Farinas, 2011). Ademais, os ácidos nucleicos apresentam em sua estrutura a ribose e a desoxirribose, carboidratos estruturais que são responsáveis por manter a estrutura do material genético.

APLICAÇÃO MEDICINAL

Já existem diversas aplicações médicas para os carboidratos, na condição de antibacterianos, antivirais, antifúngicos, antineoplásicos e antiprotozoários. Em geral, seus mecanismos de ação envolvem a alteração da estrutura química de glicosídeos, que são metabolizados por esses grupos, gerando, então, um metabolismo não eficaz dos patógenos (Nogueira et al., 2009).

2.1.4 Síntese acerca dos carboidratos

Os carboidratos são a principal fonte de energia para o organismo, apresentando características cruciais para exercerem suas funções estruturais, energéticas e até mesmo medicinais. Os carboidratos:

» apresentam, geralmente, em sua estrutura molecular a proporção 1C:2H:1O;
» têm função mista poliálcool-aldeído ou poliálcool-cetona;
» são classificados em monossacarídeos, dissacarídeos, oligossacarídeos e polissacarídeos – a união entre dois monossacarídeos ocorre por meio de ligações glicosídicas.

2.2 Lipídios

Os lipídios são espécies químicas orgânicas com baixa solubilidade em água e alta solubilidade em solventes orgânicos apolares. Em seres vivos, a maioria das gorduras e dos óleos são derivados de ácidos graxos. A estrutura lipídica é variada, mas, em geral, apresenta em sua composição química átomos de carbono (C), hidrogênio (H) e oxigênio (O); em algumas classes, também podem ser encontrados átomos de fósforo (P), nitrogênio (N) e enxofre (S). Curiosamente, os hidrocarbonetos dos lipídios são muito semelhantes aos encontrados em combustíveis fósseis, pois apresentam baixo estado de oxidação, sendo, então, altamente reduzidos. Assim, são capazes de participar de reações de oxidação para liberação de energia.

2.2.1 Aspectos funcionais dos lipídios

Os lipídios apresentam aspectos funcionais importantes para o organismo, entre os quais destacamos:

» **Estrutural:** os lipídios, mais especificamente os fosfolipídios, são os principais componentes das membranas celulares. Do ponto de vista químico, um fosfolipídio é um grupo glicerol combinado a um grupo fosfato. A estrutura da molécula fosfolipídica pode ser comparada à de um palito de fósforo, em que a cabeça do palito representa a região mais polar da molécula, e a haste, a região mais apolar da estrutura. Em meios aquosos, a parte polar tende a ficar em contato com a água; já a região apolar tende a interagir com a região apolar de outro fosfolipídio. Essa organização explica a formação da bicamada lipídica, que envolve as membranas celulares, sendo os lipídios fundamentais para a acomodação e a organização das estruturas no organismo.

- » **Isolamento térmico:** as gorduras auxiliam na manutenção da temperatura do corpo, por meio da hipoderme, uma das camadas mais profundas da pele, a qual protege o indivíduo contra as variações de temperatura.
- » **Proteção mecânica:** a gordura presente no tecido adiposo também tem funções de proteção de certos órgãos contra choques mecânicos. Além disso, o tecido adiposo dos tecidos conjuntivos é capaz de proteger o corpo de possíveis traumatismos.
- » **Funções especializadas como hormônios e vitaminas:** os lipídios são moléculas que se difundem mais facilmente pelas barreiras e membranas do organismo, pois as membranas celulares são formadas pela bicamada lipídica, estrutura que impede a livre passagem de moléculas polares. Como os lipídios têm passagem facilitada, acessam mais facilmente seus alvos, característica que favorece a atividade hormonal. Com relação às vitaminas, os lipídios auxiliam na absorção das vitaminas lipossolúveis.
- » **Reserva energética:** essa é a principal função lipídica, pois as gorduras e os óleos são excelentes reservas energéticas. Afinal, as estruturas lipídicas têm um valor energético superior ao dos glicídios, em que 1 grama (g) pode gerar 9 quilocalorias (kcal) de energia, ao passo que 1 g de glicídio é capaz de gerar 4 kcal. Logo, os lipídios geram mais do que o dobro da energia produzida por um sacarídeo. Contudo, a primeira opção energética a ser consumida são os glicídios, já que requerem menos processos metabólicos para a produção energética.

2.2.2 Classificação dos lipídios

As estruturas lipídicas mais comuns encontradas nos seres vivos são formadas a partir de ácidos graxos, como os triacilgliceróis e as ceras.

ÁCIDOS GRAXOS

Os ácidos graxos são estruturas químicas pertencentes à classe dos ácidos carboxílicos, sendo constituídos por cadeias de hidrocarbonetos com 4 a 36 átomos de carbono. As características químicas observadas nos ácidos

Moléculas bioquímicas II

graxos são determinadas, em grande parte, pelo tamanho da cadeia de hidrocarbonetos e pelo grau de insaturação da cadeia hidrocarbonada.

Os ácidos graxos mais abundantes na natureza apresentam de 12 a 24 átomos de carbono de forma saturada, isto é, sem duplas ligações entre os átomos de carbono da cadeia. Estes têm consistência cerosa em temperatura ambiente, enquanto os ácidos graxos insaturados – com duplas ligações entre os átomos de carbono, conforme mostra a Figura 2.3 –, mesmo apresentando uma quantidade igual de hidrocarbonetos, têm aspecto líquido e oleoso.

Figura 2.3 – Representação de um lipídio com cadeia carbônica saturada

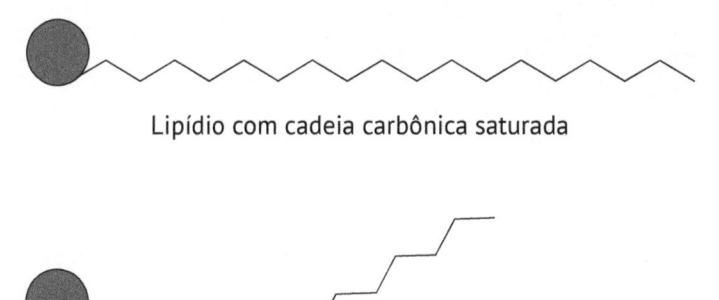

Lipídio com cadeia carbônica saturada

Lipídio com cadeia carbônica insaturada

Na Figura 2.3, destacamos um lipídio com cadeia carbônica saturada, ou seja, apenas com ligações simples entre os átomos de carbono da cadeia carbônica, e também um lipídio com ligações insaturadas, em que está presente uma dupla ligação entre carbonos na cadeia carbônica.

Vale ressaltar que as insaturações podem ocorrer por duplas ou triplas ligações entre carbonos. Além disso, um lipídio pode conter mais de um ponto de insaturação em sua cadeia carbônica. Isso ocorre por causa da dupla ligação, pois ela confere à molécula um formato curvado, que, por sua vez, prejudica a estabilidade de interações entre as moléculas – diferentemente do que é observado nos ácidos graxos saturados, em que há melhor interação entre as moléculas. Portanto, há menor interação intermolecular entre os ácidos graxos insaturados, os quais têm um ponto de fusão menor do que o dos ácidos graxos saturados e, por conta disso, em temperatura ambiente, apresentam aspecto oleoso.

TRIACILGLICERÓIS

Os triacilgliceróis são um grupo de lipídios formados a partir de ácidos graxos ligados por meio de uma molécula de glicerol, conforme esquematizado na Figura 2.4. Em geral, os triacilgliceróis encontrados na natureza contêm grupos de ácidos graxos diferentes, isto é, poucos apresentam as três cadeias carbônicas dos ácidos graxos iguais.

> **Preste atenção!**
>
> Por terem três cadeias de ácidos graxos, os triacilgliceróis são moléculas grandes e com potencial de gerar muita energia, sendo importantes fontes de reserva energética para o organismo. Na maioria das células eucarióticas, os triacilgliceróis, quando armazenados, formam uma fase separada, gerando gotículas oleosas. Isso ocorre porque o meio intracelular é aquoso e os triacilgliceróis apresentam uma estrutura mais apolar e, consequentemente, mais hidrofóbica.

O armazenamento dos triacilgliceróis funciona como uma excelente reserva energética, pois os átomos de carbono que os compõem são reduzidos em relação aos açúcares, podendo passar mais vezes pelo processo de oxidação. Isso libera mais do que o dobro de energia que a redução de um carboidrato de mesma massa. Além disso, por serem hidrofóbicos, ou seja, não hidratados, os triacilgliceróis não carregam moléculas de água em sua estrutura, diferentemente dos polissacarídeos; assim, o peso molecular é reduzido e o transporte dessas moléculas é facilitado.

No organismo, o tecido adiposo é rico em triacilgliceróis, que servem de depósito energético e são necessários para proporcionar isolamento térmico. Por exemplo, animais que vivem em hábitats com baixas temperaturas apresentam elevadas concentrações de triacilgliceróis em seu tecido adiposo. Ademais, as gorduras ou ceras também são necessárias para repelir água, fornecendo aspectos de impermeabilidade. Ilustra isso o fato de as penas e os pelos de alguns animais conterem glândulas sebáceas capazes de produzir substâncias oleosas com o fim de impermeabilizar a pele desses seres vivos. Outro bom exemplo é o da cera de abelha, que impede a entrada de água na colmeia.

Moléculas bioquímicas II

Figura 2.4 – Estrutura dos triacilgliceróis

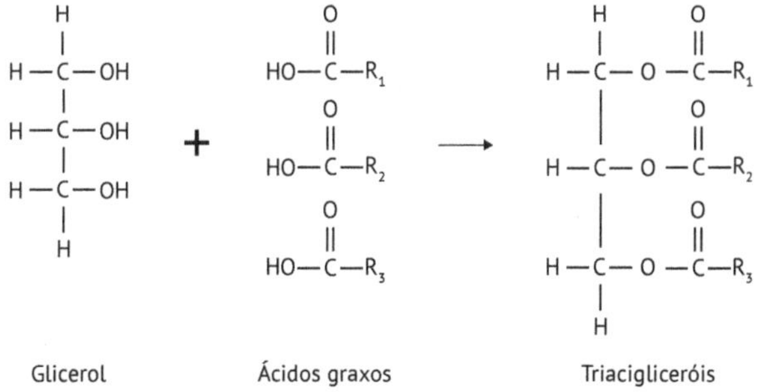

$$\begin{array}{c} H \\ | \\ H-C-OH \\ | \\ H-C-OH \\ | \\ H-C-OH \\ | \\ H \end{array} \quad + \quad \begin{array}{c} O \\ \| \\ HO-C-R_1 \\ O \\ \| \\ HO-C-R_2 \\ O \\ \| \\ HO-C-R_3 \end{array} \quad \longrightarrow \quad \begin{array}{c} H \quad\quad O \\ | \quad\quad \| \\ H-C-O-C-R_1 \\ | \quad\quad O \\ | \quad\quad \| \\ H-C-O-C-R_2 \\ | \quad\quad O \\ | \quad\quad \| \\ H-C-O-C-R_3 \\ | \\ H \end{array}$$

Glicerol   Ácidos graxos   Triacilgliceróis

Na Figura 2.4, mostramos os triacilgliceróis, que são formados a partir de uma molécula de glicerol que realiza reações de desidratação com três ácidos graxos, gerando três ligações covalentes por meio de um grupamento éter formado após a reação. As características das cadeias de hidrocarbonetos (R) que compõem os ácidos graxos são variáveis, ou seja, podem variar em tamanho, ramificações e graus de insaturação.

LIPÍDIOS DE MEMBRANA

As gorduras também são importantes para a constituição e o arranjo do organismo. Nesse sentido, os lipídios de membrana são fundamentais para a organização das estruturas celulares e dos tecidos; afinal, a bicamada lipídica das membranas obsta a passagem da água, de íons e de outras moléculas polares.

As moléculas que constituem as membranas têm uma região apolar (hidrofóbica) e uma região polar (hidrofílica). Essa característica permite que essas moléculas se organizem em uma bicamada lipídica, conforme demonstrado na Figura 2.5, a seguir.

Figura 2.5 – Bicamada lipídica

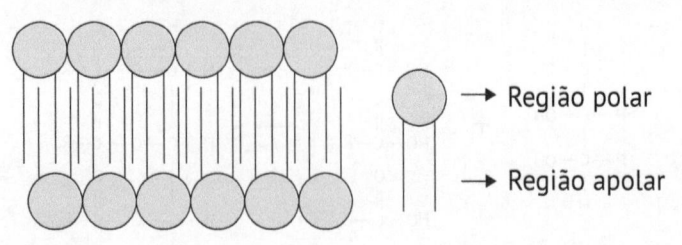

→ Região polar

→ Região apolar

Nota: A região polar, mais hidrofílica, tende a ficar voltada para fora da estrutura para interagir com a água. Já a região apolar, mais hidrofóbica, tende a ficar voltada para dentro da estrutura, evitando interações com as moléculas de água e realizando interações hidrofóbicas com as demais regiões apolares.

Os lipídios de membrana podem ser divididos em grandes grupos. São eles: fosfolipídios, glicolipídios e lipídios de arqueobactérias.

Fosfolipídios

Esse grupo de lipídios de membrana é caracterizado pela presença de um grupamento fosfato (-PO4) em sua estrutura. Podem ser organizados em subgrupos, e o que determina essa classificação são os grupos aos quais o grupo fosfato está ligado. Quando ligado a um grupamento glicerol e a um álcool, o fosfolipídio integra o grupo dos glicerofosfolipídios, ao passo que, quando ligado a uma esfingosina e a uma colina, faz parte do grupo de esfingolipídios (Figura 2.6).

Figura 2.6 – Fosfolipídios

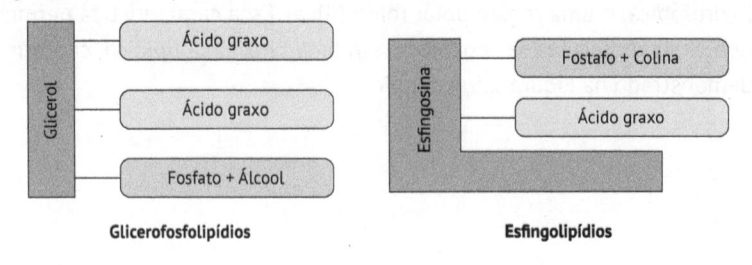

Glicerol
- Ácido graxo
- Ácido graxo
- Fosfato + Álcool

Glicerofosfolipídios

Esfingosina
- Fostafo + Colina
- Ácido graxo

Esfingolipídios

Fonte: Elaborado com base em Nelson; Cox, 2019.

Moléculas bioquímicas II

Tanto nos glicerofosfolipídios quanto nos esfingolipídios, há um grupamento fosfato, e o grupo fosfato forma uma região polar. Já as regiões que contêm ácidos graxos são regiões mais apolares.

Glicolipídios

Essa classe lipídica é caracterizada pela presença de sacarídeos em sua estrutura. Assim, pode estar ligada a um esfingolipídio (ácido graxo + esfingosina) ou a um diacilglicerol (dois ácidos graxos + glicerol), além de estar conjugada a um sulfato (SO_4), sendo classificada como um galactolipídio, que é também conhecido como *sulfolipídio*, por estar associado ao grupo sulfato.

Figura 2.7 – Glicolipídios

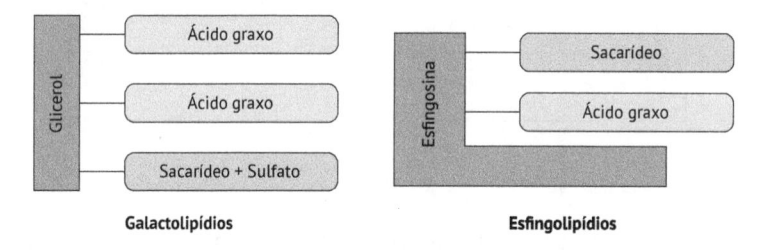

Glicerol			Esfingosina	
	Ácido graxo			Sacarídeo
	Ácido graxo			Ácido graxo
	Sacarídeo + Sulfato			
Galactolipídios			**Esfingolipídios**	

Fonte: Elaborado com base em Nelson; Cox, 2019.

Como podemos visualizar na Figura 2.7, há sacarídeos tanto nos glicerofosfolipídios quanto nos esfingolipídios. Nos esfingolipídios podem ser encontrados mono ou oligossacarídeos, enquanto nos galactolipídios são geralmente observados mono ou dissacarídeos. A presença dos sacarídeos na molécula oferece à estrutura uma região polar; já a região que contém ácidos graxos tem caráter apolar.

Lipídios de arqueobactérias

Essa classe, caracterizada por lipídios de membranas, apresenta em sua estrutura uma molécula de glicerol central, a qual se liga a outros dois grupos glicerol-fosfato. Entretanto, um desses grupos está ligado por meio do grupo fosfato, ao passo que o outro apresenta ligações do tipo éter com dois grupamentos difitanil, estes últimos unindo o grupamento glicerol fosfato à molécula de glicerol central. Tal reação está esquematizada na Figura 2.8.

As conformações lipídicas específicas das arqueobactérias estão relacionadas com a necessidade de estruturas mais resistentes a ambientes com pH e temperaturas extremas, pois as arqueobactérias têm propensão a residir em nichos que apresentam essas condições. Nesse sentido, as ligações do tipo éter são mais resistentes à hidrólise em baixo pH e suportam elevadas temperaturas.

Figura 2.8 – Lipídio de arqueobactéria

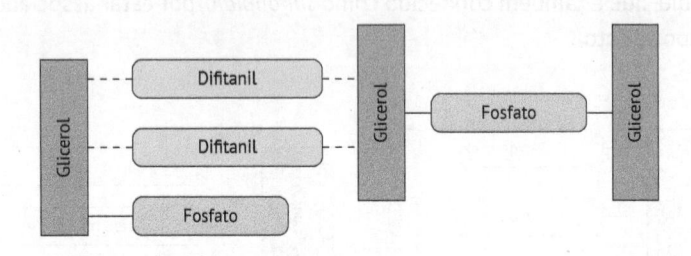

```
┌─────────┐ ---  ┌──────────┐  --- ┌─────────┐                ┌─────────┐
│         │      │ Difitanil│      │         │  ┌─────────┐   │         │
│Glicerol │                        │Glicerol │──│ Fosfato │───│Glicerol │
│         │ ---  ┌──────────┐  --- │         │  └─────────┘   │         │
│         │      │ Difitanil│      │         │                │         │
│         │      └──────────┘      └─────────┘                └─────────┘
│         │      ┌──────────┐
│         │──────│ Fosfato  │
└─────────┘      └──────────┘
```

Fonte: Elaborado com base em Nelson; Cox, 2019.

Na Figura 2.8, as ligações do tipo éter entre os compostos estão representadas pelas linhas tracejadas. São moléculas mais longas que os demais fosfolipídios de membrana. Além disso, as ligações desse tipo são mais resistentes a hidrólises em níveis extremos de pH.

ESTEROIDES

Os esteroides são lipídios que apresentam em sua composição de 27 a 29 átomos de carbono, contendo em sua estrutura uma cadeia lateral formada por, no mínimo, 8 átomos de carbono ligada ao carbono 17. Apresentam, também, um grupamento hidroxila (–OH) no carbono 3.

Os esteroides são moléculas altamente lipossolúveis e com alto ponto de fusão, tendo em sua estrutura um álcool secundário, em que há uma hidroxila que se liga a um composto tetracíclico.

São diferentes dos demais lipídios por apresentarem uma cadeia circular formando anéis. Na Figura 2.9, ilustramos essa estrutura em anéis, que é comum entre os esteroides.

Figura 2.9 – Estrutura comum entre os esteroides

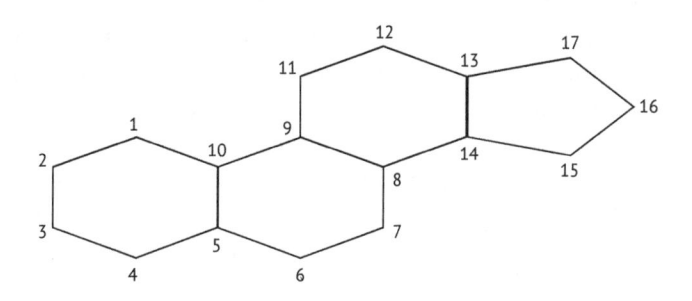

Fonte: Elaborado com base em Nelson; Cox, 2019.

Outro ponto que reforça a importância do colesterol para a manutenção do organismo é sua participação na produção hormonal, pois diversos hormônios são formados a partir da molécula de colesterol. Vale ressaltar que a lipossolubilidade da estrutura esteroide permite que os hormônios passem mais facilmente pelas membranas, e essa propriedade favorece a ação hormonal. Afinal, a maioria dos hormônios atua em receptores nucleares que induzem à transcrição gênica. Alguns hormônios que fazem parte desses grupos são: testosterona, progesterona, aldosterona e cortisol.

2.2.3 Graus de insaturação

As propriedades dos ácidos graxos, bem como das estruturas lipídicas derivadas deles, variam de acordo com o comprimento da cadeia de hidrocarbonetos e com o grau de insaturação.

Os ácidos graxos insaturados têm ponto de fusão mais baixo do que os saturados de mesmo comprimento (isto é, com quantidade semelhante de hidrocarbonetos em suas cadeias). Por exemplo, o ponto de fusão do ácido esteárico, que não apresenta duplas ligações, é de 69,6 °C, tendo, quando em temperatura ambiente, aspecto ceroso; já o ponto de fusão do ácido oleico, que contém uma dupla ligação cis, é de 13,4 °C, ficando oleoso sob a condição citada.

O comprimento da cadeia também afeta o ponto de fusão. Por exemplo, ácidos graxos com o mesmo grau de insaturação, mas com tamanhos diferentes têm pontos de fusão distintos. Geralmente, o ácido graxo maior tende a apresentar um ponto de fusão mais elevado, e ácidos graxos com cadeias mais curtas costumam ser mais fluidos.

A Figura 2.10 representa de forma esquemática as interações intermoleculares entre as cadeias dos ácidos graxos saturados e insaturados. Em ácidos graxos mais saturados, há melhor interação entre as cadeias carbônicas; por conseguinte, as estruturas tendem a ser mais sólidas. Já em ácidos graxos insaturados, em virtude da curvatura causada pela dupla ligação, há um prejuízo nas interações entre as cadeias carbônicas e, consequentemente, as substâncias tendem a assumir um aspecto mais fluido.

Figura 2.10 – Representação dos graus de insaturação dos ácidos graxos

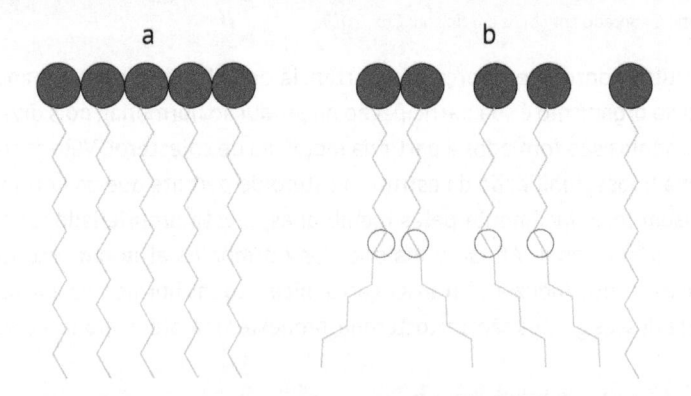

Na Figura 2.10, em "a", estão representadas as cadeias de ácidos graxos saturados; nelas, a interação entre as caudas apolares ocorre de forma ordenada. Essa conformação tridimensional intensifica as interações intermoleculares entre as caudas apolares, o que explica o fato de a substância ser encontrada em um estado mais sólido (cera). Já em "b", está ilustrado um conjunto de ácidos graxos insaturados. Em razão da curvatura da cadeia carbônica ocasionada pela dupla ligação, as interações intermoleculares ficam prejudicadas e, por conseguinte, a substância assume um aspecto mais fluido (oleoso). Na figura, em verde está ilustrada a carbonila, que confere polaridade à estrutura; em amarelo estão traçadas as cadeias de hidrocarbonetos (apolares); por fim, os círculos vermelhos indicam as regiões de insaturação, ou seja, em que há duplas ligações.

2.2.4 Nomenclatura

A nomenclatura dos ácidos graxos é baseada no tamanho da cadeia de hidrocarbonetos que os compõem. Afinal, os ácidos graxos apresentam longas cadeias hidrocarbonadas com variação em seu comprimento e nos graus de insaturação. Assim, o nome sistemático de um ácido graxo é derivado do nome do hidrocarboneto correspondente, empregando-se o sufixo -*oico*.

> **Preste atenção!**
>
> Por exemplo, o octadecano, um hidrocarboneto com 18 carbonos ligados de forma saturada, quando unido a um grupamento carboxila, forma o ácido octadecanoico. Caso haja uma ligação dupla na cadeia, ele é chamado de *ácido octadecenoico* – e o hidrocarboneto passaria a ser denominado *octadeceno*. Portanto, a nomenclatura de um ácido graxo acompanha o nome do hidrocarboneto que o compõe.

Além disso, os átomos de carbono que constituem os ácidos graxos são numerados a partir do terminal que está ligado ao grupamento carboxila. Os átomos de carbono 2 e 3 também podem ser chamados de *carbono* α e *carbono* β, respectivamente. O carbono do grupo metil, que se encontra na extremidade distal da cadeia, pode ser denominado também de *carbono* ω.

Outro aspecto que pode ser indicado pelo nome do ácido graxo é a localização da dupla ligação. Essa informação é representada pelo símbolo Δ seguido do número do carbono em que se encontra a dupla ligação. Antes do Δ, também pode ser indicado o tipo da ligação realizada pelo carbono – cis ou trans. Por exemplo, um ácido graxo cuja nomenclatura corresponde a cis-$\Delta 5$ tem uma dupla ligação do tipo cis entre os carbonos 5 e 6. Aliás, tal conformação está intimamente relacionada com a estabilidade da cadeia carbônica do ácido graxo. As ligações do tipo cis são mais facilmente rompidas do que as ligações do tipo trans. Assim é porque as ligações do tipo trans guardam um arranjo estrutural mais estável que as do tipo cis. Nesse cenário, as gorduras trans são gorduras mais difíceis de serem metabolizadas.

2.2.5 Vitaminas lipossolúveis

As vitaminas são compostos orgânicos que atuam no organismo como coenzimas, ou seja, fazem a manutenção do metabolismo por meio da regulação da atividade enzimática. A classificação da vitamina é baseada principalmente na solubilidade do composto. Assim, há dois grupos em que as vitaminas se dividem: (1) lipossolúveis; e (2) hidrossolúveis.

As vitaminas lipossolúveis, quando adquiridas pela alimentação, requerem gorduras para serem absorvidas de forma eficaz pelo organismo. Além disso, precisam estar acopladas a lipoproteínas para serem carreadas pelo organismo. As vitaminas lipossolúveis são: retinol (vitamina A), calciferol (vitamina D), tocoferol (vitamina E) e filoquinona (vitamina K).

Já as vitaminas hidrossolúveis são solubilizadas em água e, assim como as lipossolúveis, participam de diversas vias de regulação do organismo, atuando como cofatores, coenzimas, percursores de enzimas, percursores de proteínas estruturais etc. Correspondem às vitaminas do complexo B e à vitamina C.

Em resumo, os lipídios são imprescindíveis para a absorção das vitaminas, já que, sem as gorduras, tais vitaminas não poderiam ser absorvidas e, por consequência, não conseguiriam exercer sua atividade reguladora.

2.2.6 Principais informações acerca dos lipídios

Em geral, os lipídios são moléculas gordurosas, oleosas ou cerosas, sendo peças-chave na formação das membranas. Além disso, são a principal forma de armazenamento de energia do organismo. Algumas características desse grupo de biomoléculas podem ser destacadas:

- » Os ácidos graxos são formados por cadeias extensas de hidrocarbonetos que apresentam um grupo carbonila em uma de suas extremidades. São fundamentais para a formação de outras moléculas lipídicas, como os triacilgliceróis e os lipídios de membrana.
- » Os graus de insaturação de um lipídio correspondem à quantidade de duplas ligações presentes na cadeia dos hidrocarbonetos. Quanto mais saturada é a cadeia, maior é o aspecto de cera e, quanto mais insaturada, mais oleoso é o aspecto.

- » Os lipídios de membrana apresentam regiões hidrofílicas e hidrofóbicas, e isso resulta em uma organização espacial em que as regiões polares ficam na parte exterior da estrutura e as apolares na região interior.
- » Em virtude da solubilidade em ambientes apolares, os lipídios se difundem facilmente por meio de membranas e são, portanto, excelentes propagadores de sinal. Adicionalmente, muitos hormônios são lipídios.
- » Por conta da baixa solubilidade em água, em muitos casos os lipídios precisam do suporte de proteínas para serem transportados pelo organismo.

Para saber mais

BERG, J. M. et al. **Bioquímica**. Rio de Janeiro: Grupo GEN, 2021.

Nessa obra, nos Capítulos 11 e 12, os autores abordam as características físico-químicas dos carboidratos e dos lipídios. Além disso, apresentam as interações realizadas por essas moléculas.

Síntese

Neste capítulo, exploramos as principais características dos carboidratos e dos lipídios, duas macromoléculas fundamentais para a estrutura, a manutenção e o funcionamento do organismo.

Uma das funções mais relevantes dos carboidratos é a produção energética por meio das moléculas de glicose. Contudo, a glicose é geralmente encontrada na forma de dissacarídeos, como a frutose e a sacarose, e de polissacarídeos, como o amido. Esses sacarídeos compostos são formados a partir de uma ligação do tipo éter, conhecida como *ligação glicosídica*, a qual é facilmente rompida.

Já os lipídios são moléculas apolares, sendo os mais abundantes no organismo os ácidos graxos, caracterizados por cadeias longas de hidrocarbonetos com um grupamento ácido carboxílico nos carbonos distais. Os fosfolipídios são moléculas com uma região polar e outra apolar, consideradas peças-chave na formação das membranas biológicas. Além disso, as gorduras são necessárias para a absorção de vitaminas apolares, conhecidas como *vitaminas lipossolúveis*.

Em suma, expusemos ao logo deste capítulo as características dessas macromoléculas, que são cruciais para a estrutura e a energia do organismo.

Questões para revisão

1. Sobre os carboidratos, é correto afirmar que são:
   a. a principal fonte energética do organismo.
   b. uma excelente fonte energética; contudo, os lipídios geram energia mais facilmente.
   c. formados por ligações glicosídicas que ocorrem por meio de pontes dissulfeto.
   d. moléculas apolares de aspecto oleoso.
   e. formados por aminoácidos produzidos a partir das trincas de bases do DNA.

2. Com relação ao conteúdo estudado, analise as afirmativas a seguir:
   I. Em ambientes aquosos, os carboidratos formam estruturas cíclicas.
   II. O amido é um polissacarídeo.
   III. Os sacarídeos apresentam funções poliálcool-aldeído ou poliálcool-cetona.

   Agora, assinale a alternativa que indica a(s) afirmativa(s) correta(s):
   a. I, II e III.
   b. I.
   c. II.
   d. I e III.
   e. II e II.

3. Quanto aos graus de insaturação de um lipídio, é correto afirmar que os lipídios:
   a. mais oleosos são mais saturados.
   b. saturados têm duplas ligações em sua estrutura.
   c. insaturados apresentam duplas ligações e/ou triplas ligações que prejudicam sua interação com outros ácidos graxos, e é isso que lhes confere um aspecto oleoso.
   d. saturados contêm duas ligações duplas, o que facilita sua interação com outros ácidos graxos e lhes confere um aspecto ceroso.
   e. insaturados têm apenas ligações simples, o que favorece as interações intermoleculares, atribuindo à substância um aspecto mais rígido.

Moléculas bioquímicas II

4. Descreva como se organizam os fosfolipídios para a formação das membranas biológicas.
5. Sobre os triacilgliceróis, é correto afirmar que são:
   a. formados por três cadeias de ácidos graxos unidos por uma ligação do tipo éter.
   b. formados por três cadeias de ácidos graxos unidos por um grupamento glicerol.
   c. raramente encontrados no organismo.
   d. fundamentais para a eliminação de moléculas de glicose.
   e. formados por proteínas ligadas a um carboidrato, o que atribui à membrana características únicas.
6. O leite apresenta uma concentração elevada de lactose, e pessoas intolerantes a esse carboidrato podem apresentar reações alérgicas e um prejuízo da produção da lactase. Sobre a lactase, é correto afirmar que é:
   a. a enzima que cliva a lactose (dissacarídeo) nos sacarídeos que a formam, a galactose e a glicose.
   b. a enzima que forma amido no organismo, prejudicando o metabolismo de glicose.
   c. fundamental para a formação da lactose, pois gera a ligação glicosídica entre os sacarídeos lácteos.
   d. um polissacarídeo presente no leite.
   e. um lipídio que permite a absorção da lactose.

Questões para reflexão

1. Alguns lipídios insaturados são conhecidos por apresentarem benefícios à saúde. Contudo, aquecer essas substâncias pode reduzir esses benefícios, pois a ligação dupla é rompida. Quais consequências o rompimento dessa dupla ligação pode ocasionar?
2. Os carboidratos apresentam alta solubilidade em água, e os lipídios apresentam baixa solubilidade em água. Com base na estrutura química dessas macromoléculas, descreva suas características estruturais que justificam essa mudança de solubilidade.

Reações bioquímicas para a produção de adenosina trifosfato (ATP)

Cristina Peitz de Lima

Conteúdos do capítulo
» Glicólise.
» Ciclo do ácido cítrico.
» Fosforilação oxidativa.
» Uso de lipídios para a produção de energia (β-oxidação).
» Glicogênese e glicogenólise.

Após o estudo deste capítulo, você será capaz de:
1. indicar as principais vias metabólicas para a produção de ATP;
2. relatar a importância da glicólise e de seus pontos de controle;
3. descrever o papel da acetil-CoA no metabolismo energético;
4. entender o ciclo do ácido cítrico e de seus pontos de controle;
5. apontar o papel do NADH e do $FADH_2$ na cadeia respiratória;
6. detalhar o mecanismo de lipólise e a oxidação de ácidos graxos para a produção de acetil-CoA;
7. reconhecer a relevância do glicogênio como reserva de carboidratos;
8. citar as vias de síntese e degradação do glicogênio;
9. explicar a influência do controle hormonal no metabolismo energético;
10. comentar o papel das enzimas no metabolismo energético.

3.1 Glicólise

Os organismos vivos precisam de energia para realizar funções ligadas à vida, como crescimento, movimento e reprodução (Machado; Nome, 1999). De forma geral, as vias metabólicas são frequentemente divididas em duas categorias: (1) anabolismo; e (2) catabolismo.

No anabolismo, biomoléculas são sintetizadas a partir de compostos mais simples; já no catabolismo, substâncias são degradadas para reaproveitar seus componentes ou para gerar energia livre. A síntese da molécula de adenosina trifosfato (ATP) conserva a energia liberada durante os processos catalíticos (Voet; Voet, 2013). Neste capítulo, demonstraremos como a energia livre contida nas ligações químicas das moléculas de glicose, de glicogênio e de triacilgliceróis é liberada e empregada para a produção de ATP.

As reações metabólicas que fornecem a energia necessária para que uma célula execute suas atividades fisiológicas, cresça e se divida são de fundamental importância. Os seres humanos e os animais obtêm sua energia por meio da degradação de moléculas orgânicas ingeridas na forma de alimentos. Os carboidratos – em especial a glicose –, os lipídios e os aminoácidos podem ser empregados como fontes de energia (Brown, 2018).

> Os alimentos são oxidados por um conjunto de catalisadores específicos e de alta eficiência, as enzimas, que utilizam a energia liberada durante o processo oxidativo para sintetizar compostos organofosfatados, que são empregados pelas células em seus diferentes processos. É esta a classe de compostos, dos quais o trifosfato de adenosina (ATP) é de longe o mais importante, que as células aproveitam quando precisam de energia para executar, por exemplo, a síntese de proteínas, o transporte ativo, os movimentos e a transmissão de impulsos nervosos. (Machado; Nome, 1999, p. 351)

Um dos princípios unificadores da biologia moderna é que os organismos apresentam grandes semelhanças em suas principais vias metabólicas. Por exemplo, a glicólise é comum em praticamente todas as células procarióticas e eucarióticas e em organismos anaeróbios e aeróbios (Vieira, 2003). Acredita-se que a glicólise seja a via metabólica mais antiga, tendo surgido no planeta quando o gás oxigênio (O_2) ainda não existia em abundância na atmosfera. Até mesmo os seres vivos que conseguem sintetizar a própria glicose a degradam por meio da glicólise (Pinto, 2017).

Reações bioquímicas para a produção de adenosina trifosfato (ATP)

A glicólise também é conhecida como *via de Embden-Meyerhof* ou *via glicolítica*. É a principal via do metabolismo da glicose e ocorre no citoplasma das células (Rodwell et al., 2017). Para reconhecer a importância da glicólise para o organismo humano, é necessário compreender as moléculas de ATP e glicose, além dos mecanismos de regulação envolvidos na via.

3.1.1 ATP

Os seres vivos precisam transferir energia de uma molécula para outra sem perdê-la como fonte de calor. Nesse processo, é preciso capturar essa energia térmica e liberá-la mais facilmente em etapas posteriores. Dessa forma, as células produzem ATP (Figura 3.1) para manter parte da energia, de modo a promover reações bioquímicas não espontâneas. É utilizada para a produção de ATP cerca de metade da energia obtida por oxidação de combustíveis metabólicos, sendo a ATP um transdutor universal de energia em organismos (Baynes; Dominiczak, 2015).

Figura 3.1 – Molécula de ATP

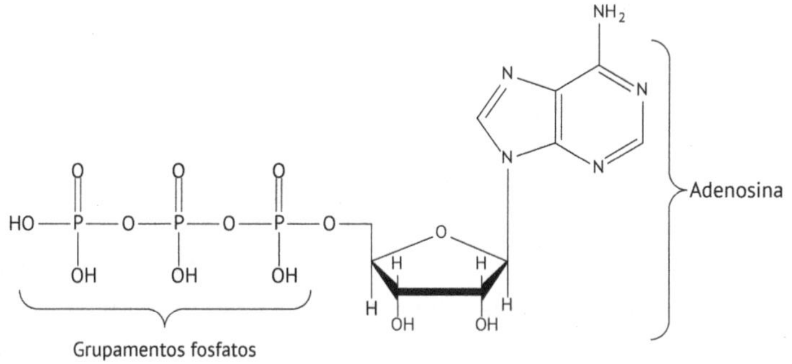

A Figura 3.1 ilustra a molécula de ATP, que consiste em uma molécula de adenosina ligada a três grupos fosfato. A adenosina é formada por uma ribose (açúcar) ligada a uma adenina (base nitrogenada).

A ATP é formada a partir da adição de uma molécula de fosfato inorgânico (P_i = HPO_4^-) a uma molécula de adenosina difosfato (ADP) em um processo endergônico, ou seja, que retirou calor do sistema. A ligação de alta energia formada (7,3 kcal/mol) é facilmente quebrada na presença de enzimas chamadas *ATP-ases*, liberando energia para o meio reacional (Bettelheim et al., 2017).

De modo geral, a ATP é empregada para estágios iniciais da degradação de nutrientes, para processos fisiológicos (contração muscular, transporte de moléculas e íons) e para a produção de nucleotídeos como citosina trifosfato (CTP), guanosina trifosfato (GTP) e uridina trifosfato (UTP), que são utilizados para a produção do ácido ribonucleico (RNA) (Voet; Voet, 2013). "Um nucleotídeo tem três componentes característicos: uma base nitrogenada (contendo nitrogênio), uma pentose e um ou mais fosfatos. A molécula sem o grupo fosfato é denominada nucleosídeo" (Nelson; Cox, 2019, p. 279). Na Figura 3.2, reproduzimos a estrutura do nucleosídeo adenosina, que é formado pela ligação da ribose (pentose) com a adenina (base nitrogenada).

Figura 3.2 – Molécula do nucleosídeo adenosina

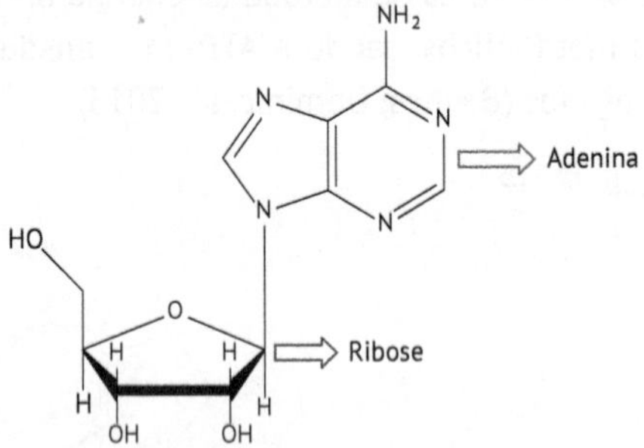

Ainda a respeito da molécula de ATP, afirma Vieira (2003, p. 100): "A molécula de ATP não é, entretanto, uma molécula de reserva energética por excelência, uma vez que perde muito rapidamente seu P_i, sendo, por isso, utilizada mais em reações que necessitem da liberação rápida de calor".

3.1.2 Glicemia e transporte da glicose para dentro das células

Os produtos da digestão de carboidratos no intestino são os monossacarídeos glicose, frutose e galactose (Brown, 2018). A concentração de glicose no sangue, também designada *glicemia*, é mantida dentro de limites em pessoas saudáveis (Marshall et al., 2016). A insulina e o glucagon são hormônios produzidos pelo pâncreas e, juntos, asseguram a manutenção do nível de glicemia na faixa normal de 75 a 110 mg/dL, com elevação apenas temporária imediatamente depois de uma refeição (Brown, 2018).

Inicialmente, após a absorção da glicose, ocorre uma hiperglicemia fisiológica. Essa situação estimula as células do pâncreas a liberar insulina, um hormônio que favorece o transporte da glicose para o interior de determinados tecidos. O tecido muscular e o adiposo dependem da insulina para a entrada da glicose, sendo considerados insulinodependentes (Figura 3.3). Já os hepatócitos, as células do sistema nervoso e os eritrócitos são permeáveis à entrada da glicose, ou seja, são tecidos insulinoindependentes (Sanches; Nardy; Stella, 2012).

Figura 3.3 – Hiperglicemia fisiológica

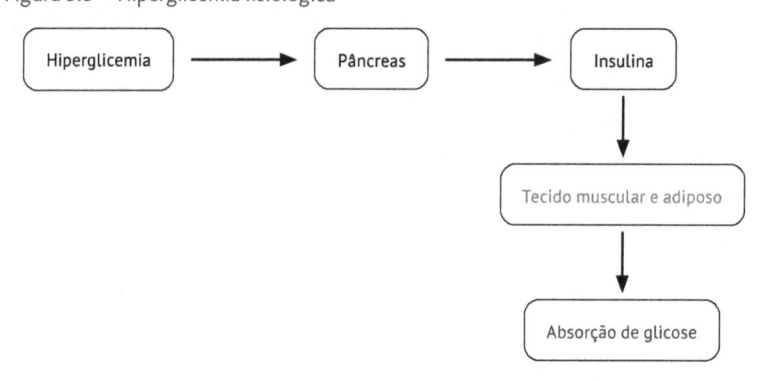

Hiperglicemia → Pâncreas → Insulina → Tecido muscular e adiposo → Absorção de glicose

Na Figura 3.3, esquematizamos como ocorre a hiperglicemia fisiológica logo após uma refeição. O pâncreas, nessa condição, libera a insulina, que nos tecidos insulinodependentes (tecidos muscular e adiposo) se liga a seu receptor e estimula a absorção de glicose para o interior desses tecidos.

O transporte da glicose acontece pela membrana plasmática por transporte passivo, catalisado por uma família de permeases conhecidas pela sigla GLUT (*glucose transporter* – ou transportador de glicose), sendo as mais relevantes as GLUTs 1 a 4 (Magalhães; Oliveira; Buzalaf, 2017). No Quadro 3.1, apresentamos os principais transportadores de glicose e seus locais de expressão.

Quadro 3.1 – Família de transportadores de glicose em seres humanos (GLUTs 1 a 4)

Tipo	Principais locais de expressão
GLUT 1	Placenta, cérebro, rins e cólon
GLUT 2	Fígado, células pancreáticas, rins e intestino delgado

(continua)

(Quadro 3.1 – conclusão)

Tipo	Principais locais de expressão
GLUT 3	Cérebro e testículos
GLUT 4	Músculos esquelético e cardíaco, tecido adiposo marrom e branco

Fonte: Cozzolino; Cominetti, 2013, p. 59.

O GLUT 2 é preferencialmente expresso no fígado, nos rins (células tubulares), no intestino delgado e nas células β-pancreáticas (Machado, 1998). O GLUT 4 é o principal transportador de glicose dos tecidos sensíveis à insulina (gordura marrom e branca, musculatura esquelética e cardíaca). No interior da célula, existem grandes estoques de GLUT 4 armazenados em vesículas. Quando a insulina se liga a seu receptor na membrana plasmática, ocorre a liberação do GLUT 4 das vesículas para a membrana celular (translocação), ficando disponível para realizar o transporte de glicose para dentro da célula (Figura 3.4). Quando a insulina encerra sua ação, o GLUT 4 permanece dentro de vesículas intracelulares (Cozzolino; Cominetti, 2013).

Figura 3.4 – Efeito da insulina na absorção de glicose nos tecidos adiposo, muscular e cardíaco

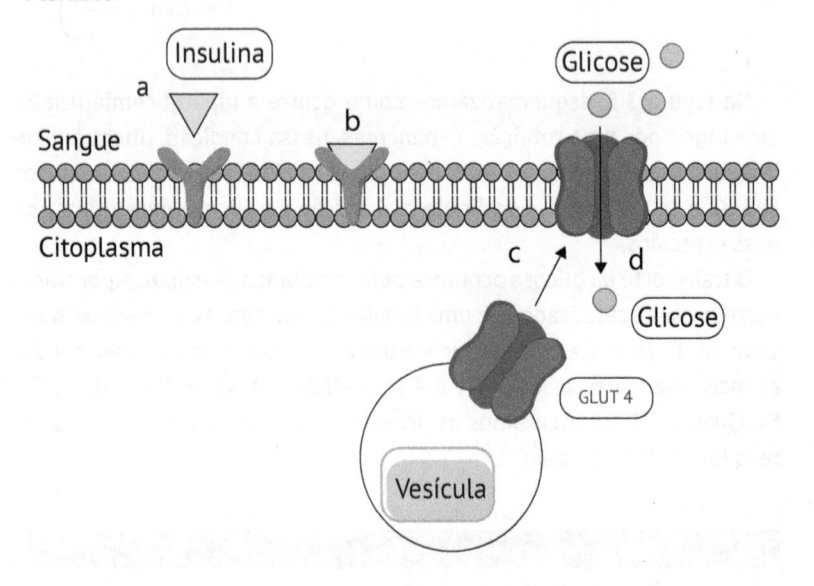

Na Figura 3.4, em "a", está representada a insulina no sangue. Em "b", a insulina se liga a seu receptor na membrana celular; em "c", ela promove reações que induzem o GLUT 4, que está armazenado na vesícula, a se inserir na membrana celular. Em "d", o GLUT 4 promove a absorção de glicose para o interior da célula.

3.1.3 Via glicolítica

A glicose realiza o provimento de ATP em condições tanto aeróbicas quanto anaeróbicas (Machado, 1998). Para a produção de ATP, inicialmente os organismos cumprem o processo de glicólise, utilizando como substrato a molécula de glicose. A glicólise é feita em todas as células (Magalhães; Oliveira; Buzalaf, 2017). Nas hemácias, como não há mitocôndrias, ela é metabolizada somente pela glicólise (Rodwell et al., 2017).

A glicólise compreende uma sequência de dez reações enzimáticas, em que uma molécula de glicose é convertida em duas moléculas de ácido pirúvico (piruvato), resultando em duas de ATP como saldo energético final. Na presença de oxigênio (O_2), o piruvato é oxidado até CO_2 e água, por meio do ciclo do ácido cítrico (ciclo de Krebs) acoplado à fosforilação oxidativa (Pinto, 2017), como pode ser observado na Figura 3.5, a seguir.

Figura 3.5 – Respiração aeróbica

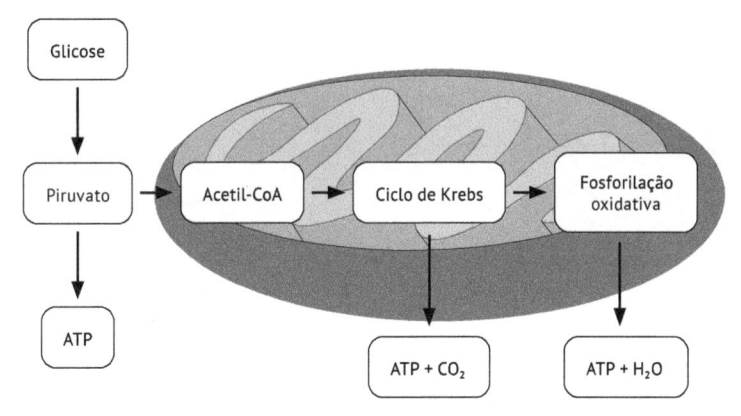

Glicose → Piruvato → Acetil-CoA → Ciclo de Krebs → Fosforilação oxidativa

Piruvato → ATP

Ciclo de Krebs → ATP + CO_2

Fosforilação oxidativa → ATP + H_2O

Na Figura 3.5, está representado o metabolismo da glicose para a produção de ATP por meio da respiração aeróbica. Inicialmente, a glicose passa pelo processo de glicólise, sendo convertida em piruvato e produzindo

ATP. O piruvato é encaminhado para a mitocôndria, onde é empregado para a produção de acetil-CoA, que é fundamental para dar sequência às reações do ciclo de Krebs, que produzem ATP e CO_2. Depois de o NADH e o $FADH_2$ serem produzidos no ciclo de Krebs, são empregados na fosforilação oxidativa, produzindo ATP e água, com a presença de oxigênio.

Além da produção de ATP, a glicólise produz nicotinamida-adenina-dinucleotídeo (NADH), considerado um importante carreador de elétrons na oxidação de compostos energéticos, a partir do NAD^+ presente no citoplasma. A parte reativa do NAD^+ é seu anel de nicotinamida; na oxidação de um substrato, esse anel do NAD^+ aceita um íon hidrogênio e dois elétrons. A forma reduzida do carreador é denominada NADH. Na forma oxidada, o átomo de nitrogênio apresenta carga elétrica positiva, sendo representado por NAD^+ (Berg; Tymoczko; Stryer, 2017). A Figura 3.6 ilustra o NAD^+ sendo convertido em NADH.

Figura 3.6 – Conversão de NAD^+ em NADH

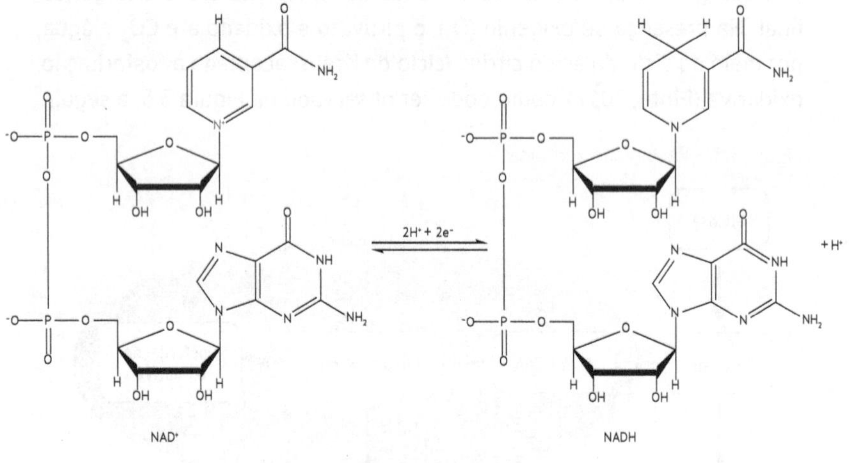

Fonte: Elaborado com base em Nelson; Cox, 2019.

Basicamente, o processo de glicólise é divido em duas fases. No Quadro 3.2, apresentamos as reações de cada etapa da glicólise.

Reações bioquímicas para a produção de adenosina trifosfato (ATP)

Quadro 3.2 – Reações da glicólise

Fase	Etapa	Reação
1	1	Glicose + ATP → glicose-6-fosfato + ADP + H⁺
	2	Glicose-6-fosfato → frutose-6-fosfato
	3	Frutose-6-fosfato + ATP → frutose-1,6-bisfosfato + ADP + H⁺
	4	Frutose-1,6-bifosfato → di-hidroxiacetona fosfato e gliceraldeído-3-fosfato
	5	Di-hidroxiacetona fosfato → gliceraldeído-3-fosfato
2	6	Gliceraldeído-3-fosfato + Pi + NAD⁺ → 1,3-bisfosfoglicerato + NADH
	7	1,3-bisfosfoglicerato + ADP → 3-fosfoglicerato + ATP
	8	3-fosfoglicerato → 2-fosfoglicerato
	9	2-fosfoglicerato → fosfoenolpiruvato + H_2O
	10	Fosfoenolpiruvato + ADP → ácido pirúvico + ATP

Fonte: Elaborado com base em Berg; Tymoczko; Stryer, 2017.

PRIMEIRA FASE

Nessa etapa, a molécula de glicose é metabolizada para a formação de duas moléculas de gliceraldeído-3-fosfato, correspondendo, no Quadro 3.2, às etapas 1 a 5. A Figura 3.7, na sequência, apresenta as reações da primeira fase da glicólise.

Figura 3.7 – Reações da primeira fase da glicólise

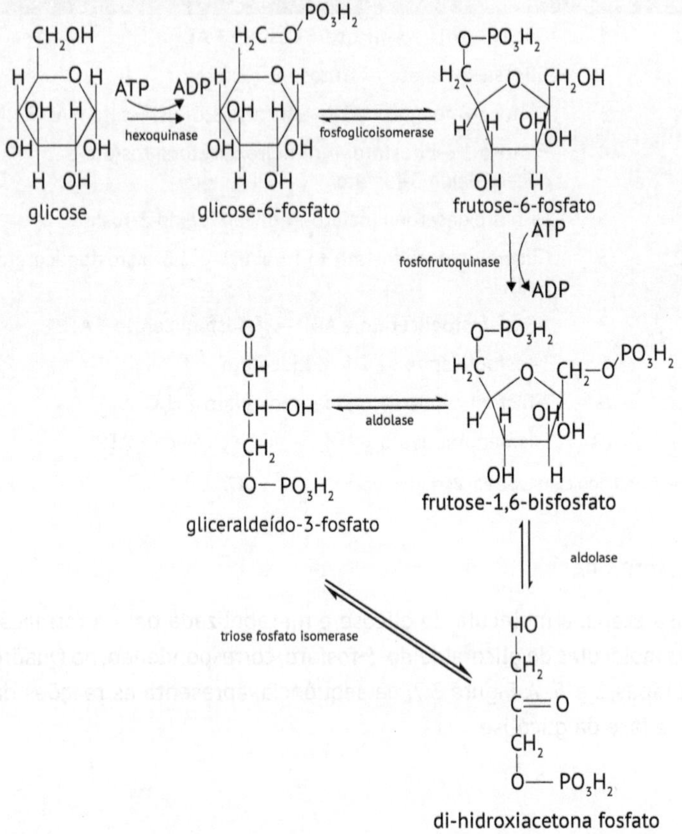

glicose →(ATP/ADP, hexoquinase)→ **glicose-6-fosfato** ⇌(fosfoglicoisomerase)⇌ **frutose-6-fosfato** →(ATP/ADP, fosfofrutoquinase)→ **frutose-1,6-bisfosfato** ⇌(aldolase)⇌ **gliceraldeído-3-fosfato** ⇌(triose fosfato isomerase)⇌ **di-hidroxiacetona fosfato**

Na Figura 3.7, observamos que uma molécula de glicose é fosforilada, formando-se glicose-6-fosfato, que é convertida em frutose-6-fosfato. Ocorre uma nova fosforilação, sendo produzida a frutose-1,6-bisfosfato, por sua vez convertida em gliceraldeído-3-fosfato e di-hidroxiacetona fosfato.

Inicialmente, no citoplasma a glicose é fosforilada pela ATP para formar glicose-6-fosfato e ADP (etapa 1). Essa reação é catalisada pela enzima hexoquinase. A glicose-6-fosfato é, então, convertida em frutose-6-fosfato pela fosfoglicoisomerase (etapa 2). Depois disso, ocorre nova fosforilação, sendo a frutose-6-fosfato fosforilada pela ATP para formar frutose-1,6-bisfosfato e ADP, reação catalisada pela fosfofrutoquinase (etapa 3). Na sequência, acontece a clivagem da frutose-1,6-bisfosfato pela aldolase, formando-se duas substâncias: o gliceraldeído-3-fosfato e a di-hidroxiacetona fosfato (etapa 4). A di-hidroxiacetona fosfato é convertida em gliceraldeído-3-fosfato pela triose fosfato isomerase (etapa 5) (Brown, 2018).

SEGUNDA FASE

No Quadro 3.2, a segunda fase da glicólise é representada pelas etapas 6 a 10. Nessa fase, o gliceraldeído-3-fosfato é convertido em 1,3-bisfosfoglicerato, reação que é catalisada pela gliceraldeído-3-fosfato desidrogenase. Essa reação utiliza fosfato inorgânico (P_i) e NAD^+. Ocorre a liberação de elétrons, formando-se uma molécula de NADH (etapa 6). Essa é a primeira reação da glicólise que parte do conteúdo energético da molécula de glicose, que é armazenada em um carreador ativado (Brown, 2018).

A fosfoglicerato quinase catalisa a transferência de um grupo fosfato do 1,3-bisfosfoglicerato para a ADP, produzindo-se ATP e 3-fosfoglicerato (etapa 7). O 3-fosfoglicerato é convertido em 2-fosfoglicerato pela fosfoglicerato mutase (etapa 8). A enolase catalisa a remoção de água do 2-fosfoglicerato, havendo a produção de fosfoenolpiruvato (etapa 9). Depois, ocorre a formação do ácido pirúvico e de ATP pela ação da piruvato quinase, que catalisa a transferência do grupo fosfato do fosfoenolpiruvato para a ADP (etapa 10) (Brown, 2018).

Nessa segunda fase, o gliceraldeído-3-fosfato é convertido em piruvato, ocorrendo a produção de duas moléculas de ATP e uma de NADH (Figura 3.8).

Figura 3.8 – Reações da segunda fase da glicólise

$$2 \begin{array}{c} \text{O} \quad \text{H} \\ \text{C} \\ \text{CH}_2\text{-OH} \\ \text{CH}_2 \\ \text{O-PO}_3\text{H}_2 \end{array} \xrightarrow[\text{gliceraldeído-3-fosfato desidrogenase}]{\text{NAD}^+ + \text{P}_i \quad \text{NADH} + \text{H}^+} 2 \begin{array}{c} \text{O} \\ \text{C-O-PO}_3\text{H}_2 \\ \text{CH-OH} \\ \text{H}_2\text{C-O-PO}_3\text{H}_2 \end{array} \xrightarrow[\text{fosfoglicerato quinase}]{\text{ADP} \quad \text{ATP}} 2 \begin{array}{c} \text{O} \\ \text{C-OH} \\ \text{CH-OH} \\ \text{H}_2\text{C-O-PO}_3\text{H}_2 \end{array}$$

gliceraldeído-3-fosfato   **1,3-bisfosfoglicerato**   **3-fosfoglicerato**

fosfoglicerato mutase

$$2 \begin{array}{c} \text{O} \\ \text{C} \quad \text{OH} \\ \text{CH-O-PO}_3\text{H}_2 \\ \text{CH}_2 \end{array} \xrightleftharpoons[\text{enolase}]{} 2 \begin{array}{c} \text{O} \\ \text{C-OH} \\ \text{CH-O-PO}_3\text{H}_2 \\ \text{H}_2\text{C} \quad \text{OH} \end{array}$$

fosfoenolpiruvato   **2-fosfoglicerato**

$$\xrightarrow[\text{piruvato quinase}]{\text{ADP} \quad \text{ATP}} 2 \begin{array}{c} \text{O} \\ \text{C-OH} \\ \text{CH}_2\text{=O} \\ \text{CH}_3 \end{array}$$

ácido pirúvico (piruvato)

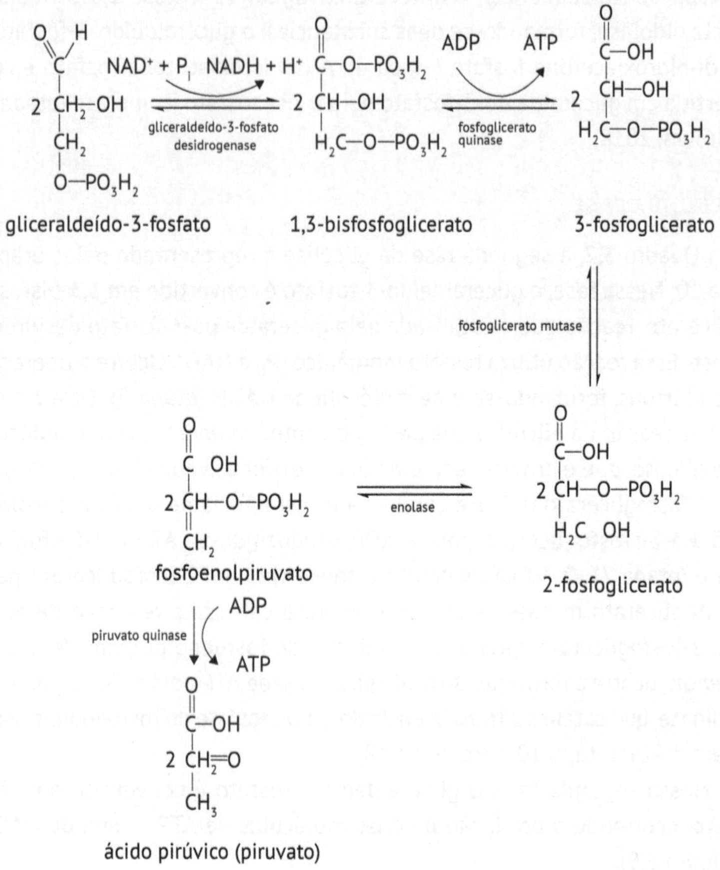

Na Figura 3.8, estão representadas as reações químicas que envolvem a segunda fase da glicólise. Num primeiro momento, o gliceraldeído-3-fosfato é convertido em 1,3-bisfosfoglicerato, com a formação de NADH e H$^+$. Na sequência, o 1,3-bisfosfoglicerato é convertido em 3-fosfoglicerato, com a produção de ATP. O 3-fosfoglicerato é transformado em 2-fosfoglicerato, que é convertido em fosfoenolpiruvato. Este é convertido em ácido pirúvico (piruvato), com a produção de ATP.

O piruvato formado na glicólise pode ter três diferentes destinos. Neste capítulo, concentraremos nossa atenção no estudo do piruvato utilizado no processo aeróbico (com a presença de O_2) para a produção de ATP, com a conversão em acetil-CoA. No Capítulo 4, abordaremos os processos anaeróbicos (sem a presença de O_2) e as fermentações láctica e alcoólica, que utilizam o piruvato para a produção de lactato e etanol, respectivamente. A Figura 3.9 apresenta os destinos possíveis do piruvato no metabolismo energético.

Figura 3.9 – Destinos do piruvato no metabolismo energético

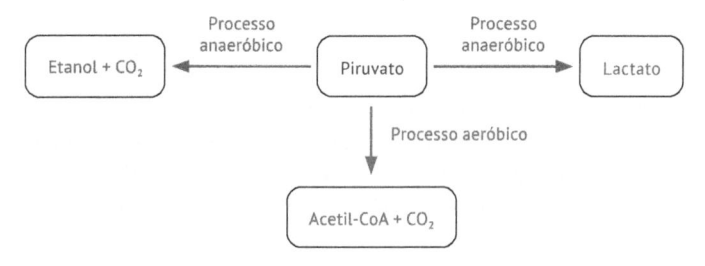

```
                  Processo                    Processo
                  anaeróbico                  anaeróbico
   Etanol + CO₂  ◄─────────  Piruvato  ─────────►  Lactato
                              │
                              │ Processo aeróbico
                              ▼
                       Acetil-CoA + CO₂
```

Na Figura 3.9, destacamos os possíveis destinos do piruvato no metabolismo energético. No processo anaeróbico, representado em cinza mais escuro, ocorre a fermentação alcoólica, com a produção de etanol e CO_2, ou a fermentação láctica, com a produção de lactato. O piruvato no processo aeróbico, representado em cinza claro, é empregado para a produção de acetil-CoA e CO_2.

> **Importante!**
>
> O processo aeróbico produz acetil-CoA e CO_2. Os processos anaeróbicos convertem o piruvato em etanol (fermentação alcoólica) ou em lactato (fermentação láctica).

3.1.4 Saldo energético da glicólise

Na primeira fase da glicólise, ocorre um gasto energético de menos duas moléculas de ATP. Na segunda fase, acontece a produção de duas moléculas de ATP, partindo-se de uma molécula de gliceraldeído-3-fosfato e mais um NADH. Se considerarmos que a glicose fornece duas moléculas de gliceraldeído-3-fosfato, o saldo da segunda fase da glicólise são quatro moléculas de ATP e duas de NADH. Ao final da glicólise, o saldo energético são duas de ATP e duas de NADH, como pode ser observado na Figura 3.10, a seguir.

Figura 3.10 – Reação geral da glicólise

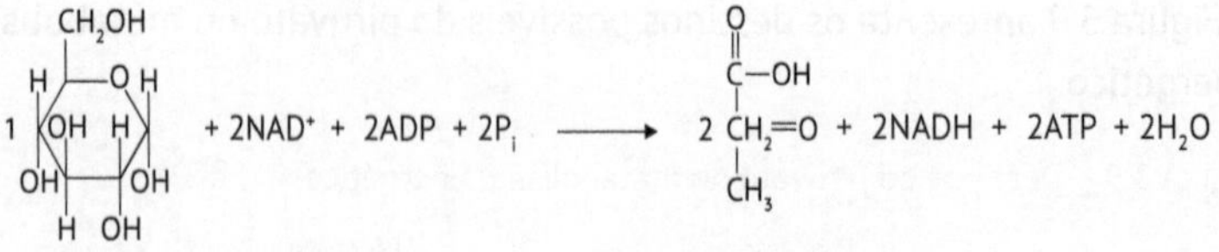

$$\text{glicose} + 2NAD^+ + 2ADP + 2P_i \longrightarrow 2 \text{ ácido pirúvico (piruvato)} + 2NADH + 2ATP + 2H_2O$$

Na Figura 3.10, está representada a reação geral do processo de glicólise. A partir de uma molécula de glicose são produzidas duas moléculas de ácido pirúvico (piruvato). No decorrer do processo de glicólise são produzidas duas moléculas de NADH. O saldo da glicólise é a produção de duas moléculas de ATP.

3.1.5 Regulação da glicólise

A via glicolítica se presta a suprir a célula de ATP, de modo que a via é regulada para manter a síntese de ATP entre os valores necessários compatíveis com cada tipo celular. A fosfofrutoquinase e a piruvatoquinase são sítios de regulação e sofrem inibição quando os níveis de ATP estão elevados. A ATP é um inibidor alostérico da fosfofrutoquinase; logo, elevados níveis de ATP promovem inibição da enzima (Pinto, 2017).

3.1.6 Frutose e galactose

A frutose e a galactose são monossacarídeos que também podem ser utilizados para a produção de ATP. A frutose é comum na dieta humana, estando presente em frutas e tubérculos. Em geral, a presença da frutose em lugar da glicose não promove dificuldade, pois a hexoquinase, que catalisa a conversão da glicose em glicose-6-fosfato, pode igualmente utilizar a frutose como substrato. A frutose-6-fosfato resultante entra, então, na terceira reação da glicólise.

Outra situação é a transformação da frutose em frutose-1-fosfato pela enzima frutoquinase. A enzima frutose-1-fosfato aldolase converte a frutose-1-fosfato em gliceraldeído e di-hidroxiacetona fosfato, e esta última entra na via glicolítica. Já o gliceraldeído é fosforilado pela triose quinase, formando-se gliceraldeído-3-fosfato, que também entra na via glicolítica (Brown, 2018). As reações estão demonstradas na Figura 3.11.

Figura 3.11 – Metabolismo da frutose para a produção de ATP

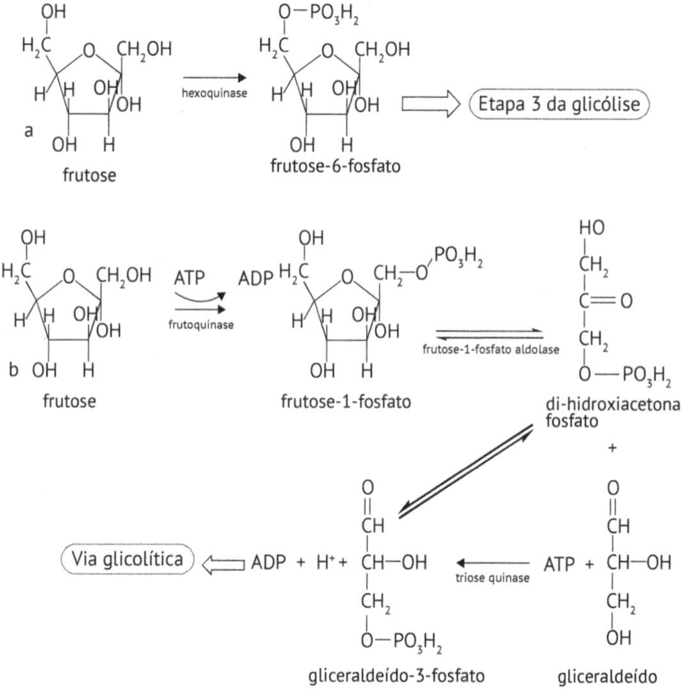

[Figura: reações do metabolismo da frutose]

a) frutose → (hexoquinase) → frutose-6-fosfato → Etapa 3 da glicólise

b) frutose → (frutoquinase, ATP → ADP) → frutose-1-fosfato → (frutose-1-fosfato aldolase) → di-hidroxiacetona fosfato + gliceraldeído

di-hidroxiacetona fosfato ⇌ (triose quinase) gliceraldeído-3-fosfato → Via glicolítica (ADP + H⁺)

gliceraldeído + ATP → gliceraldeído-3-fosfato

Fonte: Elaborado com base em Brown, 2018.

Na Figura 3.11, em "a", a frutose é convertida em frutose-6-fosfato, substrato da etapa 3 da glicólise. Em "b", a frutose é convertida em frutose-1-fosfato, produzindo-se di-hidroxiacetona fosfato e gliceraldeído. A di-hidroxiacetona fosfato é convertida em gliceraldeído-3-fosfato, que é substrato da via glicolítica. O gliceraldeído é convertido em gliceraldeído-3-fosfato, dando sequência às reações da via glicolítica.

A galactose e a glicose são epímeros que diferem apenas na configuração do C4. As enzimas da glicólise são específicas e não reconhecem a configuração da galactose. Assim, é necessário converter a galactose em galactose-1-fosfato e esta em glicose-1-fosfato. Depois, a glicose-1-fosfato é convertida em glicose-6-fosfato pela ação da fosfoglicomutase, entrando na via glicolítica para a produção de ATP (Voet; Voet, 2013) (Figura 3.12).

Figura 3.12 – Metabolismo da galactose para a produção de ATP

[Figura: galactose → (galactocinase, ATP→ADP) → galactose-1-fosfato → glicose-1-fosfato → (fosfoglicomutase) → glicose-6-fosfato → Via glicolítica]

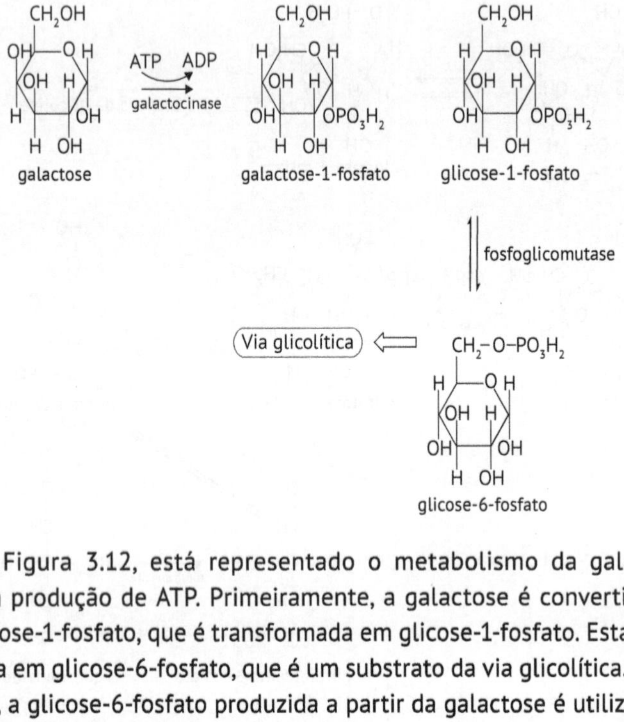

Na Figura 3.12, está representado o metabolismo da galactose para a produção de ATP. Primeiramente, a galactose é convertida em galactose-1-fosfato, que é transformada em glicose-1-fosfato. Esta é convertida em glicose-6-fosfato, que é um substrato da via glicolítica. Dessa forma, a glicose-6-fosfato produzida a partir da galactose é utilizada na glicólise para a produção de piruvato e ATP.

3.2 Ciclo do ácido cítrico

De acordo com Magalhães, Oliveira e Buzalaf (2017, p. 91), "o Ciclo do Ácido Cítrico, também chamado Ciclo do Ácido Tricarboxílico ou Ciclo de Krebs, ocorre na matriz mitocondrial". Pinto (2017, p. 233) complementa:

> A denominação ciclo do ácido cítrico deve-se ao fato que o ácido cítrico é o primeiro produto gerado. Este ciclo também é conhecido como ciclo do ácido tricarboxílico, em virtude de que muitas substâncias produzidas são ácidos que possuem três grupos carboxila. O ciclo do ácido cítrico representa um importante estágio no metabolismo das células aeróbicas. Observa-se que é um ponto onde ocorre uma

Reações bioquímicas para a produção de adenosina trifosfato (ATP)

convergência no metabolismo oxidativo de carboidratos, aminoácidos e ácidos graxos para originar a molécula de acetilcoenzima A (acetil-CoA). (Pinto, 2017, p. 233)

A Figura 3.13 apresenta um esquema sobre relação entre a glicólise e o ciclo de Krebs.

Figura 3.13 – Relação entre a glicólise e o ciclo do ácido cítrico

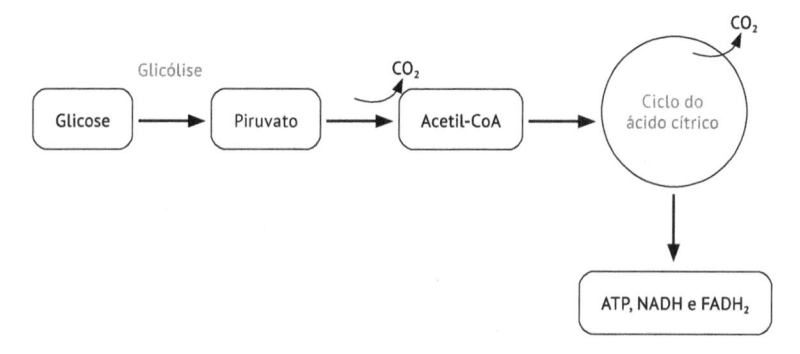

```
                Glicólise              CO₂
  ┌─────────┐    ┌──────────┐    ┌────────────┐    ┌──────────────┐ CO₂
  │ Glicose │──▶ │ Piruvato │──▶ │ Acetil-CoA │──▶ │  Ciclo do    │
  └─────────┘    └──────────┘    └────────────┘    │ ácido cítrico│
                                                   └──────────────┘
                                                          │
                                                          ▼
                                                  ┌──────────────────┐
                                                  │ ATP, NADH e FADH₂│
                                                  └──────────────────┘
```

Nesse esquema, está representada a relação entre a glicólise e o ciclo do ácido cítrico. Na glicólise, a glicose é convertida em piruvato por meio de dez reações. O piruvato é empregado para a síntese de acetil-CoA, liberando CO_2. A acetil-CoA inicia as reações do ciclo do ácido cítrico, em que ocorre a produção de ATP, NADH e $FADH_2$; o piruvato produzido na glicólise é encaminhado para a mitocôndria e, depois, convertido em acetil-CoA (Nelson; Cox, 2019).

Para um melhor entendimento das etapas que se seguem à glicólise, como o ciclo do ácido cítrico e a fosforilação oxidativa, é fundamental compreender a estrutura das mitocôndrias (Figura 3.14), assim descrita

> Existem dois sistemas de membranas nas mitocôndrias: a membrana interna e a externa. A interna aumenta a superfície formando dobraduras, denominadas cristas. O espaço entre as membranas interna e externa é o chamado espaço intermembrana, e o espaço delimitado pela membrana interna é a matriz mitocondrial. (Cozzolino; Cominetti, 2013, p. 120)

Figura 3.14 – Estrutura da mitocôndria

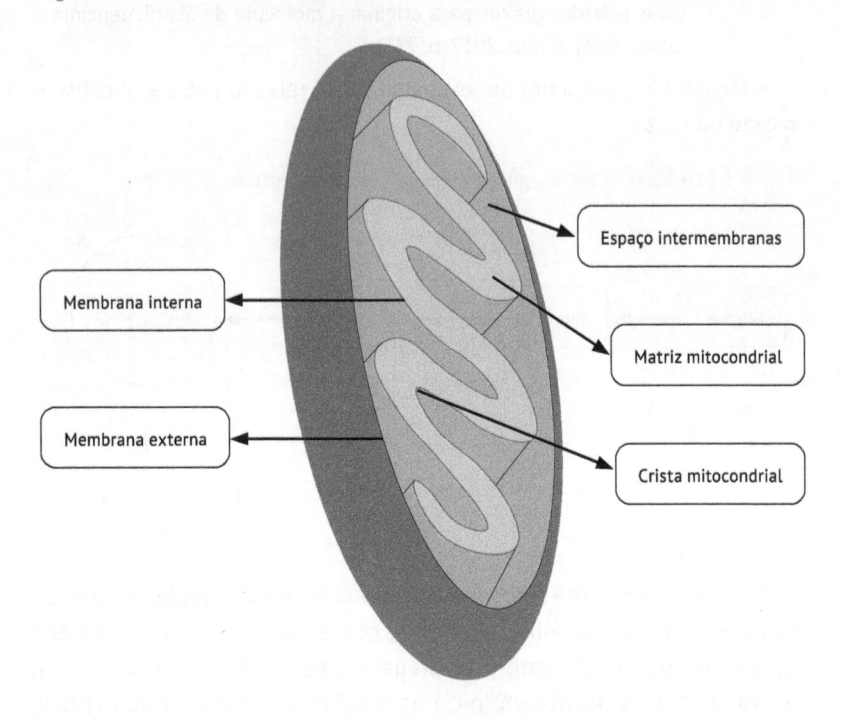

- Espaço intermembranas
- Membrana interna
- Matriz mitocondrial
- Membrana externa
- Crista mitocondrial

Fonte: Elaborado com base em Cozzolino; Cominetti, 2013; Ferrier, 2019.

Na Figura 3.14, está ilustrada a estrutura da mitocôndria: membrana externa, que fica em contato com o citoplasma; membrana interna, que delimita a região mais interna, a matriz mitocondrial; crista mitocondrial; e espaço intermembranas (região que compreende o espaço entre a membrana interna e a externa).

A **membrana externa** da mitocôndria apresenta porinas, sendo permeável a pequenas proteínas. Já a **membrana interna** é impermeável para a maior parte das substâncias (Cozzolino; Cominetti, 2013). O piruvato produzido no citoplasma se difunde pela membrana mitocondrial externa e, em seguida, é transportado através da membrana interna por meio de um carreador mitocondrial de piruvato (MPC), que promove a passagem do piruvato por transporte passivo para a matriz mitocondrial (Nelson; Cox, 2019).

Com o piruvato na matriz mitocondrial, acontece sua descarboxilação oxidativa pela ação do complexo enzimático denominado *piruvato desidrogenase* (PDH), formando acetil-CoA (Sanches; Nardy; Stella, 2012). Nesse conjunto de reações, o grupo carboxila é removido do piruvato, produzindo-se CO_2, e os dois carbonos restantes dão origem ao grupo acetil, que se liga ao grupo SH da molécula de coenzima A (CoA), sendo esta, então, denominada CoA-SH (Pinto, 2017), como pode ser observado de forma simplificada na reação ilustrada na Figura 3.15.

Figura 3.15 – Reação simplificada da conversão de piruvato em acetil-CoA

$$H_3C-CO-CO-O^- + NAD^+ + CoA\text{-}SH \xrightarrow{\text{piruvato desidrogenase}} H_3C-CO-S-CoA + CO_2 + NADH + H^+$$

piruvato → acetil-CoA

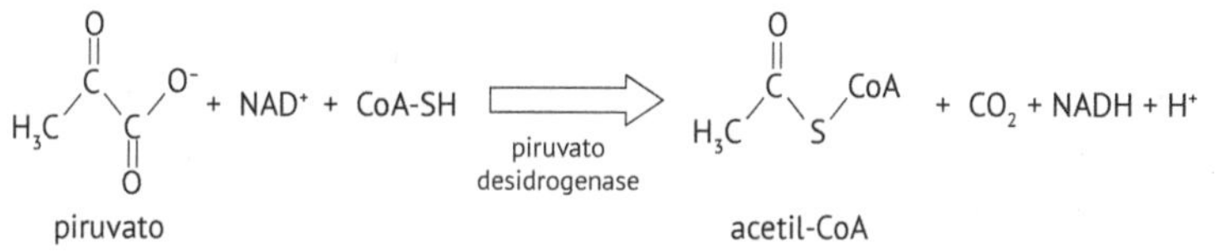

Na Figura 3.15, mostramos a reação simplificada da conversão de piruvato em acetil-CoA. A produção de acetil-CoA é catalisada por um conjunto de enzimas chamado *piruvato desidrogenase*. No processo, ocorre oxidação do piruvato a acetil-CoA e CO_2, além da formação de NADH e H^+.

A síntese de acetil-CoA a partir do piruvato exige três enzimas e cinco coenzimas (Berg; Tymoczko; Stryer, 2017). O controle do complexo da piruvato desidrogenase é mediado pelos produtos acetil-CoA e NADH, além de ATP. Os ativadores são a coenzima A, NAD^+, adenosina monofosfato (AMP) e íons Ca^{++} (Pinto, 2017).

3.2.1 Papel da acetil-CoA, NAD^+ e FAD no ciclo do ácido cítrico

Todas as moléculas presentes nos alimentos que produzem energia são transformadas em acetil-CoA ou em compostos pertencentes ao ciclo do ácido cítrico (Cozzolino; Cominetti, 2013). A molécula de acetil-CoA pode ser produzida pelo metabolismo de carboidratos, lipídios e proteínas (Pinto, 2017). O grupamento acetil da acetil-CoA é oxidado no ciclo do ácido cítrico, formando-se dois CO_2, três NADH, um $FADH_2$ e uma ATP ou um GTP (Cozzolino; Cominetti, 2013).

Convém enfatizarmos o papel das coenzimas nicotinamida-adenina-dinucleotídeo (NAD^+) e flavina-adenina dinucleotídeo (FAD) no ciclo do ácido cítrico. Ao longo do metabolismo energético, os elétrons são transferidos

dos carboidratos e dos lipídios para essas coenzimas, promovendo a redução para NADH e FADH$_2$. O NAD$^+$ aceita um H$^+$ e dois elétrons (reação demonstrada na Figura 3.6). Já o FAD recebe dois elétrons e dois prótons (Baynes; Dominiczak, 2015), como indicado na Figura 3.16.

Figura 3.16 – Conversão de flavina-adenina-dinucleotídeo (FAD) em FADH$_2$

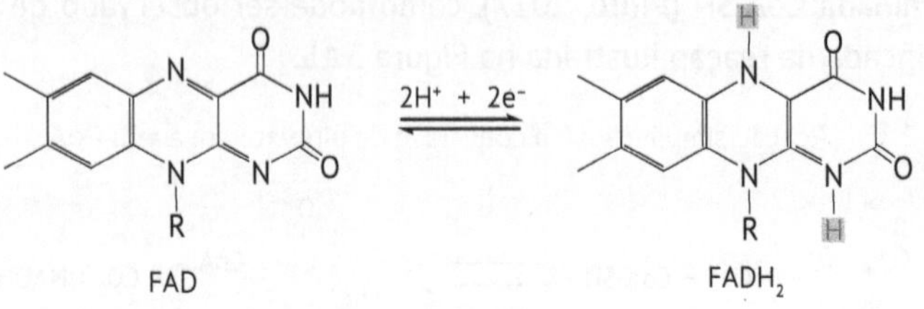

Fonte: Elaborado com base em Berg; Tymoczko; Stryer, 2017.

Essa figura representa a conversão de FAD, forma oxidada, em FADH$_2$, forma reduzida. A coenzima FAD recebe dois H$^+$ (destacados com sombreado cinza) e dois elétrons, formando FADH$_2$.

3.2.2 Ciclo do ácido cítrico

O catabolismo dos carboidratos e dos lipídios (ácidos graxos) inicia quando são transformados em fragmentos de dois carbonos, que correspondem ao grupamento acetil da molécula de acetil-CoA (Bettelheim et al., 2017). O acetil é, então, oxidado no ciclo do ácido cítrico. Esse ciclo é uma via circular em que um dos substratos, o oxaloacetato (oxalacetato), é regenerado no final de cada giro do ciclo. O ciclo é constituído de oito etapas (Brown, 2018).

» **Primeira etapa:** ocorre a condensação da molécula de acetil-CoA com uma molécula de oxaloacetato (reação catalisada pela enzima citrato sintase), resultando na molécula de citrato (ácido cítrico) (Magalhães; Oliveira; Buzalaf, 2017) (Figura 3.17).

Reações bioquímicas para a produção de adenosina trifosfato (ATP)

Figura 3.17 – Reação da primeira etapa do ciclo do ácido cítrico

$$^-OOC-\underset{H_2}{C}-\underset{\|}{\overset{O}{C}}-COO^- + H_3C-\underset{\|}{\overset{O}{C}}-S-CoA \xrightarrow{H_2O \quad CoA} {}^-OOC-\underset{H_2}{C}-\underset{OH}{\overset{COO^-}{C}}-\underset{H_2}{C}-COO^-$$

oxaloacetato   acetil-CoA   citrato

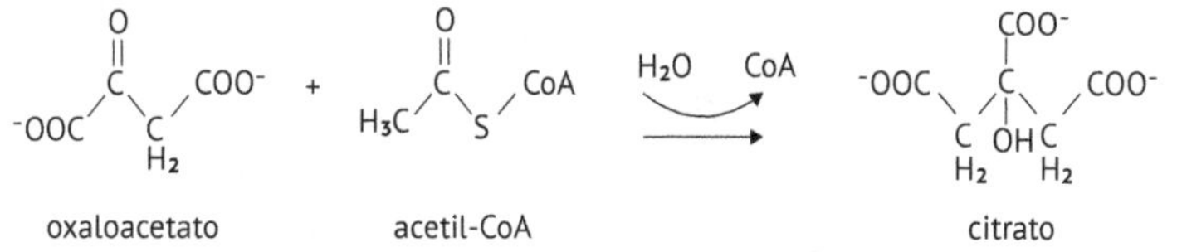

Nota: O oxaloacetato condensa com acetil-CoA, formando o citrato (ácido cítrico).

» **Segunda etapa:** acontece uma reação de isomerização mediada pela aconitase, que converte o citrato em isocitrato (Brown, 2018).
» **Terceira etapa:** a enzima isocitrato desidrogenase oxida o isocitrato a α-cetoglutarato, ocorrendo o desprendimento de CO_2. Uma molécula de NAD^+ é convertida em NADH, liberando H^+ no meio reacional (Brown, 2018). Na Figura 3.18, estão representadas a segunda e a terceira etapas do ciclo do ácido cítrico.

Figura 3.18 – Reações da segunda e terceira etapas do ciclo do ácido cítrico

$$^-OOC-\underset{H_2}{C}-\underset{OH}{\overset{COO^-}{C}}-\underset{H_2}{C}-COO^- \rightleftharpoons {}^-OOC-\underset{H_2}{C}-\underset{H}{\overset{COO}{C}}-\underset{OH}{\overset{H}{C}}-COO^- \xrightarrow[NAD^+ \quad NADH + H^+]{CO_2} {}^-OOC-\underset{H_2}{C}-\underset{H_2}{C}-\underset{\|}{\overset{H_2}{C}}-COO^-$$

citrato   isocitrato   α-cetoglutarato

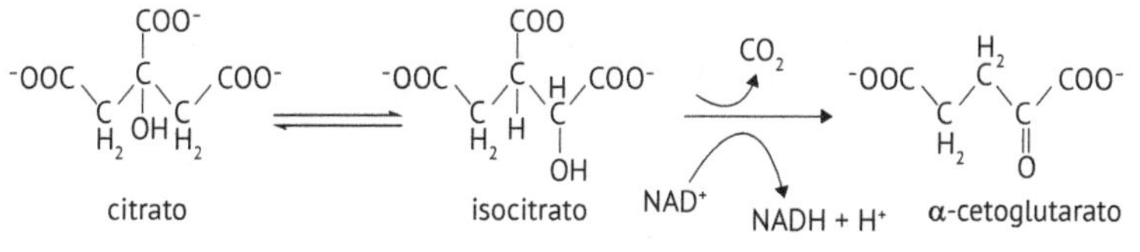

Nota: Inicialmente, o citrato é convertido em isocitrato. Ocorre a oxidação do isocitrato com a formação de α-cetoglutarato, CO_2, NADH e H^+.

» **Quarta etapa:** o α-cetoglutarato passa por um processo de descarboxilação oxidativa, reação catalisada pela enzima α-cetoglutarato desidrogenase, formando-se succinil-CoA, CO_2 e mais um NADH e H^+ (Magalhães; Oliveira; Buzalaf, 2017) (Figura 3.19).

Figura 3.19 – Reação da quarta etapa do ciclo do ácido cítrico

$$\text{}^-OOC\text{-}CH_2\text{-}CH_2\text{-}CO\text{-}COO^- + CoA \xrightarrow[NAD^+ \quad NADH + H^+]{CO_2} \text{}^-OOC\text{-}CH_2\text{-}CH_2\text{-}CO\text{-}S\text{-}CoA$$

α–cetoglutarato → succinil-CoA

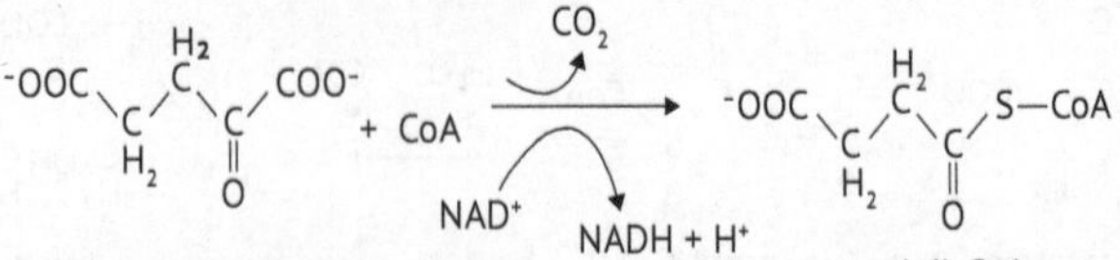

Nota: O α-cetoglutarato é convertido em succinil-CoA. Ocorrem a liberação de CO_2 e a produção de NADH e H^+.

» **Quinta etapa:** o succinil-CoA é convertido em succinato, por meio de uma reação catalisada pela enzima succinil-CoA sintase. Como consequência dessa reação, uma molécula de guanosina trifosfato (GTP) é formada. Essa molécula de GTP equivale energeticamente à molécula de ATP (Magalhães; Oliveira; Buzalaf, 2017). A Figura 3.20 apresenta a reação da quinta etapa.

Figura 3.20 – Reação da quinta etapa do ciclo do ácido cítrico

$$\text{}^-OOC\text{-}CH_2\text{-}CH_2\text{-}CO\text{-}S\text{-}CoA \xrightarrow[P_i + ADP]{ATP} \text{}^-OOC\text{-}CH_2\text{-}CH_2\text{-}COO^- + CoA$$

succinil-CoA → succinato

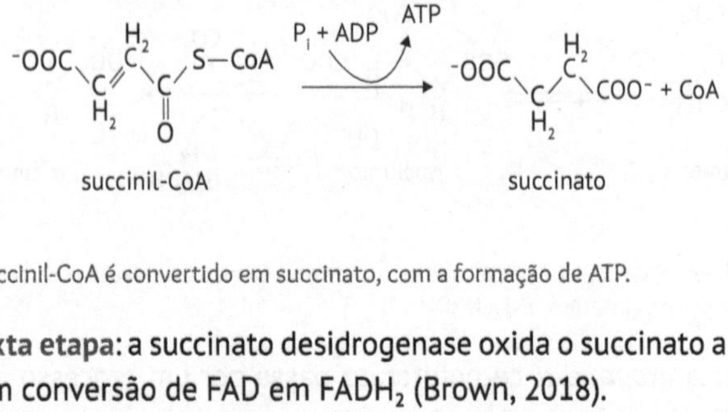

Nota: O succinil-CoA é convertido em succinato, com a formação de ATP.

» **Sexta etapa:** a succinato desidrogenase oxida o succinato a fumarato, com conversão de FAD em $FADH_2$ (Brown, 2018).
» **Sétima etapa:** a fumarase catalisa a hidratação da dupla ligação do fumarato, havendo a produção de malato (Voet; Voet, 2013). Na Figura 3.21, estão representadas a sexta e a sétima etapas do ciclo do ácido cítrico.

Reações bioquímicas para a produção de adenosina trifosfato (ATP)

Figura 3.21 – Reações da sexta e sétima etapas do ciclo do ácido cítrico

$$\text{succinato} \xrightarrow{\text{FAD} \to \text{FADH}_2} \text{fumarato} \xrightarrow{\text{H}_2\text{O}} \text{malato}$$

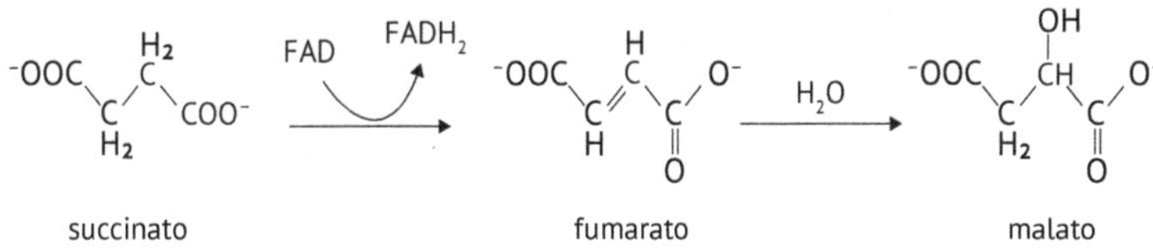

Nota: O succinato é convertido em fumarato, com a formação de FADH$_2$. Depois, o fumarato é transformado em malato.

» **Oitava etapa:** ocorre a regeneração do oxalacetato pela malato desidrogenase com a redução concomitante de um terceiro NAD+ a NADH, liberando-se H⁺ no meio reacional (Voet; Voet, 2013) (Figura 3.22).

Figura 3.22 – Reação da oitava etapa do ciclo do ácido cítrico

$$\text{malato} \xrightarrow{\text{NAD}^+ \to \text{NADH} + \text{H}^+} \text{oxaloacetato}$$

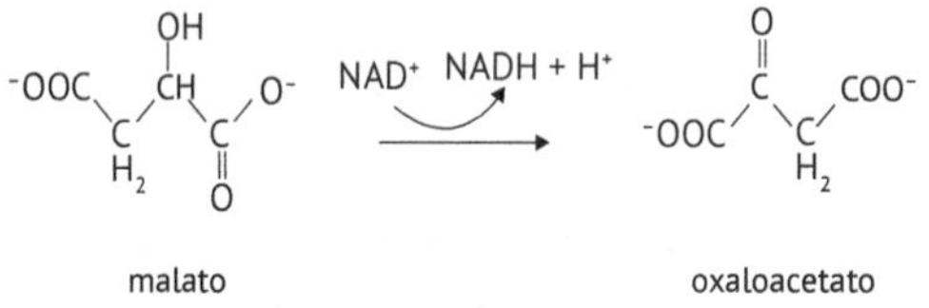

Nota: Ocorre a regeneração do oxaloacetato a partir do malato, com a formação de NADH e H⁺.

A Figura 3.23 ilustra de forma simplificada as substâncias que iniciam e são produzidas no decorrer das reações do ciclo do ácido cítrico. Nela, estão representados os principais produtos formados nesse ciclo. A acetil-CoA reage com o oxalacetato, formando citrato. No decorrer das reações, são formados: 3 NADH + 3 H⁺ + 1 FADH$_2$ + 1 GTP (ATP). O oxalacetato é regenerado no final do processo.

Figura 3.23 – Ciclo do ácido cítrico

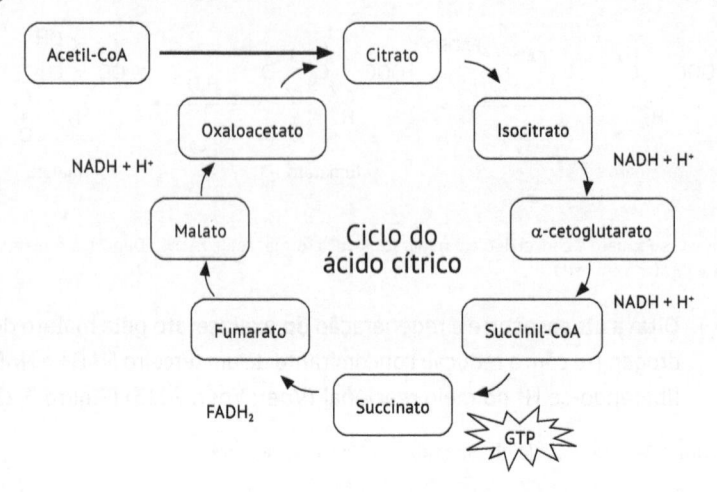

(Diagrama do ciclo do ácido cítrico mostrando: Acetil-CoA → Citrato → Isocitrato → α-cetoglutarato → Succinil-CoA → Succinato → Fumarato → Malato → Oxaloacetato, com saídas de NADH + H⁺ em três etapas, FADH$_2$ e GTP.)

A reação global do ciclo do ácido cítrico é a seguinte (Pinto, 2017):

acetil-CoA + 3NAD$^+$ + FAD + GDP + P$_i$ + 2H$_2$O → 2CO$_2$ + 3NADH + FADH$_2$ + GTP + 3 H$^+$ + CoA

Além de seu papel na geração de energia, o ciclo do ácido cítrico é um importante ponto de início para muitas vias de biossíntese. O oxaloacetato é empregado para a produção de alguns aminoácidos, purinas e pirimidinas. O citrato é utilizado como fonte de acetil-CoA para a síntese de ácidos graxos, e o α-cetoglutarato é adotado na síntese de glutamato, aminoácidos e purinas. O succinil-CoA, por sua vez, é usado na produção de porfirinas, como o grupo heme (Brown, 2018).

Vitaminas do complexo B são imprescindíveis para o funcionamento adequado do ciclo do ácido cítrico: "A riboflavina (vitamina B2), na forma de flavina adenina dinucleotídeo (FAD$^+$), a tiamina (vitamina B1), que é coenzima da α-cetoglutarato desidrogenase, a niacina, na forma de nicotinamida adenina dinucleotídeo (NAD$^+$), e o ácido pantotênico (vitamina B5), que faz parte da coenzima A" (Sackheim; Lehman, 2001, p. 467).

O ciclo do ácido cítrico é controlado em vários pontos. A citrato sintase é inibida pelo citrato e pela ATP (Brown, 2018). Os outros pontos de controle primários são as enzimas alostéricas isocitrato desidrogenase e α-cetoglutarato desidrogenase, as duas primeiras enzimas no ciclo a gerar elétrons de alta energia. A isocitrato desidrogenase é estimulada

Reações bioquímicas para a produção de adenosina trifosfato (ATP)

alostericamente por ADP, que aumenta a afinidade dela com seus substratos. A ATP e o NADH agem inibindo o processo. A α-cetoglutarato desidrogenase é inibida pelo succinil-CoA e pelo NADH. Quanto à velocidade do ciclo do ácido cítrico, esta é reduzida quando a célula apresenta níveis elevados de ATP (Berg; Tymoczko; Stryer, 2017).

3.3 Fosforilação oxidativa

A energia contida nas ligações das moléculas dos alimentos é convertida em um fluxo de elétrons que são transportados por carreadores gerados durante a glicólise e o ciclo do ácido cítrico, como NADH e $FADH_2$. Esses carreadores transferem elétrons para outras moléculas e, por fim, para o oxigênio, que é reduzido em água (Cozzolino; Cominetti, 2013). A energia livre da oxidação do NADH é utilizada via sistema de transporte de elétrons para bombear prótons H^+ no espaço intermembrana. A energia produzida quando esses prótons H^+ retornam à matriz mitocondrial é utilizada para sintetizar ATP. Esse processo é chamado de *fosforilação oxidativa* (Baynes; Dominiczak, 2015), sendo também conhecido como *cadeia respiratória* ou *cadeia transportadora de elétrons*.

Figura 3.24 – Processo de produção de energia da glicólise à fosforilação oxidativa

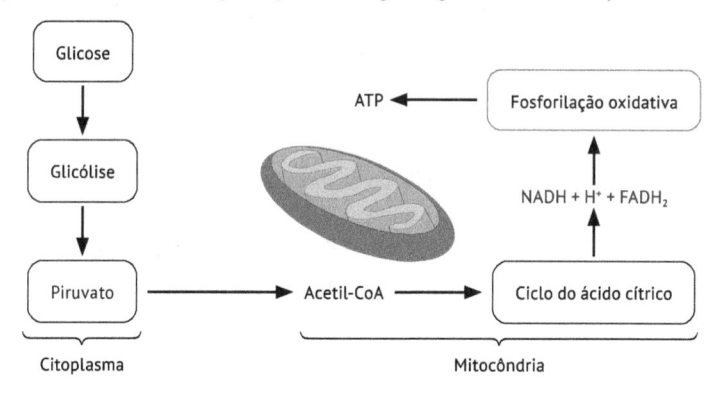

```
   Glicose
      ↓
   Glicólise                        ATP ← Fosforilação oxidativa
      ↓                                          ↑
                                         NADH + H⁺ + FADH₂
   Piruvato   →   Acetil-CoA   →   Ciclo do ácido cítrico

   Citoplasma                  Mitocôndria
```

Na Figura 3.24, representamos de forma esquemática o processo de produção de energia da glicólise à fosforilação oxidativa. No citoplasma, a glicose passa pelo processo de glicólise, produzindo piruvato. O piruvato é encaminhado para a mitocôndria, onde é convertido em acetil-CoA. O ciclo do ácido cítrico é iniciado com a presença da acetil-CoA, processo em que são produzidos 3 NADH + 3 H⁺ + 1 FADH$_2$, que são empregados na fosforilação oxidativa para a produção de ATP.

> **Preste atenção!**
>
> A cadeia transportadora de elétrons corresponde a um conjunto de coenzimas e cofatores localizados nas cristas mitocondriais que promovem o transporte de elétrons e prótons em virtude de reações de oxidorredução (Sanches; Nardy; Stella, 2012).

3.3.1 Complexos

As reações da cadeia transportadora de elétrons ocorrem na membrana mitocondrial interna e envolvem quatro complexos de proteínas, denominados *complexos I, II, III e IV* (Cozzolino; Cominetti, 2013) (Figura 3.25).

Figura 3.25 – Complexos I, II, III, IV e V presentes na mitocôndria

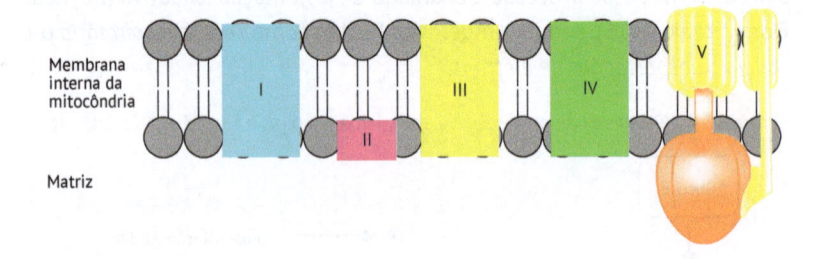

Na membrana interna da mitocôndria, nas cristas mitocondriais, estão inseridos os complexos de proteínas I, II, III e IV, que possibilitam o transporte de elétrons provenientes do NADH e do FADH$_2$. O complexo V permite o retorno de H⁺ e a formação de ATP (Figura 3.25).

Cada um desses complexos apresenta uma enzima. No complexo I, há a enzima NADH desidrogenase; no complexo II, a enzima succinato-Q redutase; no complexo III, a enzima citocromo-C redutase; no complexo IV, a enzima citocromo oxidase; por fim, no complexo V, que é responsável pela síntese de ATP, a enzima ATP sintase (Sanches; Nardy; Stella, 2012). No Quadro 3.3, esquematizamos a descrição desses complexos.

Quadro 3.3 – Descrição dos complexos envolvidos na cadeia transportadora de elétrons

Complexo	Composição
I	Flavina mononucleotídeo (FMN) e oito grupamentos de ferro-enxofre (FeS) (Brown, 2018).
II	Uma proteína com três grupamentos FeS (Brown, 2018).
III	Uma proteína FeS e três citocromos. Citocromo é uma proteína que contém um ou mais grupos prostéticos de heme. No complexo III estão presentes o citocromo b562, o citocromo b566 e o citocromo c1 (Brown, 2018).
IV	Dois citocromos: a (associado a dois íons cobre, designados como CuA) e a_3 (tem um terceiro íon cobre, CuB) (Brown, 2018).
V	"Complexo de proteínas que contém um domínio F_o, que cruza a membrana mitocondrial interna, e um domínio extramembranoso F_1, que cruza a membrana e se projeta como um esfera para dentro da matriz mitocôndria." (Ferrier, 2019, p. 77-78).

3.3.2 Transferência de elétrons e bomba de prótons H^+

O NADH e o $FADH_2$ produzidos no ciclo do ácido cítrico movem seus elétrons para proteínas presentes nos complexos enzimáticos I e II, respectivamente (Cozzolino; Cominetti, 2013). Os elétrons são transferidos do NADH para o grupo prostético FMN do complexo I, dando origem à forma reduzida, $FMNH_2$ (Berg; Tymoczko; Stryer, 2017). Em seguida, o complexo I transporta os elétrons para a coenzima Q (CoQ, ubiquinona ou Q), formando-se o ubiquinol (QH_2). O ubiquinol desloca os elétrons para o complexo III, que, por sua vez, desloca-os para os citocromos (Cozzolino; Cominetti, 2013), que levam os elétrons até o complexo IV (Brown, 2018) (Figura 3.26).

> O complexo IV é uma estrutura proteica integral de membrana. O movimento de elétrons segue do citocromo c para o citocromo a e para o citocromo a_3. Na sequência os elétrons são transferidos para a molécula de oxigênio (O_2). A forma oxidada da enzima recebe dois íons H^+ da matriz para cada átomo de oxigênio. O oxigênio torna-se o aceptor final de elétrons da cadeia respiratória. (Bettelheim et al., 2012, p. 685)

A molécula de água é, então, formada e liberada na matriz, de acordo com a seguinte equação (Bettelheim et al., 2012):

$$\frac{1}{2}O_2 + 2H^+ + 2e^- \rightarrow 2H_2O$$

Figura 3.26 – Cadeia transportadora de elétrons

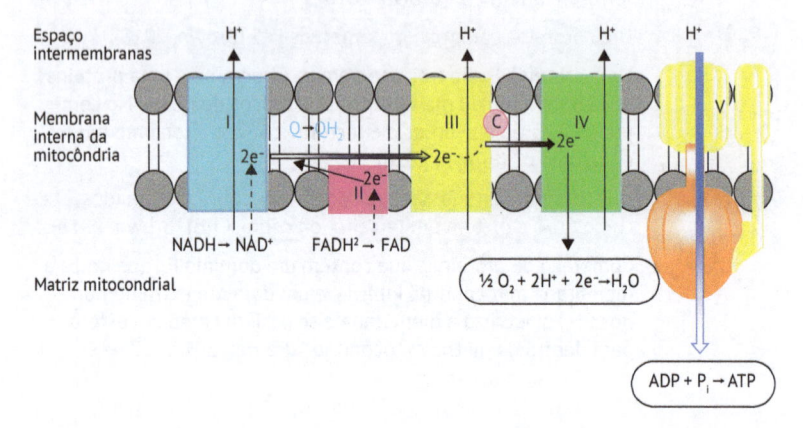

Na Figura 3.26, observa-se a representação da cadeia transportadora de elétrons. Ocorre o transporte de elétrons do NADH e do $FADH_2$ pelos complexos I, II, III e IV. A ubiquinona (Q) recebe os elétrons dos complexos I (NADH) e II ($FADH_2$), formando o ubiquinol (QH_2), que desloca os elétrons para o complexo III. Depois, os citocromos transportam os elétrons para o complexo IV. Na sequência, o oxigênio (O_2) torna-se o aceptor final de elétrons e reage com $2H^+$, produzindo-se água. Quando os elétrons passam pelos complexos I, III e IV, prótons H^+ são bombeados da matriz mitocondrial para o espaço intermembranas. Os prótons fluem de volta para a matriz pelo complexo V e ocorre a produção de ATP.

> **Importante!**
>
> A ubiquinona (Q) e o citocromo (C) transportam os elétrons. O O_2 é o aceptor final de elétrons, reage com H^+ e forma-se água. Os H^+ voltam pelo complexo V, ocorrendo a formação de ATP.

Assim, o oxigênio oxida NADH a NAD^+ e $FADH_2$ a FAD, e essas moléculas voltam a participar do ciclo do ácido cítrico (Bettelheim et al., 2012). O complexo II apresenta a enzima succinato desidrogenase (Voet; Voet,

2013). O FADH$_2$ faz parte do complexo II e transfere elétrons para a coenzima Q (Cozzolino; Cominetti, 2013), forma-se o ubiquinol, e o processo de transferência de elétrons acontece como mencionado anteriormente.

Dessa maneira, à medida que os elétrons se deslocam pelos elementos da cadeia respiratória, prótons H$^+$ são bombeados da matriz mitocondrial para o espaço intermembranas (Pinto, 2017). O transporte concomitante de prótons H$^+$ ocorre pelos complexos I, III e IV (Cozzolino; Cominetti, 2013).

3.3.3 Síntese de ATP

O fluxo de elétrons pela cadeia respiratória gera ATP no processo de fosforilação oxidativa. A teoria quimiosmótica – proposta por Peter Mitchell (1920-1992) em 1961 – postula que os dois processos estão interligados por um gradiente de prótons por meio da membrana mitocondrial interna, de forma que a força próton-motora causada pela diferença do potencial eletroquímico (negativa no lado da matriz) ocasiona o mecanismo de produção de ATP (Rodwell et al., 2017).

O complexo V é formado pela ATP sintase, uma enzima composta de múltiplas subunidades que sintetiza ATP usando a energia do gradiente de H$^+$ (Ferrier, 2019). Os prótons fluem de volta para a matriz pelos canais de prótons na porção F$_0$ da ATP sintase. Esse retorno dos prótons é acompanhado pela formação de ATP, que ocorre na unidade F$_1$ (Campbell; Farrell, 2015). O oxigênio auxilia na conversão de ADP em ATP de maneira indireta; os íons H$^+$ entram na mitocôndria porque o oxigênio diminui a concentração desses íons quando ocorre a formação de água no complexo IV (Bettelheim et al., 2012) (Figura 3.26).

Outro detalhe a ser considerado na produção de ATP são as duas moléculas de NADH produzidas na glicólise e que estão fora da mitocôndria. A membrana mitocondrial interna impede a entrada de NADH na matriz mitocondrial, de forma que o NADH produzido pela glicólise não pode entrar diretamente na cadeia de transporte de elétrons. Desse modo, acontece a transferência dos elétrons dessas moléculas de NADH para uma molécula capaz de atravessar a membrana mitocondrial interna (Brown, 2018). "A oxidação subsequente dessa molécula lançadeira mitocondrial gera NADH ou FADH$_2$ no interior da matriz mitocondrial, os quais podem então entrar na cadeia de transporte de elétrons" (Brown, 2018, p. 194).

> **Para saber mais**
>
> NELSON, D. L.; COX, M. M. **Princípios de bioquímica de Lehninger**. 7. ed. Porto Alegre: Artmed, 2019.
>
> No Capítulo 19 desse livro, os autores detalham o processo de fosforilação oxidativa nas mitocôndrias e nas estruturas dos complexos presentes na crista mitocondrial. Eles apresentam o mecanismo quimiosmótico para a produção de ATP e explicam como os elétrons se movem por uma cadeia de transportadores ligados à membrana e como esse fluxo de elétrons cria um potencial eletroquímico pelo movimento transmembrana de prótons (H^+). Ainda, esclarecem como o potencial eletroquímico gerado fornece energia para a formação de ATP pela enzima ATP sintase, além de apontarem substâncias que interferem na fosforilação oxidativa, como medicamentos e inseticidas.

3.3.4 Saldo de ATP

Aproximadamente 2,5 moléculas de ATP são geradas para cada molécula de NADH que entra na cadeia transportadora de elétrons e cerca de 1,5 molécula de ATP para cada molécula de $FADH_2$ (Campbell; Farrell, 2015). Na glicólise, são geradas 7 moléculas de ATP (2 ATP diretamente e 5 ATP pela oxidação posterior de 2 NADH, levando-se em consideração a geração de 2,5 ATP para cada NADH). Na oxidação do piruvato, são formadas mais 5 moléculas de ATP (2 NADH). A oxidação da acetil-CoA promove a produção de 20 moléculas de ATP (6 NADH + 2 $FADH_2$ + 2 GTP), considerando-se a semelhança energética entre ATP e GTP. No total, são produzidas 32 moléculas de ATP (Magalhães; Oliveira; Buzalaf, 2017).

3.3.5 Controle da síntese de ATP

Na maior parte das condições fisiológicas, o transporte de elétrons é rigidamente acoplado à fosforilação. De modo geral, os elétrons não fluem através da cadeia de transporte de elétrons até o oxigênio, a menos que ADP seja simultaneamente fosforilado à ATP. Quando a concentração de ADP aumenta, a taxa de fosforilação oxidativa se eleva para atender às demandas de ATP (Berg; Tymoczko; Stryer, 2017).

3.3.6 Inibidores da cadeia transportadora de elétrons

Existem classes de substâncias que podem interferir no funcionamento da cadeia de transporte de elétrons. São substâncias que agem em sítios específicos da cadeia, impedindo a passagem de elétrons. São exemplos o amital, um anticonvulsivante e anestésico geral, e o cianeto, que foi utilizado em câmaras de gás na Segunda Guerra Mundial e na lavoura como pesticida (Sanches; Nardy; Stella, 2012). Existem, ainda, substâncias que atuam como "desconectores" para a fosforilação oxidativa, como venenos de serpentes e substâncias como 2,4-dinitrofenol e dinitrocresol (Sackheim; Lehman, 2001). Outras promovem a inibição da ATP sintase, como a oligomicina, antibiótico usado como antifúngico (Berg; Tymoczko; Stryer, 2017).

3.4 Uso de lipídios para a produção de energia: β-oxidação

A oxidação dos ácidos graxos é a principal fonte de energia no catabolismo de lipídios (Campbell; Farrell, 2015). Os ácidos graxos são armazenados no tecido adiposo na forma de triacilgliceróis (triglicerídeos) (Ferrier, 2019). A lipólise corresponde à hidrólise de triacilgliceróis para ácidos graxos e glicerol (Sackheim; Lehman, 2001).

O glicerol é encaminhado para o fígado para ser utilizado para a produção de piruvato e de glicose. Os tecidos humanos têm acesso às reservas energéticas de lipídios armazenados no tecido adiposo por meio da β-oxidação (Berg; Tymoczko; Stryer, 2017). Esse processo consiste na quebra gradual de ácidos graxos de cadeia longa em par de átomos de carbono em moléculas de acetil-CoA. Estas são empregadas para obtenção de energia pela passagem no ciclo de Krebs, gerando NADH e $FADH_2$, que posteriormente são utilizados na fosforilação oxidativa (Magalhães; Oliveira; Buzalaf, 2017). A Figura 3.27 apresenta os produtos formados no processo de lipólise.

Figura 3.27 – Lipólise e produção de ATP

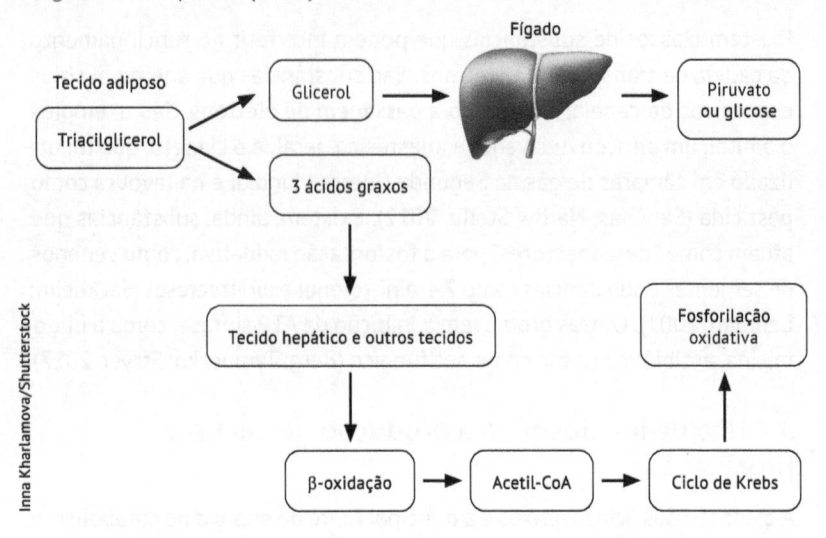

[Diagrama: Tecido adiposo (Triacilglicerol) → Glicerol → Fígado → Piruvato ou glicose; Triacilglicerol → 3 ácidos graxos → Tecido hepático e outros tecidos → β-oxidação → Acetil-CoA → Ciclo de Krebs → Fosforilação oxidativa]

Inna Kharlamova/Shutterstock

A Figura 3.27 ilustra como ocorre a lipólise e a produção de ATP. No tecido adiposo, o triacilglicerol é convertido em uma molécula de glicerol e três moléculas de ácido graxo pela ação de lipases. No tecido hepático e em outros tecidos, ocorre o processo de β-oxidação com formação de acetil-CoA, que é necessária para dar início ao ciclo de Krebs. O NADH, o $FADH_2$ e o H^+ produzidos no ciclo de Krebs são utilizados na fosforilação oxidativa para a produção de ATP, e o glicerol produzido na lipólise é convertido em piruvato ou glicose no fígado.

Num primeiro momento, os lipídios precisam ser mobilizados. Nesse processo, os triacilgliceróis são decompostos em ácidos graxos e glicerol. Os ácidos graxos são liberados do tecido adiposo e transportados até os tecidos que necessitam de energia. Nos tecidos, os ácidos graxos devem ser ativados e conduzidos para dentro das mitocôndrias para degradação. Passo a passo, a acetil-CoA é formada e, então, processada pelo ciclo do ácido cítrico (Berg; Tymoczko; Stryer, 2017).

3.4.1 Mobilização dos triacilgliceróis

De acordo com Nelson e Cox (2019, p. 651),

> Os lipídios neutros são armazenados nos adipócitos (e nas células que sintetizam esteroides do córtex da glândula suprarrenal, dos ovários e dos testículos) na forma de gotículas lipídicas, com um centro de triacilgliceróis e ésteres de esteróis envoltos por uma monocamada de fosfolipídeos. A superfície dessas gotículas é revestida por perilipinas, uma família de proteínas que restringem o acesso às gotículas lipídicas, evitando a mobilização prematura dos lipídeos.

"Para que as gorduras sirvam de fonte de energia, os triacilgliceróis armazenados precisam ser hidrolisados para produzir ácidos graxos isolados. Essa reação é catalisada por uma lipase, que é controlada por hormônios" (Berg; Tymoczko; Stryer, 2017, p. 647). Quando os hormônios adrenalina e glucagon sinalizam a necessidade de energia metabólica,

> Os triacilgliceróis armazenados no tecido adiposo são mobilizados (retirados do armazenamento) e transportados aos tecidos (musculatura esquelética, coração e córtex renal), nos quais os ácidos graxos podem ser oxidados para a produção de energia. Os hormônios adrenalina e glucagon, secretados em resposta aos baixos níveis de glicose ou à situação de luta-ou-fuga (atividade iminente), estimulam a enzima adenilato ciclase na membrana plasmática dos adipócitos. (Nelson; Cox, 2019, p. 651)

A ligação hormonal ativa a adenilato ciclase, que desencadeia a produção da proteína quinase A ativa, que é dependente de adenosina monofosfato cíclico (cAMP) (Campbell; Farrell, 2015). A proteína quinase A estimula mudanças que abrem a gotícula, possibilitando a atividade de três lipases citosólicas que atuam sobre tri, di e monoacilgliceróis, liberando ácidos graxos e glicerol (Nelson; Cox, 2019) (Figura 3.28). A insulina e as prostaglandinas deprimem os níveis de cAMP e, desse modo, diminuem a lipólise (Sackheim; Lehman, 2001).

Figura 3.28 – Mobilização dos triacilgliceróis

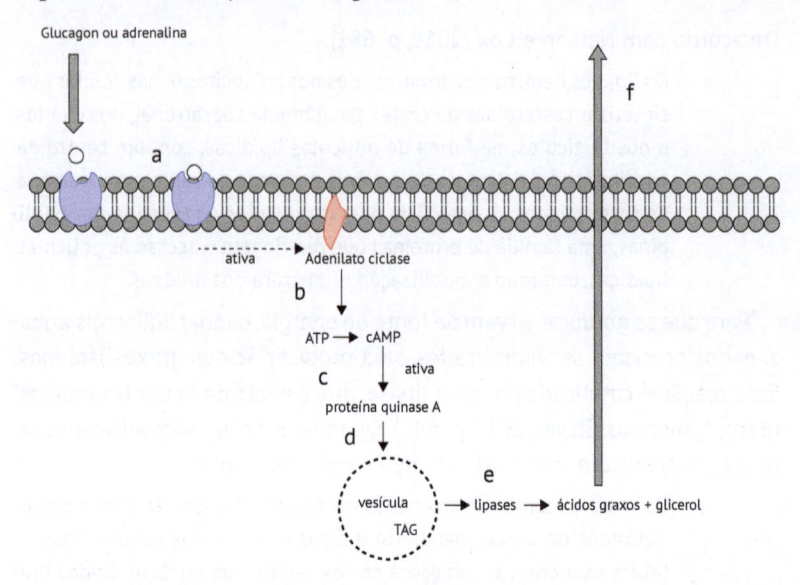

```
Glucagon ou adrenalina
                                                                    f
        a
   ativa    Adenilato ciclase
              b
            ATP → cAMP
              c       ativa
            proteína quinase A
              d
                                e
            vesícula    → lipases → ácidos graxos + glicerol
              TAG
```

Na Figura 3.28, em "a", o glucagon e a adrenalina se ligam a seus receptores; em "b", ocorre a ativação da adelinato ciclase, que produz cAMP; em "c", ocorre o aumento do cAMP, que estimula a proteína quinase A; em "d", ocorre a abertura das gotículas; em "e", as lipases agem sobre os triacilgliceróis (TGA), formando glicerol e ácidos graxos; em "f", os ácidos graxos são conduzidos aos tecidos para a oxidação.

Depois de liberados dos adipócitos, os ácidos graxos se ligam à albumina e, então, são transportados pelo sangue para outros tecidos, para oxidação. Os ácidos graxos de cadeia longa são oxidados a CO_2 e água em quase todos os tecidos, mas principalmente no fígado e nos músculos (Sanches; Nardy; Stella, 2012).

3.4.2 Processo de oxidação dos ácidos graxos livres

Nas células, os ácidos graxos são oxidados na mitocôndria, liberando moléculas de acetil-CoA (Cozzolino; Cominetti, 2013). Existem teorias sobre a oxidação de ácidos graxos, sendo a mais aceita a chamada *teoria da β-oxidação*, formulada por Georg Franz Knoop (1875-1946) em 1905. De acordo com essa proposta, há a oxidação do segundo átomo de carbono a partir do extremo ácido da molécula de ácido graxo, o átomo de carbono β, ocorrendo a remoção de dois átomos de carbono de uma única vez da cadeia do ácido graxo (Sackheim; Lehman, 2001).

Inicialmente, os ácidos graxos são ativados pela acil-CoA na membrana mitocondrial externa, como pode ser observado nesta equação (Pinto, 2017):

$$\text{Ácido graxo} + \text{CoA} + \text{ATP} \rightarrow \text{acil-CoA} + \text{AMP} + 2P_i$$

Durante a ativação, é gasta uma molécula de ATP. No entanto, a ATP usada para formar acil-CoA não é convertida em ADP, mas em AMP. Dessa maneira, são clivadas duas das ligações de "alta energia" do ATP, e não apenas uma. Por isso, entende-se que, na ativação do ácido graxo, são gastas duas ATP (Brown, 2018).

Os ácidos graxos de cadeia longa e seus derivados CoA não podem cruzar a membrana da mitocôndria sem serem conjugados à carnitina (Cozzolino; Cominetti, 2013). Assim, o grupo acila é transferido do átomo de enxofre da CoA para o grupo hidroxila da carnitina, formando acilcarnitina. Essa reação é catalisada pela carnitina aciltransferase que está ligada à membrana mitocondrial externa (Berg; Tymoczko; Stryer, 2017).

Os derivados de acilcarnitina são, então, transportados através da membrana mitocondrial interna. No interior dessa estrutura, um segundo tipo de carnitina aciltransferase remove o grupo carnitina e o substitui pela CoA, reconstruindo a molécula original de acil-CoA (Brown, 2018). A Figura 3.29 apresenta o esquema do processo de ativação e transporte do acil para a matriz mitocondrial.

Figura 3.29 – Ativação do ácido graxo e transporte para a matriz mitocondrial

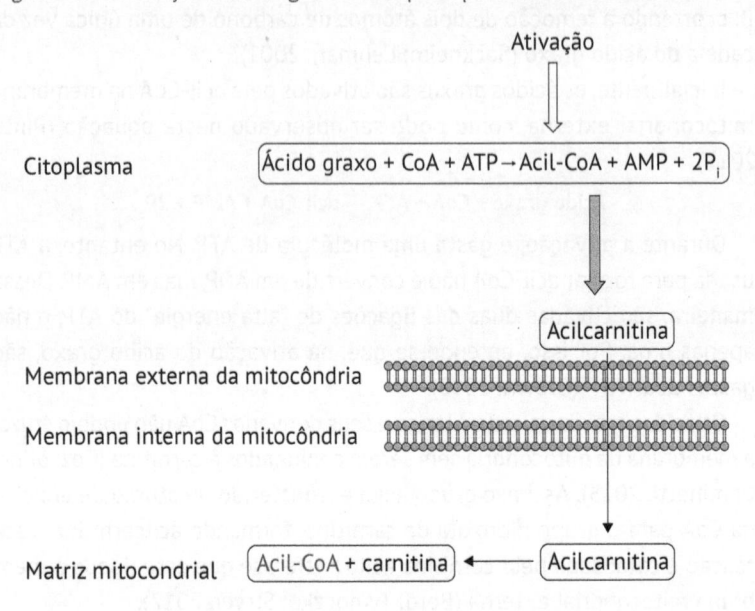

Ativação

Citoplasma: Ácido graxo + CoA + ATP → Acil-CoA + AMP + $2P_i$

Acilcarnitina

Membrana externa da mitocôndria

Membrana interna da mitocôndria

Matriz mitocondrial: Acil-CoA + carnitina ← Acilcarnitina

A Figura 3.29 ilustra a ativação do ácido graxo e o transporte para a matriz mitocondrial. Num primeiro momento, no citoplasma, o ácido graxo é ativado, formando acil-CoA; então, ocorre gasto de ATP e formação de AMP. O acil-CoA é conjugado com a carnitina, formando acilcarnitina, que atravessa as membranas externa e interna da mitocôndria. A acilcarnitina é convertida em acil-CoA e carnitina na matriz mitocondrial.

"No interior da matriz mitocondrial, os ácidos graxos são degradados por uma série de reações que resultam na remoção sequencial de unidades de acetil-CoA" (Brown, 2018, p. 257), o que é designado *β-oxidação*.

Na primeira etapa, ocorre a desidrogenação da molécula de ácido graxo pela ação da enzima acil-CoA desidrogenase (Magalhães; Oliveira; Buzalaf, 2017). A enzima acil-CoA desidrogenase catalisa a conversão da acil-CoA em β-enoil-CoA. O FAD recebe elétrons e $2H^+$, formando $FADH_2$ (Figura 3.30).

Figura 3.30 – Reação de desidrogenação de um ácido graxo

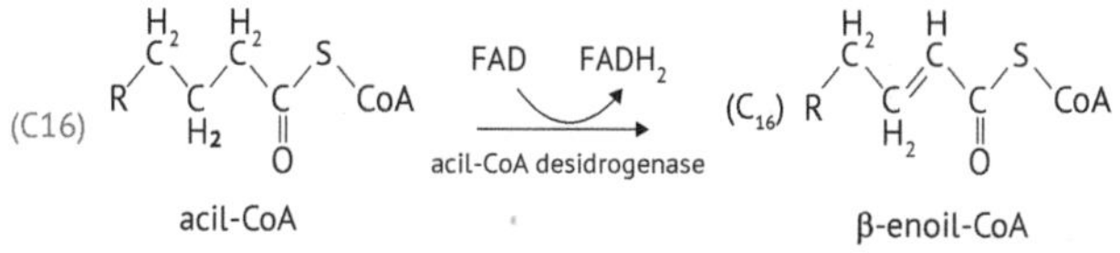

Após esse processo, ocorre a hidratação da β-enoil-CoA pela ação da enzima enoil-CoA hidratase (Pinto, 2017), formando-se β-hidroxiacil-CoA (Magalhães; Oliveira; Buzalaf, 2017) (Figura 3.31).

Figura 3.31 – Hidratação de β-enoil-CoA formando β-hidroxiacil-CoA

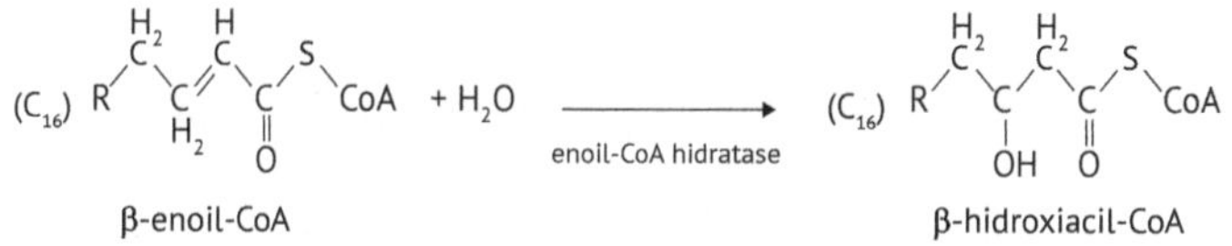

Novamente, o ácido graxo sofre desidrogenação pela ação da enzima β-hidroxiacil-CoA desidrogenase (Magalhães; Oliveira; Buzalaf, 2017). Esta catalisa a conversão de b-hidroxiacil-CoA em β-cetoacil-CoA. O NAD recebe elétrons e H$^+$, formando NADH. Também é liberado no processo H$^+$ (Pinto, 2017) (Figura 3.32).

Figura 3.32 – Segunda desidratação formando β-cetoacil-CoA

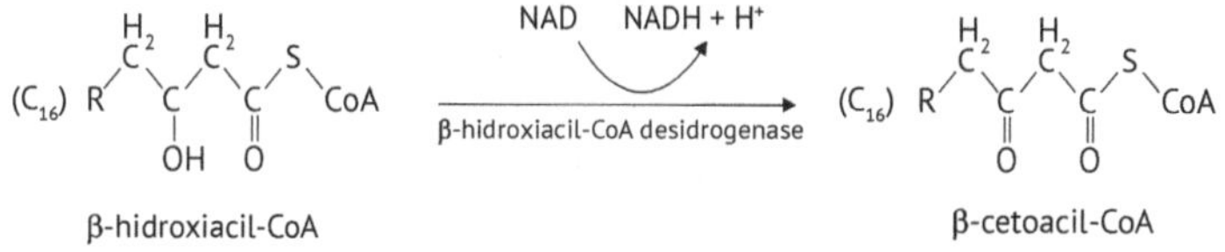

O último passo do ciclo envolve a produção de acetil-CoA a partir da clivagem de β-cetoacil-CoA pela enzima tiolase ou acil-CoA acetiltransferase, sendo necessária uma molécula de CoA para que essa reação se processe (Nelson; Cox, 2019) (Figura 3.33).

Figura 3.33 – Produção de acetil-CoA

$$(C_{16})\ R-\overset{H_2}{C}-\overset{H_2}{C}-\overset{O}{\underset{\|}{C}}-\overset{O}{\underset{\|}{C}}-S-CoA + CoA-SH \xrightarrow{tiolase} H_3C-\overset{O}{\underset{\|}{C}}-S-CoA + (C14)\ R-\overset{H_2}{C}-\overset{O}{\underset{\|}{C}}-S-CoA$$

β-cetoacil-CoA   acetil-CoA   acil-CoA

O grupo CoA é transferido para o restante da cadeia, que continua no ciclo sucessivo produzindo acetil-CoA; a cada acil-CoA formada, uma nova β-oxidação ocorre, produzindo acetil-CoA e acil-CoA com dois carbonos a menos (Magalhães; Oliveira; Buzalaf, 2017) (Figura 3.34).

Figura 3.34 – Ciclo sucessivo de β-oxidação

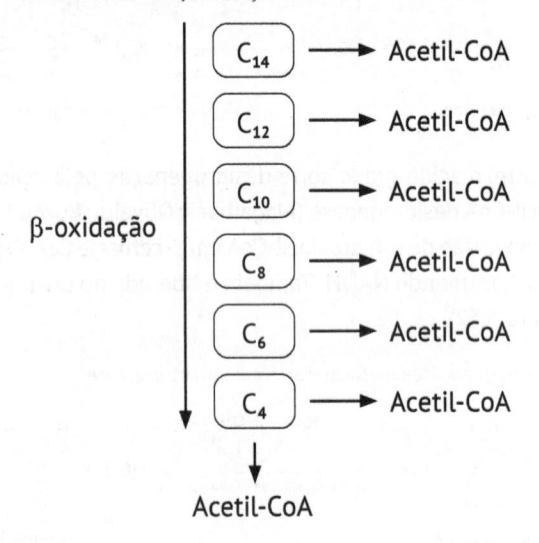

β-oxidação
- C_{14} ⟶ Acetil-CoA
- C_{12} ⟶ Acetil-CoA
- C_{10} ⟶ Acetil-CoA
- C_8 ⟶ Acetil-CoA
- C_6 ⟶ Acetil-CoA
- C_4 ⟶ Acetil-CoA
- ↓ Acetil-CoA

Fonte: Elaborado com base em Nelson; Cox, 2019.

3.4.3 Rendimento da oxidação dos ácidos graxos

No ciclo do ácido cítrico e na fosforilação oxidativa, a energia liberada pela oxidação da acetil-CoA formada pela β-oxidação de ácidos graxos também pode ser empregada para produzir ATP. Duas fontes de ATP devem ser consideradas para calcular o rendimento total de ATP na β-oxidação: a primeira é a reoxidação de NADH e $FADH_2$ produzidos e a segunda é a produção de ATP a partir do processamento da acetil-CoA pelo ciclo do ácido cítrico e pela fosforilação oxidativa (Campbell; Farrell, 2015).

Na Tabela 3.1, podem ser observadas as quantidades de ATP formadas pela oxidação de um ácido graxo de 16 carbonos (Rodwell et al., 2017).

Tabela 3.1 – Geração de ATP a partir da oxidação completa de um ácido graxo C_{16}

Etapa	Produto	Quantidade de produto formado	Quantidade de ATP formado	ATP utilizado
Ativação	–	–	–	2
β-oxidação	$FADH_2$	7	10,5	–
β-oxidação	NADH	7	17,5	–
Ciclo do ácido cítrico	Acetil-CoA	8	80	–

Fonte: Rodwell et al., 2017, p. 226.

Considerando-se que na fosforilação oxidativa uma molécula de $FADH_2$ gera 1,5 ATP e que uma molécula de NADH gera 2,5 ATP, com a oxidação do ácido graxo palmítico (16:0), ocorre a produção total de 108 ATP (Rodwell et al., 2017) (Figura 3.35).

Figura 3.35 – Produção de ATP com a oxidação do ácido palmítico 16:0

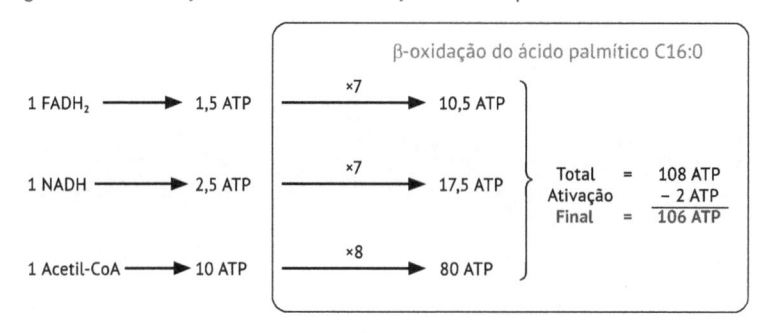

```
                            β-oxidação do ácido palmítico C16:0

1 FADH₂  ──▶ 1,5 ATP  ──×7──▶ 10,5 ATP  ⎫
                                         ⎬  Total     = 108 ATP
1 NADH   ──▶ 2,5 ATP  ──×7──▶ 17,5 ATP  ⎬  Ativação   − 2 ATP
                                         ⎬  Final     = 106 ATP
1 Acetil-CoA ──▶ 10 ATP ──×8──▶ 80 ATP   ⎭
```

Na Figura 3.35, esquematizamos a produção de ATP com a oxidação do ácido palmítico 16:0. Na fosforilação oxidativa, 1 molécula de $FADH_2$ forma 1,5 ATP e 1 molécula de NADH forma 2,5 ATP. Uma molécula de acetil-CoA gera 10 ATP, uma vez que produz no ciclo do ácido cítrico 1 ATP, 3 NADH e 1 $FADH_2$. Tendo em vista que na oxidação do ácido palmítico são produzidas 7 moléculas de $FADH_2$, 7 moléculas de NADH e 8 moléculas de acetil-CoA, ao todo são produzidas 108 moléculas de ATP. Descontando-se o ATP necessário para a ativação do ácido graxo, o saldo da oxidação do ácido palmítico são 106 ATP.

Na oxidação do ácido graxo palmítico (16:0), descontando-se 2 ATP que foram utilizados na etapa de ativação do ácido graxo, o saldo energético é de 106 ATP (Rodwell et al., 2017).

3.4.4 Ácidos graxos insaturados e de cadeia ímpar

A oxidação de ácidos graxos insaturados exige duas etapas adicionais por dupla ligação: (1) a conversão do isômero cis em trans; e (2) a saturação da dupla ligação pela adição de água (Pinto, 2017).

Na oxidação de ácidos graxos de cadeia ímpar, observa-se que no último ciclo se forma uma molécula de propionil-CoA, existindo uma via enzimática que converte o propionil-CoA em succinil-CoA. Este último entra no ciclo do ácido cítrico (Campbell; Farrell, 2015).

3.4.5 Destino do glicerol

O glicerol liberado a partir de triacilgliceróis é retirado do sangue e fosforilado na glicerol quinase hepática para produzir glicerol-3-fosfato, que pode ser direcionado para a glicólise, a gliconeogênese por oxidação em di-hidroxiacetona fosfato ou a síntese de triacilgliceróis (Ferrier, 2019; Sanches; Nardy; Stella, 2012).

> **Preste atenção!**
>
> A gliconeogênese é um conjunto de reações que utiliza substratos como glicerol, lactato, piruvato e alguns aminoácidos para a produção de glicose no momento do jejum. No Capítulo 4, mostraremos as reações para o uso do glicerol na gliconeogênese e na síntese de triacilgliceróis, bem como a relação insulina/glucagon.

A Figura 3.36, a seguir, apresenta a relação entre glicólise e gliconeogênese.

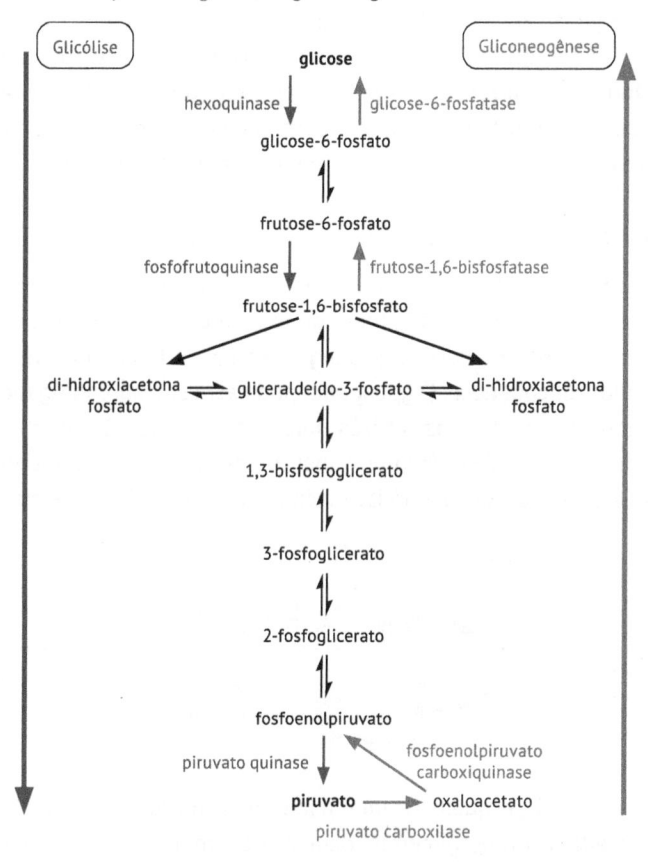

Reações bioquímicas para a produção de adenosina trifosfato (ATP)

Figura 3.36 – Relação entre glicólise e gliconeogênese

```
        Glicólise                                    Gliconeogênese
                              glicose
                    hexoquinase ↓  ↑ glicose-6-fosfatase
                         glicose-6-fosfato
                                ⇅
                         frutose-6-fosfato
                 fosfofrutoquinase ↓  ↑ frutose-1,6-bisfosfatase
                        frutose-1,6-bisfosfato
                                ⇅
   di-hidroxiacetona ⇌ gliceraldeído-3-fosfato ⇌ di-hidroxiacetona
        fosfato                                      fosfato
                                ⇅
                       1,3-bisfosfoglicerato
                                ⇅
                          3-fosfoglicerato
                                ⇅
                          2-fosfoglicerato
                                ⇅
                         fosfoenolpiruvato
                 piruvato quinase ↓   ↖ fosfoenolpiruvato
                                         carboxiquinase
                          piruvato ──→ oxaloacetato
                              piruvato carboxilase
```

Fonte: Elaborado com base em Nelson; Cox, 2019.

Nesse esquema, mostramos a relação entre glicólise e gliconeogênese. Observamos vias opostas: em cinza mais escuro, o sentido da glicólise e as enzimas que estão presentes somente na via glicolítica; em cinza claro, o sentido da gliconeogênese e as enzimas específicas do processo de gliconeogênese.

3.4.6 Estímulo da lipólise

No jejum, a insuficiência de glicose ocasiona um reflexo direto nas células do pâncreas, que aumentam a secreção de glucagon, estimulando a lipólise.

O estresse é outro fator que faz o sistema nervoso central (SNC) impulsionar a mobilização dos lipídios. O estresse estimula a hipófise a aumentar a secreção de hormônio adrenocorticotrófico (ACTH), que age no córtex da glândula suprarrenal, liberando a secreção de cortisol. O estado de estresse sobre o SNC também tem consequência na medula da suprarrenal, aumentando a secreção de adrenalina (Sanches; Nardy; Stella, 2012).

3.5 Glicogênese e glicogenólise

Quando o nível de glicose no sangue se eleva (hiperglicemia), como acontece no período pós-prandial (período logo após uma refeição), o fígado remove o excesso de glicose do sangue e o converte em glicogênio, configurando a glicogênese. O glicogênio pode ser estocado no fígado e nos tecidos musculares. Duas ou três horas após a ingestão de alimentos, o fígado converte glicogênio novamente em glicose, no estado de hipoglicemia, fazendo a glicogenólise (Sackheim; Lehman, 2001) (Figura 3.37).

Figura 3.37 – Metabolismo do glicogênio

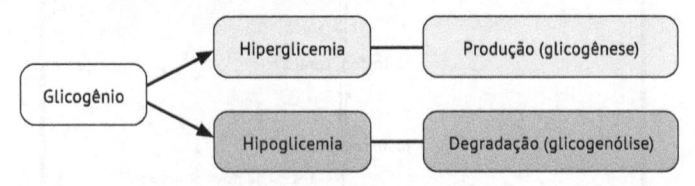

```
                    ┌─ Hiperglicemia ── Produção (glicogênese)
        Glicogênio ─┤
                    └─ Hipoglicemia ── Degradação (glicogenólise)
```

Na Figura 3.37, esquematizamos o metabolismo do glicogênio de forma simplificada. Na hiperglicemia, ocorre o estímulo para a produção de glicogênio, processo denominado *glicogênese*. Durante a hipoglicemia, ocorre estímulo para a degradação do glicogênio, processo conhecido como *glicogenólise*.

3.5.1 Glicogênio

O glicogênio é um homopolímero formado por unidades de glicose unidas entre si por ligações glicosídicas do tipo α (1 → 4), com ramificações em α (1 → 6). Quando o glicogênio é empregado como fonte de energia, suas unidades de glicose são retiradas uma a uma a partir dos açúcares terminais (Pinto, 2017). Apenas certa quantidade de glicogênio pode ser armazenada no fígado e nos músculos (Sackheim; Lehman, 2001).

> **Importante!**
> A função do glicogênio muscular é servir como reserva energética para a síntese de ATP; a do glicogênio hepático, por sua vez, é manter a concentração de glicose sanguínea, principalmente durante o início do jejum (Ferrier, 2019).

As enzimas envolvidas no controle do metabolismo do glicogênio são reguladas por uma sequência complexa de fosforilações e desfosforilações, bem como por mecanismos alostéricos sob influência hormonal (Cozzolino; Cominetti, 2013).

3.5.2 Glicogênese

A glicogênese é a via metabólica em que o glicogênio é produzido utilizando-se moléculas de glicose. Existem condições para que esse processo aconteça: disponibilidade de glicose e relação ATP/ADP normal, de modo que a célula não precise oxidar a glicose para obter energia naquele momento metabólico (Sanches; Nardy; Stella, 2012).

A síntese de glicogênio é um processo que ocorre tanto no fígado quanto no interior das células musculares esqueléticas. A hiperglicemia promove aumento na secreção pancreática de insulina e redução da secreção pancreática de glucagon. Em consequência, o glicogênio é rapidamente sintetizado (Pinto, 2017) (Figura 3.38).

Figura 3.38 – Estímulo para a produção de glicogênio

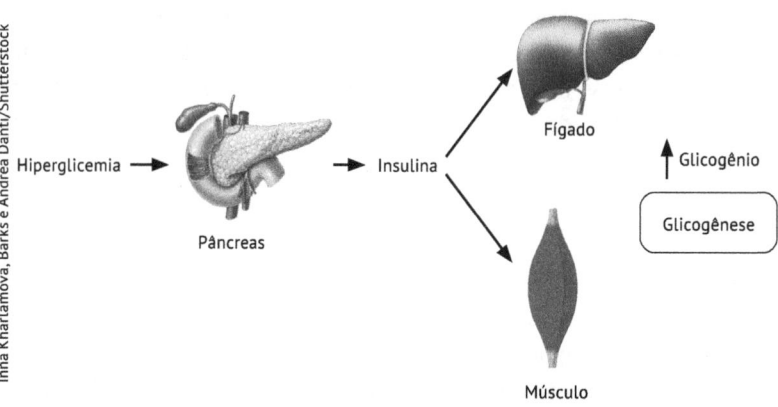

AÇÃO DA INSULINA

A insulina se liga à membrana celular por meio de receptores, aumentando o processo de difusão facilitada. A glicose penetra na célula, sendo liberada depois para o citoplasma (Sanches; Nardy; Stella, 2012).

"A insulina estimula o acúmulo de glicogênio através do aumento do transporte de glicose no músculo e síntese de glicogênio em fígado e músculo. Este último efeito é obtido via desfosforilação da glicogênio sintase" (Carvalheira; Zecchin; Saad, 2002, p. 421). Brown (2018, p. 230) complementa: "A insulina atua ativando as proteínas fosfatases que removem grupos fosfatos de proteínas fosforiladas, como é o caso da glicogênio sintase, causando ativação da síntese de glicogênio" (Figura 3.39).

Figura 3.39 – Ativação da glicogênio sintase

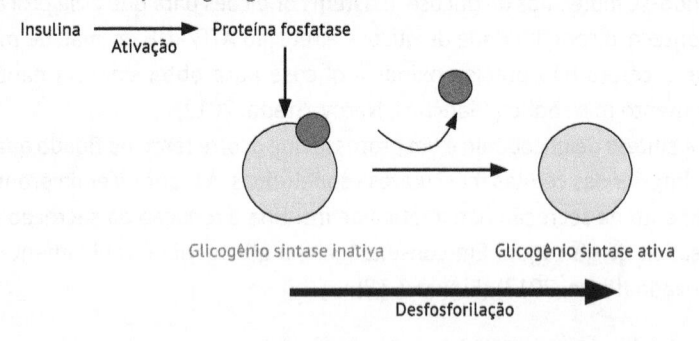

A Figura 3.39 apresenta de forma esquemática a ativação da glicogênio sintase. A insulina promove a ativação da proteína fosfatase, e a enzima glicogênio sintase (que está na forma inativa) torna-se ativa com a desfosforilação (retirada de grupamento fosfato) promovida pela proteína fosfatase.

SÍNTESE DO GLICOGÊNIO

A produção do glicogênio envolve as seguintes etapas:
- » **Ativação da glicose**: a glicose é fosforilada à glicose-6-fosfato pela ação da hexoquinase nos músculos e pela glicoquinase no fígado. A glicose-6-fosfato é isomerizada à glicose-1-fosfato pela fosfoglicomutase (Rodwell et al., 2017). A produção do glicogênio requer energia, que é fornecida pela hidrólise de um nucleosídeo trifosfato,

a UTP (Campbell; Farrell, 2015). A glicose-1-fosfato reage com a UTP, formando a forma ativada uridina difosfato glicose (UDP-glicose) (Rodwell et al., 2017).

» **Construção da cadeia linear:** a glicogênio sintase atua na formação das ligações α (1 → 4) no glicogênio. Essa enzima precisa de um fragmento inicial para começar a adição de glicose (Ferrier, 2019). Por isso, as etapas iniciais na síntese de glicogênio envolvem a proteína glicogenina, que é glicosilada em um resíduo de tirosina específico pela UDP-glicose (Rodwell et al., 2017).

A glicogenina também é uma enzima, que catalisa na sequência a transferência de pelo menos quatro moléculas de glicose a partir da UDP-glicose, formando uma cadeia curta de resíduos de glicose unidos por ligação α (1 → 4). Essa cadeia curta serve como iniciador capaz de ser alongado pela glicogênio sintase (Ferrier, 2019). "A adição de UDP-glicose a uma cadeia crescente de glicogênio constitui a etapa seguinte na síntese do glicogênio. Cada etapa envolve a formação de uma nova ligação glicosídica α (1 → 4) na reação catalisada pela enzima glicogênio sintase" (Campbell; Farrell, 2015, p. 515).

Com relação à ramificação da cadeia linear do glicogênio,

> As ligações α (1→6) nos pontos de ramificação são formadas pela enzima ramificadora de glicogênio. A UDP-glicose não é um substrato para a enzima ramificadora, que, na verdade, realiza a quebra de uma cadeia de sete unidades de glicose de uma das extremidades em crescimento da molécula de glicogênio, transferindo-a para uma posição interna, com uma ligação α (1→6), criando, assim, a ramificação. (Bown, 2018, p. 224)

Figura 3.40 – Síntese do glicogênio

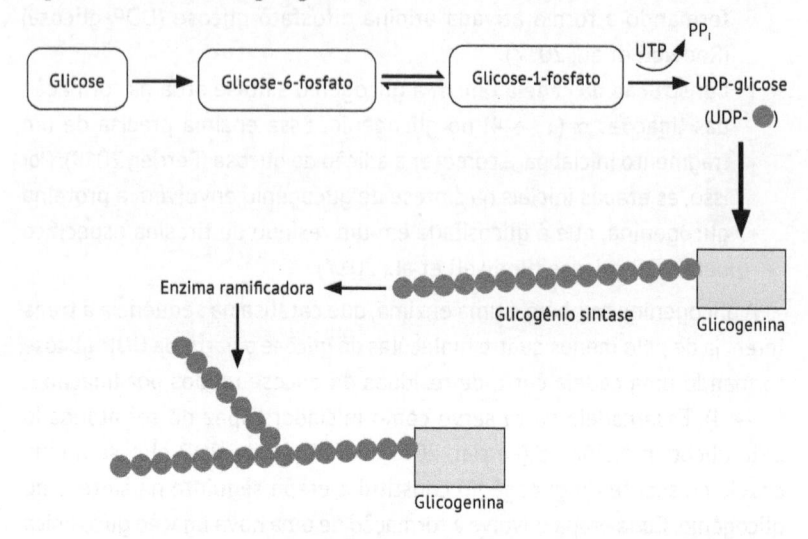

Glicose ⟶ Glicose-6-fosfato ⇌ Glicose-1-fosfato ⟶ UDP-glicose (UDP-●)
(UTP, PP$_i$)

Enzima ramificadora ← Glicogênio sintase — Glicogenina

Glicogenina

A Figura 3.40 apresenta de forma esquemática a síntese do glicogênio. Inicialmente, a glicose é fosforilada à glicose-6-fosfato, que é convertida em glicose-1-fosfato. Ocorre a adição de um grupamento UDP, formando-se UDP-glicose. A glicogênio sintase precisa de um fragmento inicial para começar a adição de glicose; assim, a proteína glicogenina é glicosilada pela UDP-glicose. A glicogenina catalisa na sequência a transferência de pelo menos quatro moléculas de glicose a partir da UDP-glicose, sendo formada uma cadeia curta de resíduos de glicose unidos por ligação α $(1 \to 4)$. Essa cadeia serve como iniciador que pode ser alongado pela glicogênio sintase, que forma as demais ligações α $(1 \to 4)$ no glicogênio. As ligações α $(1 \to 6)$ são formadas nos pontos de ramificação pela enzima ramificadora.

CONTROLE DA GLICOGÊNESE

Existem duas formas de controle da glicogênese: (1) o alostérico; e (2) o hormonal. O primeiro ocorre por aumento ou diminuição do substrato. O aumento da concentração de glicogênio inibe a glicogênio sintase (efetor negativo); já o aumento da concentração de glicose-6-fosfato estimula essa enzima (efetor positivo). No segundo, isto é, no controle hormonal, a insulina estimula a síntese de glicogênio, e o glucagon e a adrenalina inibem a produção (Sanches; Nardy; Stella, 2012).

No jejum, o glucagon dispara a cascata de formação de cAMP, ativando a enzima proteína quinase A. Esta, por sua vez, fosforila a glicogênio sintase, inativando-a. De maneira simultânea, a proteína quinase A fosforila a glicogênio fosforilase, tornando-a ativa e iniciando a degradação do glicogênio quando os níveis de glicose no sangue estão baixos (Brown, 2018) (Figura 3.41).

Figura 3.41 – Inativação da glicogênio sintase

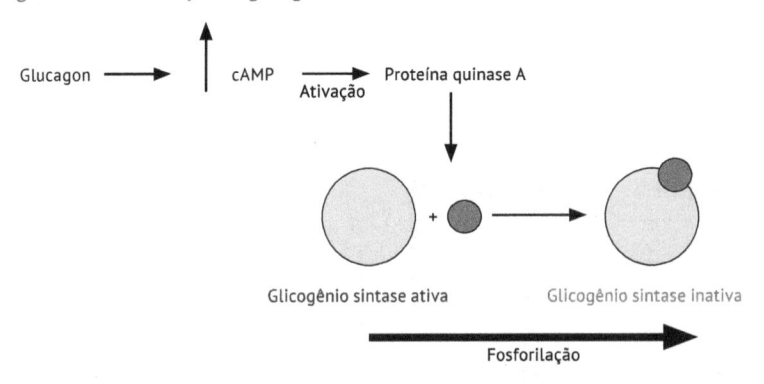

Glucagon ⟶ cAMP ⟶ Proteína quinase A
Ativação

Glicogênio sintase ativa + ⟶ Glicogênio sintase inativa

Fosforilação

3.5.2 Glicogenólise

A glicogenólise no fígado é promovida pelos baixos níveis de glicose no sangue. O glicogênio hepático é convertido em glicose-6-fosfato, que é hidrolisada para fornecer glicose. A liberação da glicose do fígado por meio da glicogenólise reabastece o suprimento de glicose sanguínea. Nos músculos, a glicose-6-fosfato é obtida a partir da degradação do glicogênio, que entra diretamente na glicólise para a produção de ATP (Campbell; Farrell, 2015).

CONTROLES DA GLICOGENÓLISE

O glicogênio é mobilizado nas seguintes situações: na hipoglicemia (fígado); quando há necessidade de produção de energia (músculo); e em momentos de estresse (fígado e músculo) (Sanches; Nardy; Stella, 2012).

O metabolismo do glicogênio é regulado pela enzima glicogênio fosforilase, que inicia o processo de glicogenólise. O controle da atividade da glicogênio fosforilase é realizado de forma alostérica a partir dos níveis energéticos intracelulares e por meio de fosforilação reversível induzida por hormônios como glucagon e adrenalina (Pinto, 2017).

"A ligação do glucagon (nos hepatócitos) ou da adrenalina (nos miócitos) em seus receptores específicos acoplados à proteína G promove a ativação da adenilato ciclase. Essa enzima catalisa a síntese de cAMP, que ativa a proteína quinase A" (Ferrier, 2019, p. 132).

A proteína quinase A promove fosforilação da enzima glicogênio fosforilase b, convertendo-a em glicogênio fosforilase a (Pinto, 2017) (Figura 3.42).

Figura 3.42 – Ativação da glicogenólise

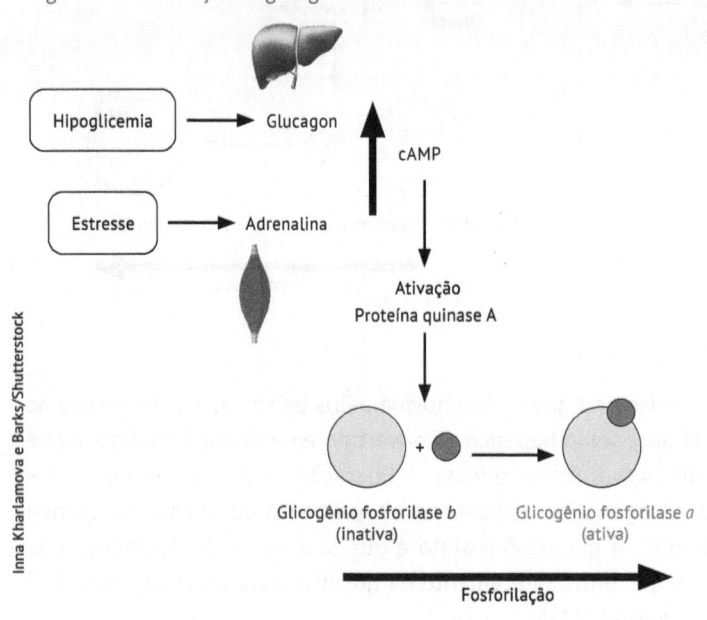

Inna Kharlamova e Barks/Shutterstock

Na Figura 3.42, demonstramos esquematicamente a ativação da glicogenólise. O aumento de cAMP pode ser promovido por dois hormônios, o glucagon e a adrenalina. Na condição fisiológica de hipoglicemia, o glucagon estimula o aumento do cAMP no fígado e, em situação de estresse, a adrenalina estimula a elevação de cAMP no músculo. Ocorre a ativação da proteína quinase A, pelo incremento de cAMP. A enzima glicogênio fosforilase b (forma inativa) passa a ser ativa com a fosforilação (adição de grupamento fosfato) promovida pela proteína quinase A; com isso, o processo de glicogenólise no fígado e no músculo é estimulado.

Reações bioquímicas para a produção de adenosina trifosfato (ATP)

> **Preste atenção!**
>
> Fatores como hipoglicemia e estresse promovem a liberação de glucagon e adrenalina, respectivamente. Ao se ligarem a seus receptores nas células do fígado e do músculo, o glucagon e a adrenalina promovem a produção de cAMP. Ocorre a ativação da proteína quinase A, que realiza a fosforilação da enzima glicogênio fosforilase b, convertendo-a em glicogênio fosforilase a (forma ativa).

No tecido muscular, a glicogênio fosforilase é regulada por dois mecanismos alostéricos. O primeiro se refere à atuação dos íons Ca^{++}, e o segundo acontece por meio dos altos níveis de cAMP (Pinto, 2017).

DEGRADAÇÃO DE GLICOGÊNIO

A glicogenólise requer a ação de três enzimas, quais sejam:

1. **Glicogênio fosforilase a**: catalisa a fosforólise do glicogênio para produzir glicose-1-fosfato (Voet; Voet, 2013).
2. **Enzima desramificadora de glicogênio**: remove as ramificações do glicogênio, hidrolisando as unidades glicosídicas com ligações α ($1 \rightarrow 6$), produzindo glicose. Em torno de 92% dos resíduos de glicose do glicogênio são convertidos em glicose-1-fosfato. O restante, (8%) constitui os pontos de ramificação, que são transformados em glicose (Voet; Voet, 2013).
3. **Fosfoglicomutase**: transforma glicose-1-fosfato em glicose-6-fosfato (Voet; Voet, 2013).

A finalidade da degradação do glicogênio é fornecer glicose para a via glicolítica para a produção de energia. As células musculares empregam as próprias reservas de glicogênio como suprimento energético, e a glicose-6-fosfato gerada na glicogenólise entra, então, na segunda etapa da glicólise. No fígado, a glicose-6-fosfato é convertida em glicose pela glicose-6-fosfatase. Depois, a glicose é encaminhada para a corrente sanguínea, sendo transportada até os tecidos que dependem do fígado como fonte de energia (Brown, 2018). A Figura 3.43 apresenta de forma esquemática os eventos da glicogenólise.

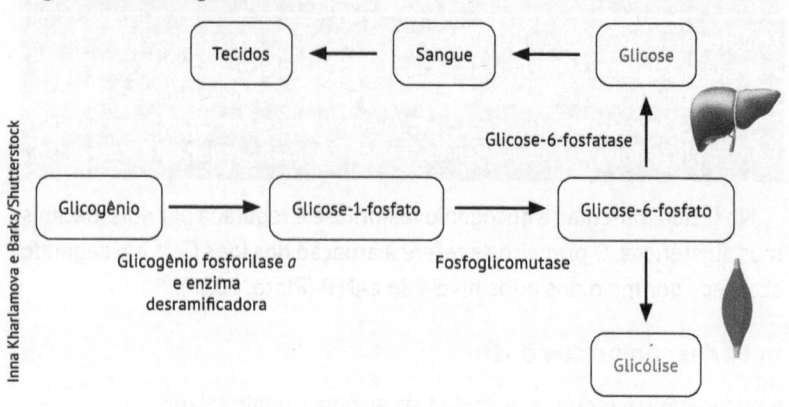

Figura 3.43 – Glicogenólise

```
Glicogênio ──► Glicose-1-fosfato ──► Glicose-6-fosfato ──► (Glicose ──► Sangue ──► Tecidos)
   Glicogênio fosforilase a      Fosfoglicomutase         Glicose-6-fosfatase
   e enzima desramificadora
                                                          Glicólise
```

Nesse esquema, podemos observar de forma esquemática a glicogenólise. Graças à ação da enzima glicogênio fosforilase *a* e da enzima desramificadora, o glicogênio é convertido em glicose-1-fosfato. Pela ação da enzima fosfoglicomutase, ocorre a produção da glicose-6-fosfato, que no músculo é encaminhada para o processo de glicólise para a produção de ATP. No fígado, pela ação da glicose-6-fosfatase, a glicose-6-fosfato é convertida em glicose, que alcança os tecidos pelo sangue e é empregada para a produção de ATP.

3.6 Informações adicionais sobre as reações bioquímicas para a produção de ATP

No decorrer deste capítulo, examinamos diferentes vias do metabolismo que convergem na formação de acetil-CoA. Assim, observamos que a partir da quebra de uma molécula de carboidrato, seja de glicose, seja de glicogênio, são formadas duas moléculas de piruvato por meio da glicólise. O piruvato, então, é convertido em acetil-CoA. Os ácidos graxos são quebrados por meio da β-oxidação, resultando também em moléculas de acetil-CoA.

A molécula de acetil-CoA é formada na mitocôndria, sendo fundamental para os organismos aeróbicos produzirem NADH e $FADH_2$ com a presença de oxigênio, que funciona como aceptor final de elétrons para a formação de ATP. Contudo, o excesso de acetil-CoA não é direcionado para a produção de ATP, pois esta é uma molécula instável.

Reações bioquímicas para a produção de adenosina trifosfato (ATP)

O aumento da produção de acetil-CoA nem sempre é um processo desejável, uma vez que existe a possibilidade de estímulo da via de produção de triacilgliceróis e de colesterol. O consumo demasiado de carboidratos como a glicose pode desencadear o desvio de acetil-CoA para a produção desses lipídios. A β-oxidação é outro fator que pode promover aumento de acetil-CoA, contribuindo para a formação de corpos cetônicos, que, em excesso, podem causar acidose metabólica, comum em pacientes diabéticos.

No paciente diabético tipo 1, o pâncreas não produz a insulina. Com isso, a glicose não é absorvida pelas células insulinodependentes (tecidos musculoesquelético, adiposo e cardíaco). Desse modo, para a produção de ATP, a lipólise é acionada. O fígado recorre à β-oxidação para a produção de ATP, e o excesso de acetil-CoA promovido por esse processo estimula a produção de corpos cetônicos, sendo estes últimos encaminhados para os tecidos para a produção de ATP. A produção de corpos cetônicos de forma contínua em pacientes não tratados causa cetoacidose. Na Figura 3.44, ilustramos de forma esquemática o metabolismo do paciente diabético tipo 1 não tratado.

Figura 3.44 – Metabolismo no paciente diabético tipo 1 não tratado

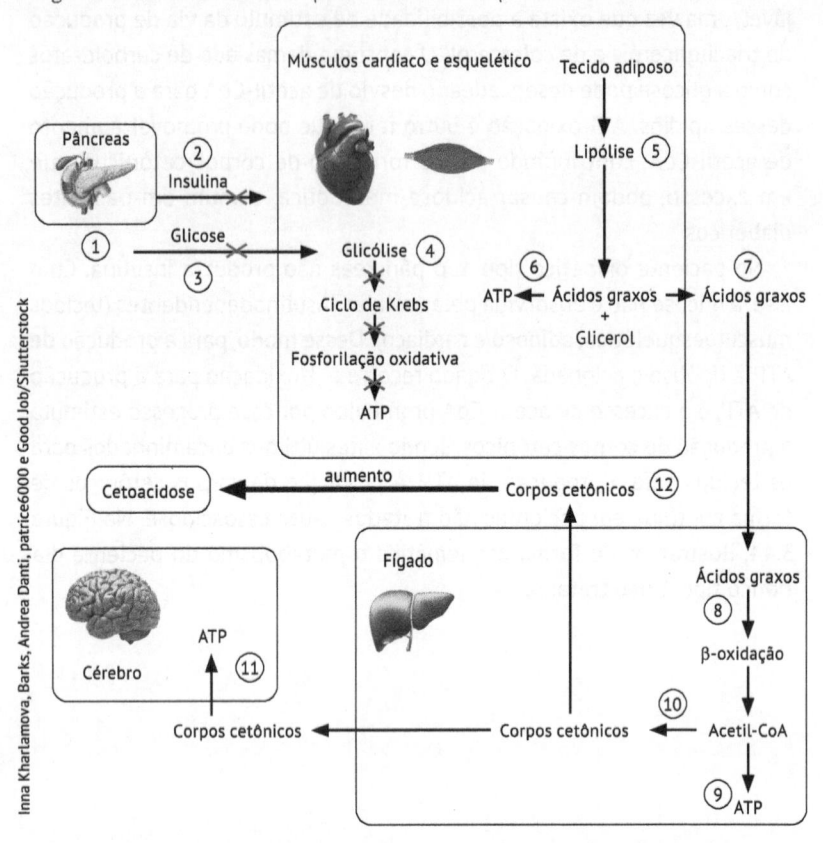

Nota: 1. O pâncreas não produz insulina. / 2. A insulina não se liga a seu receptor nas células. / 3. A glicose não é absorvida pelas células insulinodependentes. / 4. A glicólise, o ciclo de Krebs e a fosforilação oxidativa não ocorrem e, por consequência, não há produção de ATP a partir da glicose. / 5. Ocorre o processo de lipólise, que produz ácidos graxos e glicerol. / 6. Nas células, os ácidos graxos são utilizados para a produção de ATP. / 7. Os ácidos graxos são transportados para o fígado. / 8. No fígado, ocorre a β-oxidação dos ácidos graxos, formando acetil-CoA. / 9. A acetil-CoA é utilizada para a produção de ATP. / 10. O excesso de acetil-CoA é convertido em corpos cetônicos. / 11. Os corpos cetônicos são encaminhados para os tecidos para a produção de ATP. / 12. O excesso de corpos cetônicos provoca cetoacidose.

Reações bioquímicas para a produção de adenosina trifosfato (ATP)

Síntese

Neste capítulo, abordamos as principais reações bioquímicas para a produção de ATP. O corpo humano obtém energia por meio dos alimentos mediante o metabolismo de carboidratos, lipídios e aminoácidos. A via glicolítica, o ciclo do ácido cítrico e a cadeia respiratória são processos que realizam a conversão da energia retida nessas moléculas para a produção de ATP.

Para a obtenção de ATP, carboidratos e lipídios são degradados para um intermediário comum, a acetil-CoA. Essa molécula reage com o oxaloacetato, originando o citrato e dando início ao ciclo do ácido cítrico. No decorrer do ciclo do ácido cítrico, as formas oxidadas de NAD^+ e FAD são reduzidas a NADH e $FADH_2$, formando H^+.

Na cadeia respiratória, NADH e $FADH_2$ promovem um transporte de elétrons nos complexos I, II, III e IV, ensejando um fluxo de prótons da matriz mitocondrial ao espaço intermembranas. O oxigênio é o aceptor final desses elétrons, reagindo com H^+ e formando água. Os prótons H^+ fluem de volta para a matriz mitocondrial pelo complexo V, e a enzima ATP sintase sintetiza ATP usando a energia do gradiente de H^+.

Constatamos a forte influência hormonal sobre as vias metabólicas associadas principalmente à concentração de glicose no sangue. Verificamos que a insulina é produzida pelo pâncreas, sendo liberada na hiperglicemia. A insulina estimula a entrada da glicose em células musculares e adiposas e incita a síntese de glicogênio no fígado e no músculo. O glicogênio é um polissacarídeo de reserva que será empregado no jejum para a produção de glicose e de ATP. O glucagon é também produzido pelo pâncreas, sendo liberado na corrente sanguínea na hipoglicemia. Esse hormônio estimula a glicogenólise e a lipólise.

Questões para revisão

1. Moléculas energéticas, como carboidratos e triacilgliceróis, são metabolizadas por uma série de reações de oxidação, levando à produção de dióxido de carbono e de água para a produção de ATP. Considerando as vias metabólicas para a produção de ATP, avalie as sentenças a seguir, marcando V para as verdadeiras e F para as falsas:

( ) Na cadeia respiratória, o NADH é o aceptor final de elétrons.
( ) A β-oxidação dos ácidos graxos é estimulada pela insulina.
( ) A acetil-CoA é produzida a partir do piruvato.
( ) A glicogenólise é estimulada pela ação do glucagon.

Agora, assinale a alternativa que corresponde à sequência correta de preenchimento dos parênteses, de cima para baixo:

a. F, F, F, V.
b. F, V, F, F.
c. V, F, V, V.
d. V, V, F, F.
e. F, F, V, V.

2. Qual dos seguintes efeitos sobre o metabolismo dos lipídios nos adipócitos está relacionado com a ação do glucagon?
   a. Inibição da glicólise.
   b. Ativação da adenilato ciclase.
   c. Conversão de cAMP em AMP pela fosfodiesterase.
   d. Diminuição da produção de acetil-CoA.
   e. Aumento da produção de glicogênio.

3. Com base no conteúdo deste capítulo, enumere, na ordem sequencial, as explicações que se relacionam a cada um dos elementos a seguir:

   1. ATP
   2. FAD
   3. Fumarato
   4. Oxalacetato
   5. Carnitina

   ( ) É necessário(a) na primeira fase da glicólise.
   ( ) Realiza o transporte de ácidos graxos para a matriz mitocondrial.
   ( ) É reduzido(a) na β-oxidação.
   ( ) É produzido(a) no ciclo de Krebs.
   ( ) Reage com acetil-CoA e forma o ácido cítrico.

Reações bioquímicas para a produção de adenosina trifosfato (ATP)

Agora, selecione a alternativa que corresponde à sequência correta de preenchimento dos parênteses, de cima para baixo:

a. 1, 4, 5, 2, 3.
b. 1, 5, 2, 3, 4.
c. 2, 5, 1, 4, 3.
d. 3, 2, 4, 1, 3.
e. 3, 1, 5, 2, 4.

4. Explique como o cAMP interfere no metabolismo do glicogênio.
5. Explique como a frutose é metabolizada para a produção de ATP.

Questões para reflexão

1. O aprendizado sobre as vias metabólicas empregadas para a produção de ATP pode ser utilizado para a elaboração de estratégias na prevenção e/ou tratamento de certas enfermidades. Um exemplo é na odontologia, em que se recomenda:

   a. o uso de adoçantes em substituição ao açúcar, uma vez que adoçantes podem ser utilizados como fonte de energia pelas bactérias presentes no biofilme dentário.
   b. o uso de flúor como inibidor da via glicolítica de bactérias presentes no biofilme dentário.
   c. o uso de adoçantes para aumentar a produção de ácidos por bactérias presentes no biofilme dentário, reduzindo ou prevenindo o processo de desmineralização dos dentes.
   d. o uso de substâncias ácidas que diminuem a desmineralização dos dentes.
   e. o uso de flúor para estimular a cadeia transportadora de elétrons nas bactérias presentes no biofilme.

2. Descreva como a intoxicação por arsênio interfere no metabolismo energético.

3. O beribéri é um distúrbio cardiovascular e neurológico causado pela deficiência dietética de tiamina (vitamina B1). Explique qual é a importância da tiamina no metabolismo energético.

4. Muitas das doenças do armazenamento do glicogênio podem ser diagnosticadas por meio de testes das enzimas do metabolismo do glicogênio. Qual é a enzima responsável pela doença de depósito de glicogênio tipo I (doença de Von Gierke)? Qual é a consequência da deficiência dessa enzima?
5. Diabetes *mellitus* é um importante e crescente problema de saúde no mundo. O aumento da incidência da doença está associado a vários fatores, como sedentarismo e excesso de peso, além de fatores genéticos. O que causa a hiperglicemia observada em pacientes com diabetes?

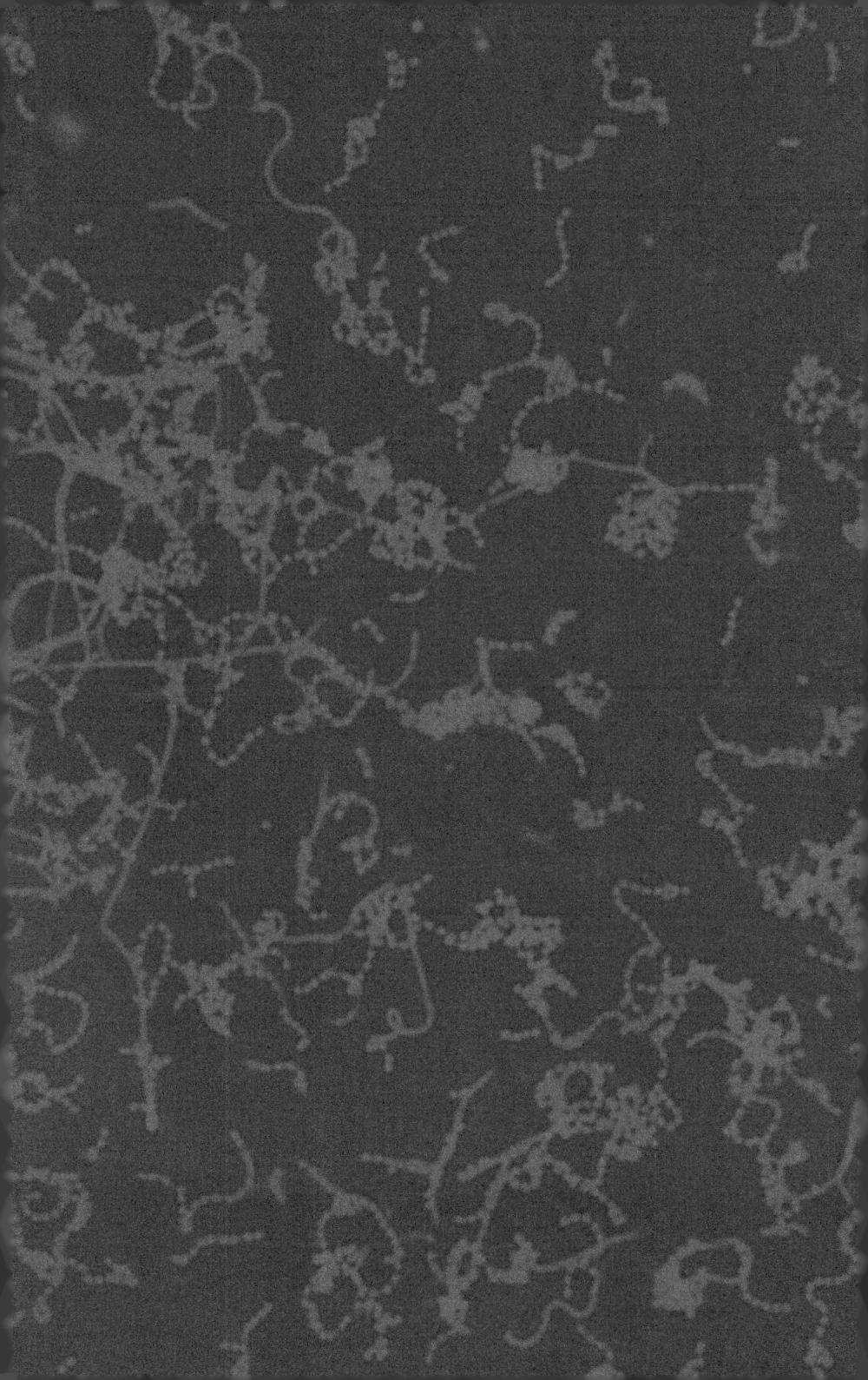

Capítulo 4

Metabolismo

Cristina Peitz de Lima

Conteúdos do capítulo

- » Fermentação.
- » Ciclo de Cori.
- » Ciclo da glicose alanina.
- » Síntese de biomoléculas e outras vias metabólicas.
- » Gliconeogênese.
- » Ciclo da ureia.
- » Integração do metabolismo.

Após o estudo deste capítulo, você será capaz de:

1. explicar o destino do piruvato em anaerobiose em bactérias e leveduras;
2. indicar a importância do ciclo de Cori e do ciclo da glicose alanina no metabolismo energético;
3. entender o uso de acetil-CoA no processo de lipogênese;
4. reconhecer a importância da gliconeogênese durante o jejum;
5. descrever a formação de corpos cetônicos;
6. compreender a importância da via das pentoses;
7. detalhar o ciclo da ureia e o transporte de amônia do músculo ao fígado;
8. explicar a influência do controle hormonal no metabolismo energético;
9. verificar como as diferentes vias metabólicas se integram.

4.1 Fermentação

No Capítulo 3, explicamos que as reações da via glicolítica (glicólise) se desenvolvem no citoplasma da célula. Com o processo de glicólise, ocorre a formação de duas moléculas de piruvato, que é transportado até a mitocôndria. Na matriz mitocondrial, acontece a conversão do piruvato em acetil-CoA, dando início ao ciclo de Krebs. A seguir, NADH e $FADH_2$ são formados e utilizados para promover o transporte de elétrons nos complexos I, II, III e IV. Ocorre um fluxo de prótons da matriz mitocondrial ao espaço intermembranas. O oxigênio é o aceptor final desses elétrons. Os prótons fluem de volta para a matriz mitocondrial pelo complexo V, e a enzima ATP sintase sintetiza adenosina trifosfato (ATP) usando a energia do gradiente de prótons. Na Figura 4.1, ilustramos de forma esquemática o processo aeróbico de produção de ATP.

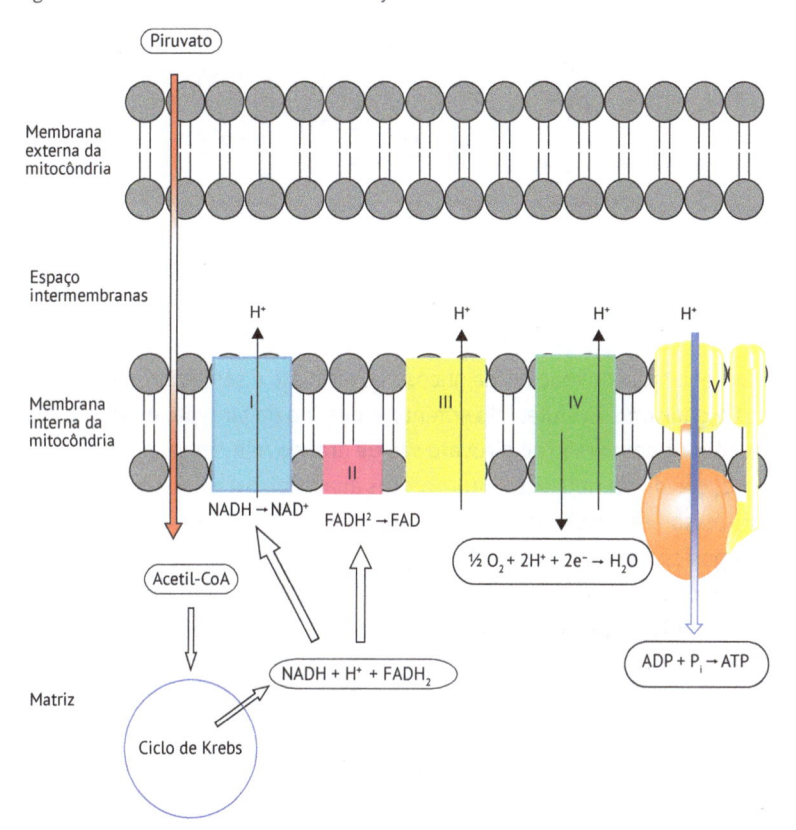

Figura 4.1 – Processo aeróbico de obtenção de ATP

O saldo energético da glicólise com a clivagem de uma molécula de glicose é de 2 ATP e 1 NADH. Esse processo prescinde de oxigênio (O_2), podendo, portanto, acontecer em condições anaeróbicas. O principal problema do processo anaeróbico reside no fato de que, se o NADH não for reoxidado, o suprimento de NAD^+ poderá ficar comprometido, inviabilizando a glicólise. O NAD^+ é um substrato na etapa 6 da glicólise (Figura 4.2), e a escassez de NAD^+ pode bloquear a glicólise antes de a via alcançar as etapas em que ocorre produção de ATP (Brown, 2018).

Figura 4.2 – Etapa 6 da glicólise

$$\text{gliceraldeído-3-fosfato} \xrightarrow[\text{desidrogenase}]{\text{NAD}^+ + P_i \quad \text{NADH} + H^+ \atop \text{gliceraldeído-3-fosfato}} \text{1,3-bisfosfoglicerato}$$

Nota: O gliceraldeído-3-fosfato é convertido em 1,3-bisfosfoglicerato pela ação da enzima gliceraldeído-3-fosfato desidrogenase. Ocorre a formação de NADH, que usa NAD⁺ como substrato.

A sequência de reações da glicose ao piruvato é semelhante na maioria dos organismos e células. No entanto, o destino do piruvato é variável. Três reações de conversão do piruvato são de grande relevância, promovendo a produção de etanol, lactato (processos anaeróbicos) e dióxido de carbono (processo aeróbico) (Berg; Tymoczko; Stryer, 2017): "Dois processos para a reposição anaeróbica do NAD⁺ podem ser realizados, a fermentação alcoólica e a fermentação homoláctica, que acontecem em leveduras e no músculo respectivamente" (Voet; Voet, 2013, p. 635).

Figura 4.3 – Emprego e formação de NAD⁺ no processo anaeróbio

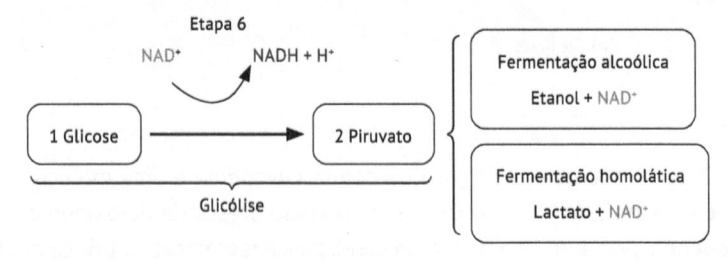

Nota: Durante a glicólise, o NAD⁺ é usado na formação do NADH (etapa 6). A regeneração do NAD⁺ acontece na fermentação alcoólica (com a produção de etanol e NAD⁺) ou na fermentação homoláctica (com a produção de lactato e NAD⁺).

4.1.1 Fermentação alcoólica

Nas leveduras e em algumas bactérias, o NAD⁺ é regenerado na redução do piruvato a etanol mediante a ação da álcool desidrogenase (ADH). Inicialmente, o piruvato é descarboxilado pela piruvato descarboxilase, formando acetaldeído (Cozzolino; Cominetti, 2013). A segunda etapa é a redução do acetaldeído a etanol pelo NADH, em uma reação catalisada pela álcool desidrogenase. Tal processo regenera NAD$^+$ (Berg; Tymoczko; Stryer, 2017). Dessa forma, os produtos da fermentação alcoólica são NAD$^+$, etanol e dióxido de carbono (Brown, 2018). O processo de formação de etanol a partir do piruvato está representado na Figura 4.4.

Figura 4.4 – Fermentação alcoólica

piruvato — piruvato descarboxilase / H$^+$, CO$_2$ → acetaldeído — álcool desidrogenase / NADH + H$^+$, NAD$^+$ → etanol

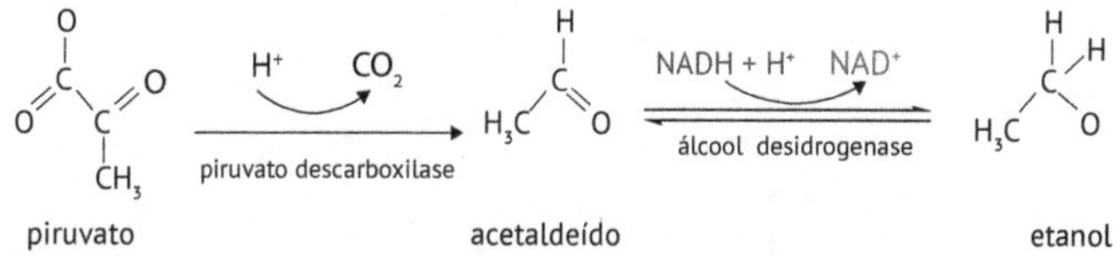

Nessa figura, apresentamos as reações que ocorrem na fermentação alcoólica a partir do piruvato. Inicialmente, pela ação da piruvato descarboxilase, o piruvato é convertido em acetaldeído, com desprendimento de CO$_2$. Pela ação da álcool desidrogenase, o acetaldeído é convertido em etanol. Sucede, então, a regeneração do NAD$^+$.

A levedura *Saccharomyces cerevisiae* é um organismo anaeróbio facultativo. Se não houver disponibilidade de oxigênio, as leveduras podem utilizar a fermentação para regenerar o NAD$^+$, permitindo que continuem produzindo ATP (Brown, 2018). A Figura 4.5, a seguir, representa esse processo anaeróbico.

Figura 4.5 – Formação de etanol a partir da glicose

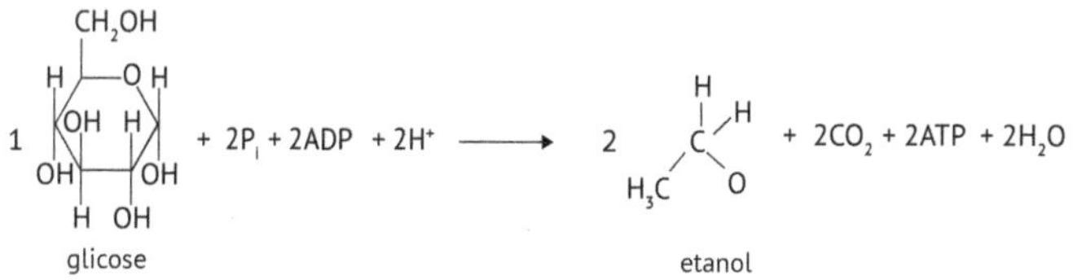

glicose + 2P$_i$ + 2ADP + 2H$^+$ → 2 etanol + 2CO$_2$ + 2ATP + 2H$_2$O

Nota: Para a formação de duas moléculas de etanol, é necessária uma molécula de glicose. São formados 2 CO$_2$, 2 ATP e 2 H$_2$O em um processo anaeróbico.

O etanol é tóxico e muitas das leveduras morrem quando a concentração de etanol no meio alcança cerca de 12% (concentração aproximada em vinhos) (Baynes; Dominiczak, 2015). Contudo, a fermentação alcoólica para as leveduras oferece um benefício prático que a homoláctica não promove. A levedura emprega o etanol como uma espécie de antibiótico para eliminar microrganismos competidores, uma vez que poucos organismos sobrevivem em concentrações de etanol superiores a 5% (Voet; Voet, 2013).

> **Curiosidade**
>
> Para os seres humanos, a importância comercial da fermentação alcoólica reside na síntese do subproduto, o etanol. O uso da levedura para produzir etanol foi o primeiro exemplo de biotecnologia pré-histórica. As bebidas alcoólicas são obtidas quando as leveduras realizam a fermentação alcoólica do açúcar contido em produtos naturais, como uvas, na produção de vinho (Brown, 2018). Outrossim, a massa dos pães é fermentada por leveduras. Nesse caso, o importante é a geração de gás carbônico (CO_2) pelos microrganismos, que faz a massa crescer, permitindo obter pães com maior volume e melhor textura (Koblitz, 2019).

4.1.2 Fermentação homoláctica (láctica)

O lactato é sintetizado a partir do piruvato em diversos microrganismos em um processo denominado *fermentação láctica* ou *homoláctica*. A reação também ocorre nas células de organismos superiores quando a concentração de oxigênio é limitada, como nas células musculares durante atividade intensa (Berg; Tymoczko; Stryer, 2017). A reação global na conversão de glicose a lactato pode ser visualizada na Figura 4.6.

Figura 4.6 – Equação geral da conversão de glicose a lactato

$$\text{1 glicose} + 2P_i + 2ADP \longrightarrow 2 \text{ lactato} + 2ATP + 2H_2O$$

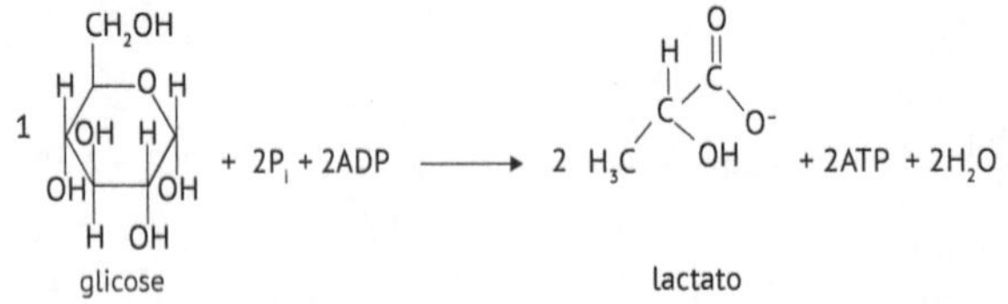

Nota: Para a formação de duas moléculas de lactato, é necessária uma molécula de glicose. São formados 2 ATP e 2 H_2O em um processo anaeróbico.

A fermentação láctica consiste na redução do piruvato a lactato, catalisada pela enzima lactato desidrogenase (LDH), com a oxidação de NADH, regenerando o NAD^+. Esse processo ocorre nas hemácias, nas fibras musculares quando o suprimento de oxigênio está reduzido em decorrência de esforço intenso e nas fibras musculares de contração rápida (brancas) (Cozzolino; Cominetti, 2013). A Figura 4.7 ilustra a formação de lactato a partir do piruvato.

Figura 4.7 – Fermentação homoláctica

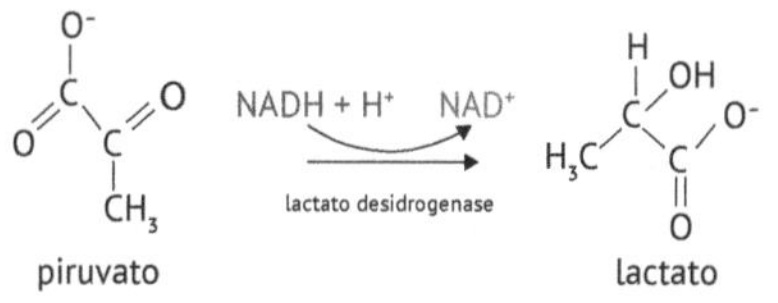

piruvato → (NADH + H⁺ → NAD⁺, lactato desidrogenase) → lactato

Nota: O NADH utilizado na redução é produzido durante a glicólise, na etapa 6, na oxidação do gliceraldeído-3-fosfato a 1,3-bisfosfoglicerato (Motta, 2011) (Figura 4.2).

No músculo, especialmente durante atividades físicas intensas, quando a demanda de ATP é alta e o oxigênio é limitado, a LDH catalisa a oxidação de NADH pelo piruvato para produzir NAD⁺ e lactato (Voet; Voet, 2013). Nesse processo, também é gerado H⁺ (Vieira, 2003). Grande parte do lactato, o produto da glicólise anaeróbia, é enviada da célula muscular pelo sangue até o fígado, onde é reconvertido em glicose (Voet; Voet, 2013).

A fermentação é um processo anaeróbico em que uma molécula de glicose produz duas de ATP, e a fosforilação oxidativa é um processo aeróbico em que uma molécula de glicose produz 38 de ATP. Desse modo, a fermentação emprega a glicose de forma mais abundante que a fosforilação oxidativa (Voet; Voet, 2013). Louis Pasteur (1822-1895) foi o primeiro a verificar que leveduras consomem mais glicose em condições anaeróbicas do que aeróbicas (Nelson; Cox, 2019). Isso é conhecido como *efeito Pasteur*. A velocidade de produção de ATP na fermentação anaeróbica é até 100 vezes superior à observada na fosforilação oxidativa (Voet; Voet, 2013).

A fermentação láctica, assim como a fermentação alcoólica, é aproveitada na produção de alimentos. Muitas bactérias conseguem fermentar o leite produzindo ácido lático. São produtos à base de leite fermentado: iogurte, coalhada, *kefir*, entre outros, sendo o queijo também um produto obtido por meio da fermentação láctica (Malajovich, 2016).

4.2 Ciclo de Cori e ciclo da glicose alanina

Durante um jejum prolongado, as reservas hepáticas de glicogênio são completamente utilizadas. A glicose, então, é produzida a partir de precursores não glicídicos. A formação de glicose não ocorre por simples reversão da glicólise, pois o equilíbrio geral da glicólise favorece a geração de piruvato.

A glicose é produzida, portanto, a partir de uma via especial, a gliconeogênese (Ferrier, 2019), que compreende a síntese de glicose com o emprego de precursores como lactato, glicerol, alanina e glutamina (Motta, 2011). O ciclo de Cori e o ciclo da glicose alanina fazem parte do conjunto de reações da gliconeogênese.

4.2.1 Ciclo de Cori

O oxigênio pode se tornar escasso nos músculos depois de um período prolongado de exercício. Nessa situação, o ciclo do ácido cítrico e a fosforilação oxidativa são processos ineficazes para reconstituir em tempo todo o NAD^+ necessário para manter a glicólise em sua atividade máxima. Para diminuir esse transtorno, parte do piruvato, que agora está acumulado nas células musculares, é transformado em lactato (Brown, 2018).

A enzima lactato desidrogenase catalisa a redução do piruvato a lactato pelo $NADH + H^+$, regenerando o NAD^+. Grande parte do lactato é encaminhada para o fígado para ser empregada como substrato para a gliconeogênese (Baynes; Dominiczak, 2015).

A glicose produzida é encaminhada para a circulação, sendo captada pelas células do músculo esquelético para restaurar os teores de glicose para a atividade muscular. Essas reações constituem o ciclo de Cori (Motta, 2011), conforme expresso na Figura 4.8, na qual se observam duas vias, a glicólise e a gliconeogênese, em diferentes órgãos (Bettelheim et al., 2012).

Curiosidade

"O ciclo de reações que incluem a conversão de glicose em lactato no músculo e a conversão de lactato em glicose no fígado é chamado de Ciclo de Cori, em homenagem a Carl e Gerty Cori, cujos estudos, nas décadas de 1930 e 1940, elucidaram a via e o seu papel" (Nelson; Cox, 2019, p. 554).

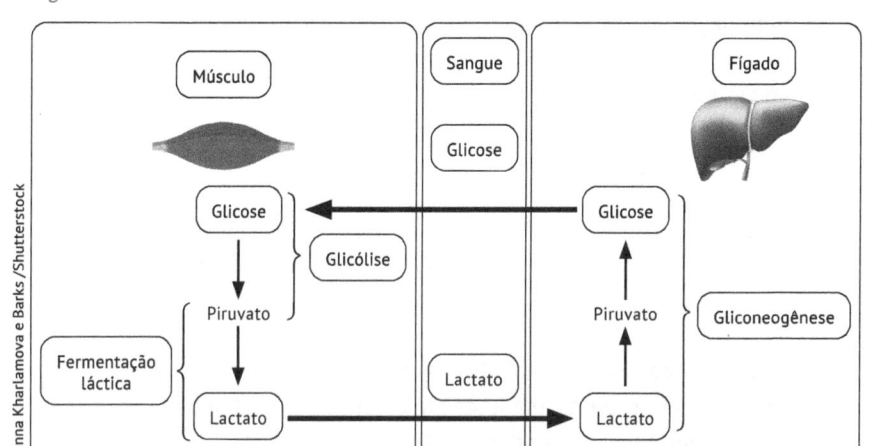

Figura 4.8 – Ciclo de Cori

No ciclo de Cori, no interior do músculo, ocorre a produção de piruvato por meio da glicólise. O piruvato é convertido em lactato mediante a fermentação láctica. O lactato é encaminhado pelo sangue até o fígado, onde é convertido em piruvato, que é transformado em glicose, pelo processo de gliconeogênese. A glicose é encaminhada para o músculo para a produção de ATP.

4.2.2 Ciclo da glicose alanina

No jejum, o glicogênio hepático é convertido em glicose-6-fosfato, que é transformado em glicose. A síntese da glicose no fígado por meio da glicogenólise reabastece o suprimento de glicose no sangue. Nos músculos, a glicose-6-fosfato obtida na glicogenólise entra diretamente na glicólise para a produção de ATP (Campbell; Farrell, 2015).

No entanto, durante o jejum, o glicogênio do músculo pode ser empregado para a produção de glicose no fígado. Segundo Nelson e Cox (2019, p. 683), "O músculo e alguns outros tecidos degradam aminoácidos como combustível, os grupos amina são então coletados na forma de glutamato por transaminação. O glutamato pode ser transformado em glutamina para transporte ao fígado, ou pode transferir seu grupo a-amina para o piruvato".

O piruvato passa por um processo de transaminação, formando alanina, pela ação da alanina aminotransferase. Esse aminoácido é transferido para o fígado (Rodwell et al., 2017). No citoplasma dos hepatócitos, a alanina aminotransferase transfere o grupo amina da alanina para o α-cetoglutarato, produzindo glutamato e piruvato (Nelson; Cox, 2019), como observado na equação (Figura 4.9).

Figura 4.9 – Conversão da alanina em piruvato no hepatócito

O piruvato, por meio da gliconeogênese, gera glicose, que é utilizada, principalmente, para a manutenção da glicemia, mas pode também retornar aos músculos ou ser degradada pela via glicolítica. Esse mecanismo é denominado *ciclo da glicose alanina* (Figura 4.10) e transporta NH_4^+ para o fígado para a síntese de ureia (Motta, 2011). A ATP necessária para a síntese hepática de glicose a partir do piruvato provém da β-oxidação dos ácidos graxos (Rodwell et al., 2017). Durante o jejum, a glicose produzida no fígado por meio do ciclo da glicose alanina é também empregada por outros tecidos periféricos, quebrando o ciclo (Voet; Voet, 2013).

Figura 4.10 – Ciclo da glicose alanina

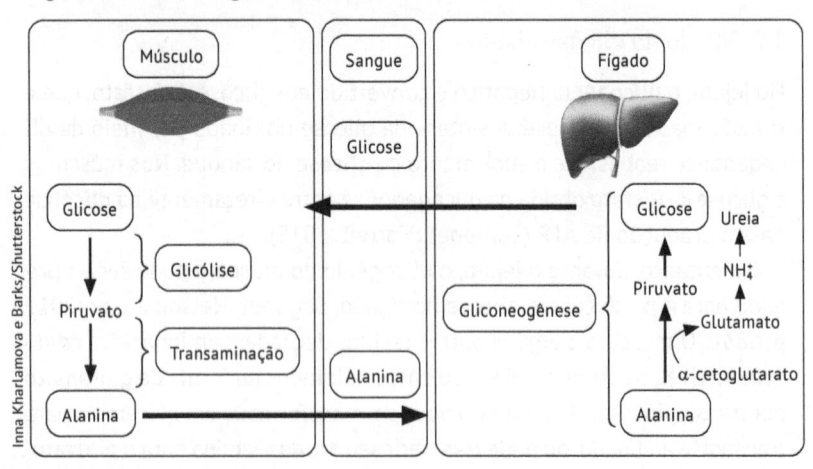

No ciclo da glicose alanina, no interior do músculo, a glicose é empregada para a produção de piruvato por meio da glicólise e, por um processo de transaminação, é formada a alanina. A alanina é encaminhada pelo sangue ao fígado e, depois, transformada em piruvato, que é convertido em glicose na gliconeogênese. O grupamento NH_4^+ da alanina é convertido em ureia.

Com o prolongamento do estado de jejum, o organismo fica dependente da gliconeogênese hepática, utilizando principalmente glicerol, lactato e aminoácidos. Nesse momento, o ciclo de Cori e o ciclo da glicose alanina desempenham um papel fundamental. Esses ciclos transferem energia a partir da β-oxidação no fígado para tecidos periféricos que não conseguem realizar a oxidação dos ácidos graxos para a produção de ATP (Cozzolino; Cominetti, 2013).

4.3 Síntese de biomoléculas e via das pentoses-fosfato

A molécula de acetil-CoA obtida com o metabolismo da glicose pode ser empregada para a produção de lipídios como o colesterol e os triacilgliceróis, eventos que são estimulados no estado alimentado. Para isso, é importante a presença de nicotinamida adenina dinucleótido fosfato (NADPH). A via das pentoses-fosfato fornece o NADPH necessário para a lipogênese. Já no estado de jejum prolongado, os triacilgliceróis fornecem acetil-CoA para a síntese de corpos cetônicos.

4.3.1 Transporte de acetil-CoA para o citoplasma

O excesso de acetil-CoA leva ao desvio da síntese de ATP para a produção de ácidos graxos e colesterol. Para tanto, a acetil-CoA produzida na matriz mitocondrial deve ir para o citoplasma. A acetil-CoA é incapaz de atravessar a membrana mitocondrial interna; dessa forma, o citrato que é formado pela combinação da acetil-CoA com o oxaloacetato é transportado para o citoplasma, pois a membrana mitocondrial dispõe de transportadores de citrato (Pinto, 2017).

Esses eventos acontecem quando os níveis de citrato na mitocôndria estão elevados, o que ocorre, de modo geral, no período pós-prandial, uma vez que a razão ATP/ADP está alta. Nesse momento, a ATP atua como inibidor alostérico da enzima isocitrato desidrogenase, ocasionando um acúmulo de citrato e isocitrato no interior da mitocôndria (Pinto, 2017).

No citoplasma, a enzima ATP citrato liase promove a clivagem do citrato em acetil-CoA e oxaloacetato (Rodwell et al., 2017). A Figura 4.11 representa de forma esquemática o transporte de acetil-CoA da matriz mitocondrial para o citoplasma.

Figura 4.11 – Transporte de acetil-CoA da matriz mitocondrial para o citoplasma

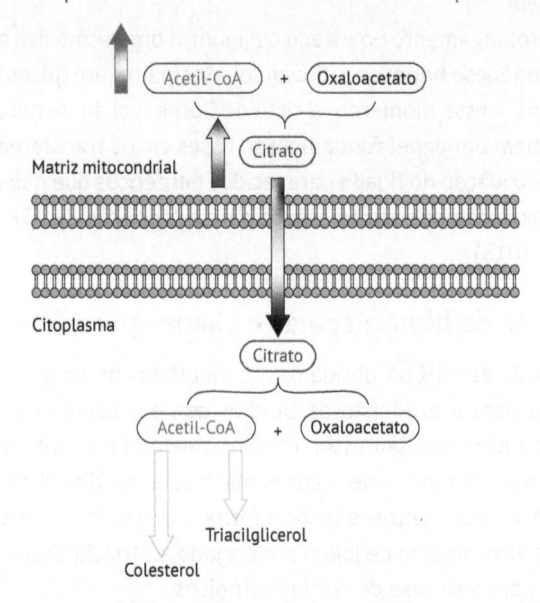

Como indica a Figura 4.11, o excesso da acetil-CoA na matriz mitocondrial reage com o oxaloacetato, formando citrato. O excesso de citrato é encaminhado para o citoplasma, onde é convertido em acetil-CoA e oxaloacetato. A acetil-CoA no citoplasma pode ser empregada para a síntese de colesterol e triacilglicerol.

4.3.2 Síntese de colesterol

O fígado é o principal local de produção de colesterol nos mamíferos, e o intestino também forma quantidades significativas (Berg; Tymoczko; Stryer, 2017). "O colesterol é produzido a partir de acetil-CoA e é precursor de outros esteroides como sais biliares e hormônios esteroides. A síntese do colesterol acontece no citosol e no retículo endoplasmático" (Motta, 2011, p. 303-304).

A produção de colesterol envolve muitas reações. Inicialmente no citosol, duas moléculas de acetil-CoA se condensam para formar acetoacetil-CoA em reação catalisada pela acetoacetil-CoA tiolase. Em seguida, a acetoacetil-CoA se condensa com uma terceira molécula de acetil-CoA para produzir o 3-hidroxi-3-metilglutaril-CoA (HMG-CoA), reação catalisada pela 3-hidroxi-3-metil-glutaril-CoA sintase (HMG-CoA sintase). A HMG-CoA sofre redução pelo NADPH e H⁺ para formar o mevalonato (um intermediário com seis átomos de carbono) pela ação da HMG-CoA redutase, enzima que é integrada à membrana do retículo endoplasmático liso (Motta, 2011). O NADPH e o H⁺ empregados na biossíntese do colesterol são provenientes da via das pentoses (Sanches; Nardy; Stella, 2012).

Em seguida, ocorre a descarboxilação do mevalonato, produzindo-se 1 unidade de isopreno de 5 carbonos. Seis unidades de isopreno se condensam para formar o esqualeno, que contém 30 átomos de carbono (Campbell; Farrell, 2015). O esqualeno sofre ciclização, originando o lanosterol, que é então convertido em colesterol, com 27 átomos de carbono (Silva; Oliveira; Soler, 2016).

Figura 4.12 – Síntese do colesterol

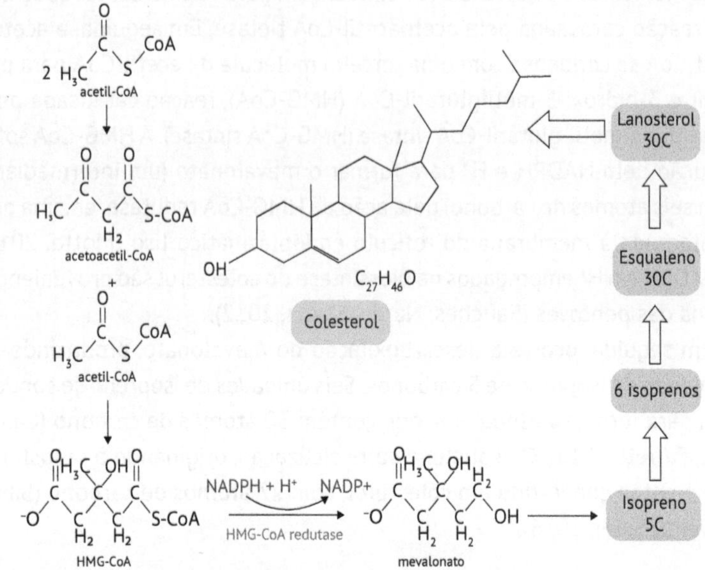

Na síntese do colesterol, como apresentado na Figura 4.12, a acetil-CoA é precursor do colesterol. São empregadas duas moléculas de acetil-CoA para a formação de acetoacetil-CoA, que é convertida em HMG-CoA com a adição de uma molécula de acetil-CoA. Aí é requerida a presença de NADPH + H⁺ na conversão de HMG-CoA em mevalonato. O isopreno (5C) é formado a partir do mevalonato e o esqualeno (30C) é produzido com seis unidades de isopreno. Ocorre o processo de ciclização, formando lanosterol (30C), que é convertido em colesterol (27C).

A HMG-CoA redutase é a principal enzima limitante da velocidade de síntese do colesterol (Motta, 2011). Substâncias nomeadas *estatinas* contêm um grupamento farmacofórico semelhante à HMG-CoA, permitindo sua ligação com a enzima HMG-CoA redutase, o que ocasiona uma inibição competitiva por desviar o substrato HMG-CoA do sítio de ligação da enzima.

Dessa forma, a produção do mevalonato é comprometida, o que promove a inibição da síntese de colesterol (Silva; Oliveira; Soler, 2016). As estatinas são os fármacos mais usados para o tratamento das hiperlipidemias em prevenção primária e secundária, com a finalidade de diminuir os níveis de lipoproteínas plasmáticas ricas em colesterol e reduzir os riscos de doenças cardiovasculares (Campo; Carvalho, 2007). As folhas da planta medicinal *Cynara scolymus* L., conhecida popularmente como *alcachofra*, também promovem a inibição da HMG-CoA redutase, contribuindo para a redução da síntese endógena de colesterol (Alonso, 2016).

As fibras solúveis também são capazes de reduzir os níveis plasmáticos de colesterol por inibição dessa mesma enzima. Essa ação é desencadeada pelos ácidos graxos de cadeia curta (AGCC), que são produtos do processo fermentativo que essas fibras sofrem no intestino. Quando os AGCC alcançam o fígado, diminuem a síntese hepática de colesterol por meio da redução da atividade da HMG-CoA-redutase (Pinto, 2017).

> **Preste atenção!**
>
> A HMG-CoA redutase é o principal ponto de controle para a síntese de colesterol. Os mecanismos de regulação dessa enzima compreendem a regulação da expressão gênica por esteróis, bem como a regulação hormonal (Ferrier, 2019).

A HMG-CoA redutase é regulada por um mecanismo de fosforilação e desfosforilação. A fosforilação diminui a atividade dessa enzima, que é desativada por uma proteína quinase ativada por cAMP (Berg; Tymoczko; Stryer, 2017).

A atividade da enzima HMG-CoA redutase é estimulada por concentrações aumentadas de NADPH + H^+ e ATP. Já o aumento das concentrações de mevalonato e colesterol diminui sua atividade (Sanches; Nardy; Stella, 2012).

A regulação hormonal é conduzida pela insulina e pelo glucagon. A insulina atua estimulando uma proteína fosfatase, que causa a desfosforilação da HMG-CoA redutase, ativando essa enzima. O glucagon, por meio do sistema proteína quinase, dependente do cAMP, fosforila a enzima, inibindo sua ação (Sanches; Nardy; Stella, 2012).

Figura 4.13 – Estimulação da síntese de colesterol

Insulina →(Ativação)→ Proteína fosfatase

HMG-CoA redutase inativa → HMG-CoA redutase ativa

Desfosforilação

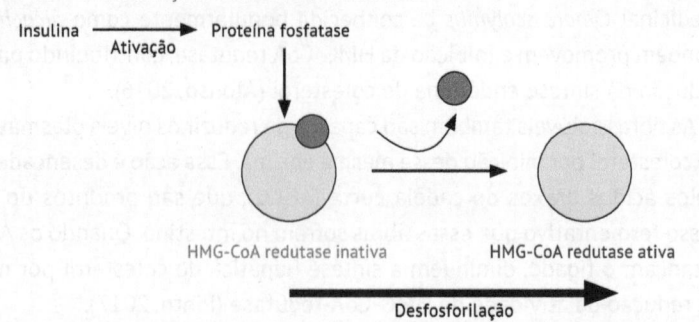

Na Figura 4.13, observamos a estimulação da síntese de colesterol. A insulina promove a ativação da proteína fosfatase, que remove um grupamento fosfato da enzima HMG-CoA redutase, ativando a enzima e estimulando a síntese de colesterol.

Figura 4.14 – Inibição da síntese de colesterol

Glucagon → cAMP →(Ativação)→ Proteína quinase A

HMG-CoA redutase ativa → HMG-CoA redutase inativa

Fosforilação

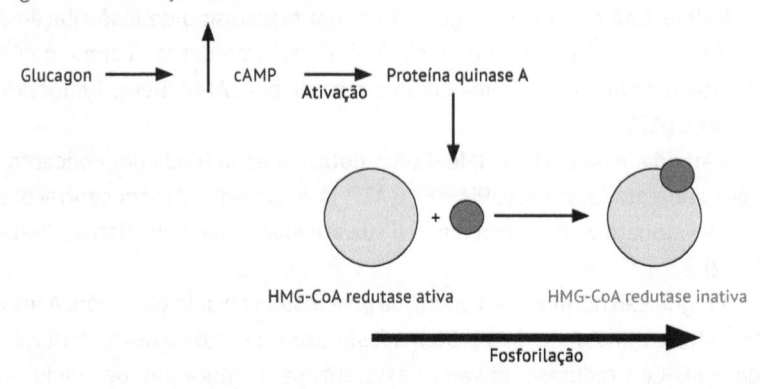

Na Figura 4.14, está representada a inibição da síntese de colesterol. O glucagon aumenta a produção de cAMP no fígado, promovendo a ativação da proteína quinase A. A proteína quinase A estimula a fosforilação da HMG-CoA redutase, inativando a enzima e inibindo a síntese de colesterol.

4.3.3 Síntese de triacilgliceróis

A síntese de ácidos graxos ocorre principalmente nos tecidos hepático e adiposo, sendo o fígado produtor de quantidades superiores de ácidos

Metabolismo

graxos. Essa síntese necessita de uma sequência de reações enzimáticas, ocorrendo no citosol a partir da acetil-CoA produzida na mitocôndria (Cozzolino; Cominetti, 2013).

No período pós-prandial, o fígado sintetiza ácidos graxos. Essa atividade é estimulada quando há grande quantidade de energia disponível na célula, ou seja, quando a relação ATP/ADP está elevada. Uma grande quantidade de NADPH, o agente redutor, é necessária para a síntese de ácidos graxos (Pinto, 2017).

Os ácidos graxos são sintetizados por um sistema ao qual cumpre a produção completa do palmitato a partir de acetil-CoA no citosol. Os cofatores necessários incluem NADPH, ATP, Mn^{2+}, biotina e HCO_3^- (fonte de CO_2). A acetil-CoA é o substrato, e o palmitato livre é o produto (Rodwell et al., 2017).

Inicialmente, a acetil-CoA é transformada em malonil-CoA (Sackheim; Lehman, 2001) "pela ação da enzima acetil-CoA carboxilase, que é uma enzima dependente de biotina. O processo ocorre em duas etapas, uma ativação de CO_2 e uma carboxilação" (Voet; Voet, 2013, p. 983). A Figura 4.15 representa de forma resumida a conversão de acetil-CoA em malonil-CoA.

Figura 4.15 – Formação de malonil-CoA

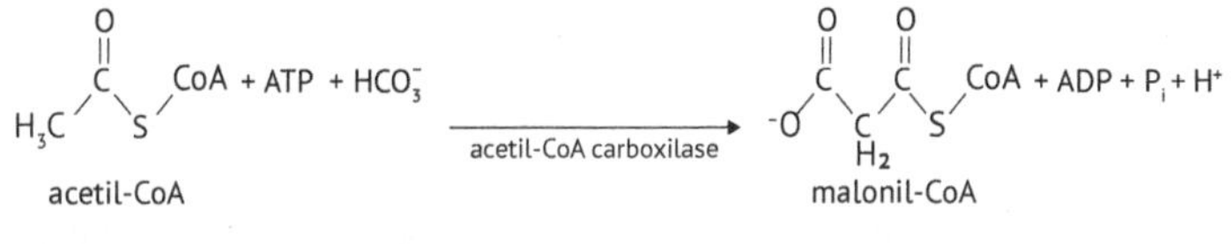

$$H_3C-\overset{\overset{O}{\|}}{C}-S-CoA + ATP + HCO_3^- \xrightarrow{\text{acetil-CoA carboxilase}} {}^-O-\overset{\overset{O}{\|}}{C}-\overset{}{C}H_2-\overset{\overset{O}{\|}}{C}-S-CoA + ADP + P_i + H^+$$

acetil-CoA   malonil-CoA

Fonte: Berg; Tymoczko; Stryer, 2017, p. 661.

Na fase seguinte, é demandado um complexo enzimático chamado *ácido graxo sintase* (Sackheim; Lehman, 2001). Um dos componentes desse complexo é a proteína carreadora de acila (ACP), que não tem atividade enzimática (Sanches; Nardy; Stella, 2012). A fase de alongamento da síntese de ácidos graxos começa com a formação de acetil-ACP e malonil-ACP, quando a acetil-CoA e o malonil-CoA são ligados neste complexo ACP (Berg; Tymoczko; Stryer 2017).

O malonil-ACP reage com outra molécula de acetil-ACP para formar o complexo acetoacetil-ACP. O grupo ceto no complexo acetoacetil é reduzido para o álcool pelo NADPH, formando D-3-hidroxibutiril-ACP (Berg;

Tymoczko; Stryer, 2017). As reações da via das pentoses-fosfato fornecem o NADPH requerido na produção de ácidos graxos (Rodwell et al., 2017).

Em seguida, o D-3-hidroxibutiril-ACP é desidratado para formar um composto insaturado crotonil-ACP, que é reduzido pelo NADPH para o composto saturado butiril-ACP. Outro ciclo começa com a condensação do butiril-ACP e do malonil-ACP (Berg; Tymoczko; Stryer, 2017) até a formação do ácido palmítico. A Figura 4.16 representa de forma esquemática a síntese do ácido palmítico a partir do malonil-ACP e do acetil-ACP.

Figura 4.16 – Síntese do ácido palmítico a partir do malonil-ACP e do acetil-ACP

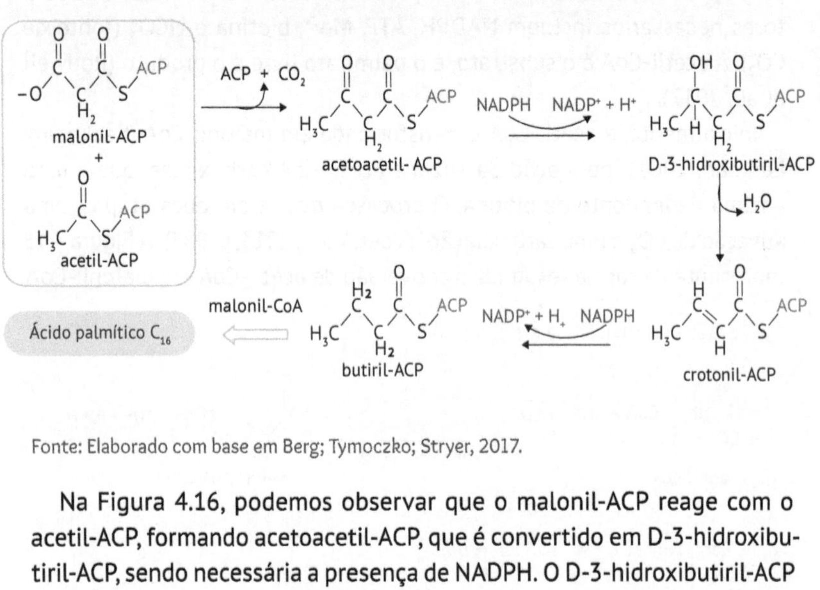

Fonte: Elaborado com base em Berg; Tymoczko; Stryer, 2017.

Na Figura 4.16, podemos observar que o malonil-ACP reage com o acetil-ACP, formando acetoacetil-ACP, que é convertido em D-3-hidroxibutiril-ACP, sendo necessária a presença de NADPH. O D-3-hidroxibutiril-ACP é transformado em crotonil-ACP, que é convertido em butiril-ACP, sendo necessária a presença novamente de NADPH. Outro ciclo se inicia com a condensação do butiril-ACP com o malonil-ACP. Na sequência, com novos ciclos, será formado o ácido palmítico.

O ácido palmítico é um ácido graxo saturado de cadeia longa com 16 carbonos (16:0). Após sua produção, ele pode ser posteriormente alongado pela adição de unidades de dois carbonos à extremidade carboxilada, principalmente no retículo endoplasmático liso. Além disso, as enzimas (acil-CoA dessaturases) também presentes no retículo endoplasmático liso ocasionam a dessaturação dos ácidos graxos de cadeia longa, formando as duplas ligações. Essas reações de dessaturação requerem oxigênio, NADH e citocromo b_5 (Ferrier, 2019).

Os ácidos graxos são esterificados por meio de seus grupos carboxila. Os três ácidos graxos que esterificam uma molécula de glicerol para formar um triacilglicerol geralmente são de tipos diferentes. Normalmente, o ácido graxo do carbono 1 é saturado, o do carbono 2 é insaturado e o do carbono 3 pode ser saturado ou insaturado (Ferrier, 2019). A síntese de triacilgliceróis acontece principalmente nos hepatócitos. Após sua produção, os triacilgliceróis são combinados com proteínas para formar complexos de lipoproteínas, que são transportados para o tecido adiposo (Brown, 2018).

A acetil-CoA carboxilase é uma enzima reguladora essencial para o metabolismo dos ácidos graxos. Ela é inativada por fosforilação e ativada por desfosforilação (Berg; Tymoczko; Stryer, 2017), estandó sujeita à regulação hormonal. O glucagon e a adrenalina promovem o aumento de cAMP, que ocasiona a fosforilação da enzima, tornando-a inativa. Já a insulina estimula a desfosforilação da acetil-CoA carboxilase, ativando a enzima (Voet; Voet, 2013). A acetil-CoA carboxilase também é estimulada alostericamente pelo citrato. O efeito estimulador do citrato é contrabalançado pela palmitoil-CoA, que está presente em concentrações elevadas quando há excesso de ácidos graxos (Berg; Tymoczko; Stryer, 2017). Segundo Campbell e Farrell (2015, p. 606),

> A malonil-CoA inibe fortemente a carnitina-acil-transferase na face externa da membrana mitocondrial interna. Isto evita um ciclo fútil, no qual os ácidos graxos seriam oxidados na mitocôndria para gerar acetil-CoA justamente para ser novamente transformados em ácidos graxos no citosol.

A Figura 4.17 apresenta de forma esquemática a regulação da síntese de ácidos graxos.

Figura 4.17 – Regulação da síntese de ácidos graxos

![Diagrama da regulação da acetil-CoA carboxilase: Insulina ativa a proteína fosfatase, que promove a desfosforilação da acetil-CoA carboxilase inativa, tornando-a ativa. Citrato estimula (+) e Palmitoil-CoA inibe (−) a acetil-CoA carboxilase. Glucagon e adrenalina aumentam cAMP, ativando a proteína quinase A, que fosforila a acetil-CoA carboxilase ativa, tornando-a inativa.]

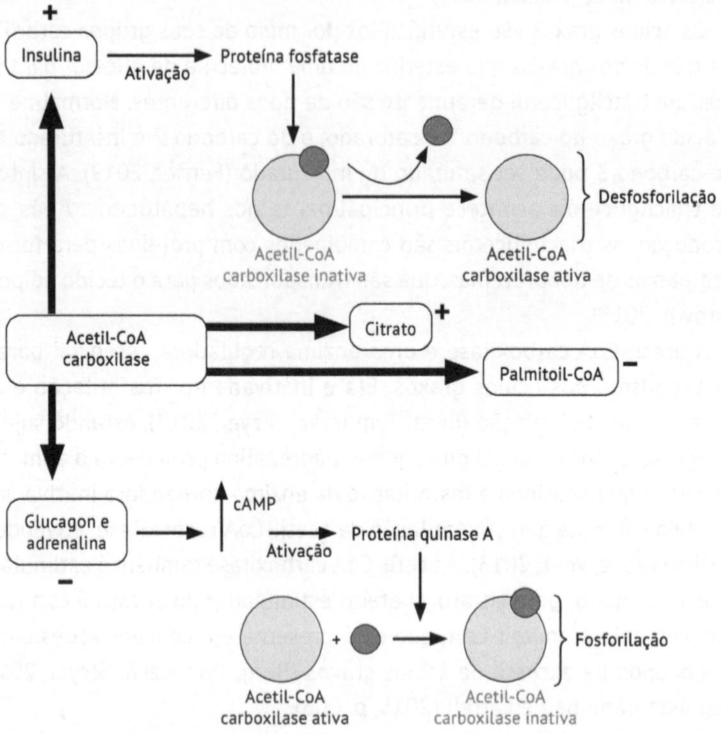

Na Figura 4.17, percebemos que a enzima acetil-CoA carboxilase é estimulada pela insulina e pelo citrato. A inulina provoca a ativação da proteína fosfatase, que promove a remoção do grupamento fosfato da acetil-CoA carboxilase, ativando a enzima para a síntese de ácidos graxos. O glucagon, a adrenalina e o palmitoil-CoA inibem a enzima acetil-CoA carboxilase, promovendo a inibição da síntese dos ácidos graxos. O glucagon e a adrenalina aumentam a concentração de cAMP, ocasionando a ativação da proteína quinase A, que causa a fosforilação da acetil-CoA carboxilase e a inativação da enzima.

4.3.4 Síntese de corpos cetônicos

A acetil-CoA produzida pela β-oxidação de ácidos graxos nas mitocôndrias do fígado pode ser oxidada no ciclo do ácido cítrico, porém ela pode ter outro direcionamento. Em um processo conhecido como *cetogênese*, a acetil-CoA é convertida em corpos cetônicos, produzindo acetoacetato, D-3-hidroxibutirato e acetona (Voet; Voet, 2013).

O acetoacetato e o D-3-hidroxibutirato são transportados pelo sangue aos tecidos, onde podem ser transformados novamente em acetil-CoA, que pode ser oxidada no ciclo do ácido cítrico para a produção de ATP (Ferrier, 2019). Esse processo de oxidação de corpos cetônicos é chamado *cetólise*. Assim, enquanto a cetogênese é um processo hepático, a cetólise é um processo muscular, cardíaco e que acontece em determinadas condições no cérebro (Sanches; Nardy; Stella, 2012). O cérebro, em condições normais, utiliza apenas a glicose como fonte de energia, contudo, ao longo de um jejum prolongado, os corpos cetônicos são a principal fonte para a produção de ATP (Voet; Voet, 2013).

> **Importante!**
>
> Os corpos cetônicos são considerados importantes fontes de energia para os tecidos periféricos, pois são solúveis em meio aquoso e, dessa forma, não precisam ser incorporados a lipoproteínas ou transportados pela albumina. São produzidos em situações em que a concentração de acetil-CoA ultrapassa a capacidade oxidativa do fígado (Ferrier, 2019).

O que pode desencadear a cetogênese é uma queda na concentração de oxaloacetato. Isso pode comprometer a capacidade do ciclo do ácido cítrico em utilizar a acetil-CoA, sendo promovida a β-oxidação dos aácidos graxos para a cetogênese (Rodwell et al., 2017). A acetil-CoA deve combinar-se com o oxaloacetato para entrar no ciclo do ácido cítrico. No entanto, a disponibilidade de oxaloacetato depende do suprimento adequado de carboidratos (Berg; Tymoczko; Stryer, 2017).

O oxaloacetato é geralmente produzido a partir do piruvato, que é o produto da degradação da glicose. Quando a quantidade de oxaloacetato é reduzida, a acetil-CoA não pode entrar no ciclo do ácido cítrico (Berg; Tymoczko; Stryer, 2017). A elevação da razão $NADH/NAD^+$, causada pelo aumento da β-oxidação dos ácidos graxos, interfere no equilíbrio entre o oxaloacetato e o malato, promovendo uma redução na concentração de oxaloacetato (Rodwell et al., 2017). Dessa maneira, a diminuição de carboidratos e o aumento da β-oxidação causam redução de oxaloacetato, impossibilitando a acetil-CoA de entrar no ciclo do ácido cítrico.

No jejum ou no diabetes *mellitus*, o oxaloacetato é consumido para formar glicose pela gliconeogênese, ficando assim indisponível para condensação com a acetil-CoA. Nessas condições, a acetil-CoA é desviada para a formação de acetoacetato e D-3-hidroxibutirato (Berg; Tymoczko; Stryer, 2017).

A cetogênese ocorre na matriz mitocondrial do hepatócito. Inicialmente, acontece a união de duas moléculas de acetil-CoA, que resulta na formação de acetoacetil-CoA, uma molécula com quatro átomos de carbono (Sanches; Nardy; Stella, 2012), reação catalisada pela tiolase (Voet; Voet, 2013).

Depois, ocorre a condensação de acetoacetil-CoA com uma terceira molécula de acetil-CoA pela HMG-CoA-sintase, formando-se o 3-hidroxi--3-metilglutaril-CoA (HMG-CoA) (Voet; Voet, 2013).

A seguir, a HMG-CoA é degradada a acetoacetato e acetil-CoA, uma clivagem catalisada pela HMG-CoA-liase. O acetoacetato pode ser reduzido a D-3-hidroxibutirato pela 3-hidroxibutirato-desidrogenase (Voet; Voet, 2013), ao mesmo tempo que ocorre a oxidação do NADH + H⁺ (Sanches; Nardy; Stella, 2012).

A Figura 4.18 apresenta as reações de formação de corpos cetônicos: acetoacetato, 3-hidroxibutirato e acetona. Inicialmente, duas moléculas de acetil-CoA formam acetoacetil-CoA, que é convertido em 3-hidroxi-3-metilglutaril-CoA com a adição de mais uma molécula de acetil-CoA. A partir do 3-hidroxi-3-metilglutaril-CoA, é formado o acetoacetato, que pode ser reduzido a 3-hidroxibutirato. A acetona é formada pela descarboxilação do acetoacetato.

Figura 4.18 – Formação de corpos cetônicos: acetoacetato, 3-hidroxibutirato e acetona

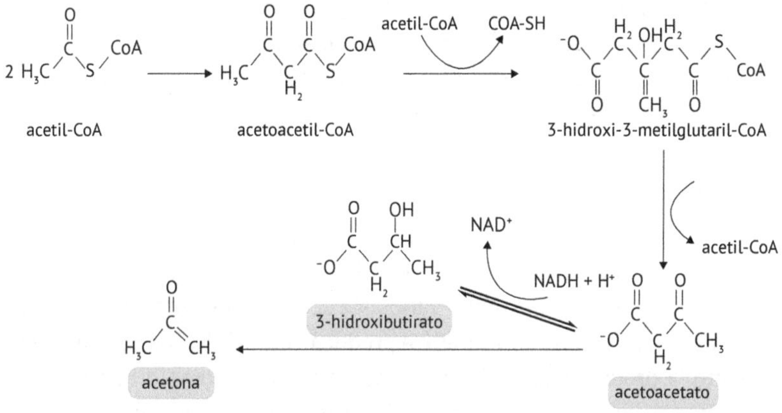

[Diagrama: 2 acetil-CoA → acetoacetil-CoA → (acetil-CoA, CoA-SH) → 3-hidroxi-3-metilglutaril-CoA → (acetil-CoA) → acetoacetato ⇌ (NAD⁺ / NADH + H⁺) 3-hidroxibutirato; acetoacetato → acetona]

Fonte: Elaborado com base em Berg; Tymoczko; Stryer, 2017.

O fígado libera acetoacetato e 3-hidroxibutirato para o sangue. Ao alcançarem os tecidos periféricos, os corpos cetônicos são usados como combustíveis, sendo convertidos em acetil-CoA (Voet; Voet, 2013).

O terceiro corpo cetônico formado é a acetona, que é sintetizada por meio da descarboxilação do acetoacetato (Motta, 2011). A acetona não é utilizada para a produção de ATP, e sua formação pode ser interpretada como uma forma de reduzir a queda de potencial de hidrogênio (pH) causada pelos demais corpos cetônicos. Quando o sangue passa pelos pulmões, a acetona é eliminada com o ar expirado, formando o dito *hálito cetônico* (Sanches; Nardy; Stella, 2012). A acetona também pode ser excretada pela urina. Os níveis de acetona são muito menores do que os de outros corpos cetônicos, equivalendo a 2% (Pinto, 2017).

A β-oxidação de ácidos graxos é a principal fonte de acetil-CoA para a síntese de corpos cetônicos. Entretanto, eles também podem ser produzidos por meio do catabolismo dos aminoácidos cetogênicos. As cadeias carbonadas desses aminoácidos são transformadas em acetil-CoA ou acetoacetil-CoA, substratos para a produção de corpos cetônicos (Motta, 2011).

A presença aumentada de corpos cetônicos no sangue e na urina, acompanhada de odor de acetona no ar expirado, é nomeada *cetose* (Motta, 2011). A cetose pode acontecer em casos de diabetes *mellitus*, inanição e danos severos no fígado ou em dietas ricas em gorduras e baixas em carboidratos (Sackheim; Lehman, 2001). Nessas condições, a velocidade de produção de corpos cetônicos pelo fígado ultrapassa a capacidade de utilização pelos tecidos. Quando a formação de corpos cetônicos atinge níveis acima da capacidade compensatória dos sistemas tampões fisiológicos, desenvolve-se a cetoacidose (Motta, 2011).

4.3.5 Via das pentoses-fosfato

A via das pentoses-fosfato, também conhecida como *via da hexose-monofosfato* (HMP) ou *via do fosfogliconato*, é uma rota metabólica alternativa à glicólise, diferindo desta em vários aspectos importantes. Na glicólise, uma das etapas mais relevantes é a produção de ATP. Na via das pentoses-fosfato, a produção de ATP não é essencial. Nela, como o nome indica, açúcares de cinco carbonos, incluindo a ribose, são produzidos a partir da glicose (Campbell; Farrell, 2015).

Nessa via, não são produzidas ou consumidas moléculas de ATP, e sim duas moléculas de NADPH e uma molécula de CO_2. A via atende a duas demandas importantes no organismo: de NADPH, um agente redutor necessário para a síntese de lipídios, e de ribose, empregada na produção de nucleotídeos e de ácidos nucleicos (Pinto, 2017).

A via das pentoses-fosfato ocorre no citosol de todas as células. Consiste, primeiramente, em uma fase oxidativa irreversível. Essa fase se inicia com a ação da glicose-6-fosfato-desidrogenase (G6PD), que promove a oxidação da glicose-6-fosfato a 6-fosfogliconolactona, com a coenzima $NADP^+$ sendo reduzida a NADPH. A 6-fosfogliconolactona é hidrolisada pela 6-fosfogliconolactona-hidrolase, e a descarboxilação oxidativa do produto, 6-fosfogliconato, é catalisada pela 6-fosfogliconato-desidrogenase. Essa terceira etapa é irreversível e gera ribulose-5-fosfato, gás carbônico e mais uma molécula de NADPH, sendo este último um potente inibidor competitivo da G6PD (Ferrier, 2019).

A fase não oxidativa produz precursores de ribose. A ribose-5-fosfato-cetoisomerase converte a ribulose-5-fosfato em ribose-5-fosfato, que é utilizada para a síntese de nucleotídeos e ácidos nucleicos (Rodwell et al., 2017). A ribulose-5-fosfato-3-epimerase altera a configuração sobre o carbono 3, formando o epímero xilulose-5-fosfato. A ação sequencial de enzimas transaldolases e transcetolases estimula a formação de trioses, tetroses e heptoses intermediárias (Vieira, 2003). A transcetolase e a transaldolase interconvertem açúcares de acordo com as necessidades metabólicas das células e ligam de modo reversível a via das pentoses-fosfato e a glicólise. O resultado líquido da via das pentoses-fosfato é a conversão da glicose-6-fosfato em frutose-6-fosfato e gliceraldeído-3-fosfato de forma diferente da via glicolítica (Motta, 2011). A Figura 4.19 representa de forma esquemática a via das pentoses-fosfato.

Figura 4.19 – Via das pentoses-fosfato

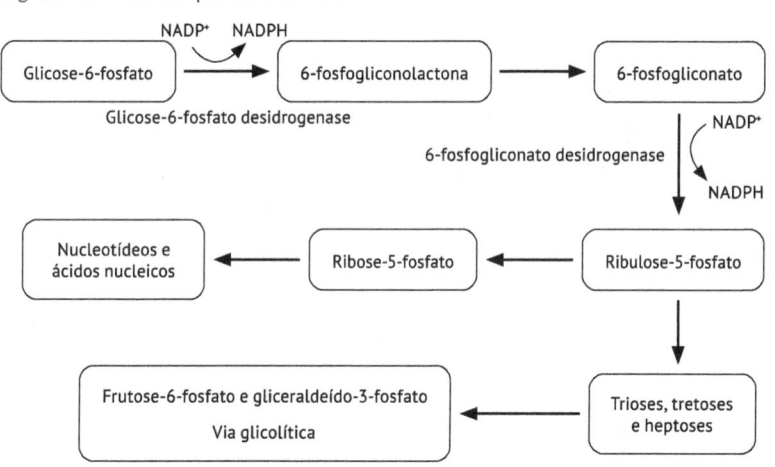

```
                NADP⁺  NADPH
Glicose-6-fosfato ─────▶ 6-fosfogliconolactona ─────▶ 6-fosfogliconato
    Glicose-6-fosfato desidrogenase                        │
                        6-fosfogliconato desidrogenase    │ NADP⁺
                                                          ▼ NADPH

Nucleotídeos e      ◀── Ribose-5-fosfato ◀── Ribulose-5-fosfato
ácidos nucleicos                                    │
                                                    ▼
Frutose-6-fosfato e gliceraldeído-3-fosfato ◀── Trioses, tretoses
         Via glicolítica                            e heptoses
```

Na Figura 4.19, podemos observar que, em uma sequência de reações, a glicose-6-fosfato é convertida em ribulose-5-fosfato, formando duas moléculas de NADPH. A ribulose-5-fosfato pode ser convertida em ribose-5-fosfato ou em trioses, tetroses ou heptoses. A ribose-5-fosfato pode ser empregada na síntese de nucleotídeos e ácidos nucleicos. Trioses, tetroses e heptoses podem ser convertidas em frutose-6-fosfato e gliceraldeído-3-fosfato, que são direcionados para a via glicolítica para a produção de ATP.

O NADPH produzido na via das pentoses-fosfato é utilizado na síntese de ácidos graxos, colesterol, hormônios esteroides (Ferrier, 2019), neurotransmissores, nucleotídeos, em reações de desintoxicação e excreção de fármacos pelas monoxigenases com citocromo P450, na redução da glutationa oxidada (nos eritrócitos) e na produção de radicais livres para combater patógenos (Motta, 2011).

A regulação da via ocorre, essencialmente, em virtude das necessidades metabólicas de cada tecido, sendo a razão NADPH/NADP⁺ intracelular o principal fator que regula a via das pentoses-fosfato. O aumento da concentração de NADPH inibe alostericamente as desidrogenases da via das pentoses-fosfato, direcionando a glicose-6-fosfato para a via glicolítica (Pinto, 2017). A disponibilidade de glicose ocasiona a síntese de ácidos graxos e aumenta a necessidade de NADPH (Motta, 2011).

Figura 4.20 – Regulação da via das pentoses-fosfato

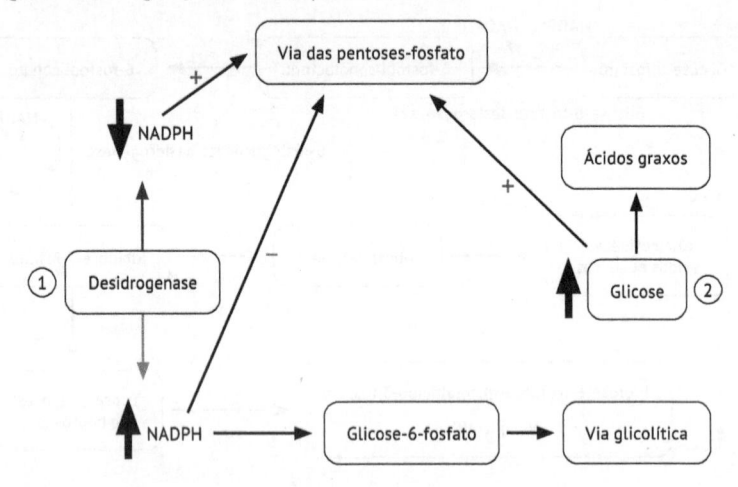

Nota: Em (1), as concentrações baixas de NADPH promovem as desidrogenases, estimulando a via das pentoses-fosfato (+). O aumento da concentração de NADPH inibe (-) as desidrogenases da via das pentoses-fosfato, direcionando a glicose-6-fosfato para a via glicolítica. Em (2), o aumento de glicose estimula (+) a via das pentoses-fosfato para o fornecimento de NADPH necessário para a síntese de ácidos graxos.

A deficiência genética de glicose-6-fosfato-desidrogenase leva à hemólise aguda das hemácias, resultando na **anemia hemolítica** (Rodwell et al., 2017). A falta dessa enzima reduz o nível de NADPH nos eritrócitos. O papel mais importante do NADPH nos eritrócitos é a manutenção dos níveis da glutationa adequada – sem a glutationa adequada, os eritrócitos são facilmente oxidados por várias drogas (Sackheim; Lehman, 2001).

4.4 Gliconeogênese

Entre as refeições, os teores adequados de glicose no sangue são mantidos pelo processo de glicogenólise hepática. Quando o fígado esgota seu glicogênio, a gliconeogênese fornece a glicose para as células (Motta, 2011). A gliconeogênese é uma via metabólica que produz glicose a partir de vários precursores que não são carboidratos. Com isso, o organismo garante um suprimento de glicose para a geração de energia durante condições como inanição, exercício excessivo e jejum (Brown, 2018).

Os mamíferos podem sintetizar glicose valendo-se de precursores como piruvato, lactato, glicerol e aminoácidos glicogênicos; porém, não produzem glicose com ácidos graxos. São empregadas rotas existentes principalmente no fígado e no rim para a gliconeogênese. Muitos desses precursores são convertidos em oxaloacetato, que é transformado em fosfoenolpiruvato. Após uma série de reações enzimáticas, ocorre a produção de glicose (Voet; Voet, 2013).

4.4.1 Via gliconeogênese

A gliconeogênese utiliza enzimas glicolíticas. Três dessas enzimas, a hexoquinase, a fosfofrutoquinase e a piruvato quinase, catalisam reações com grandes variações de energia livre negativa na direção da glicólise (Voet; Voet, 2013). Dessa forma, para contornar esse problema, são utilizadas também outras reações alternativas (Brown, 2018).

Para a produção de glicose a partir do piruvato, inicialmente ocorre a transformação do piruvato em fosfoenolpiruvato. Essa transformação exige duas reações endotérmicas. A piruvato carboxilase mitocondrial catalisa a carboxilação do piruvato a oxaloacetato, uma reação com gasto de ATP em que a biotina é a coenzima (Rodwell et al., 2017). Para a produção do fosfoenolpiruvato no citosol, o oxaloacetato é transportado para o citoplasma. No entanto, inexiste um transportador de oxaloacetato na membrana mitocondrial interna. Assim, esse composto é primeiramente convertido em malato pela malato desidrogenase mitocondrial (Ferrier, 2019). Este é, então, transportado da mitocôndria para o citoplasma, onde é transformado em oxaloacetato. A enzima fosfoenolpiruvato carboxiquinase realiza a descarboxilação e a fosforilação do oxaloacetato a fosfoenolpiruvato, utilizando guanosina trifosfato (GTP) como doador de fosfato (Rodwell et al., 2017). O fosfoenolpiruvato passa pelas reações da glicólise, seguindo no sentido inverso, até chegar à frutose-1,6-bisfosfato (Ferrier, 2019).

A conversão de frutose-1,6-bifosfato em frutose-6-fosfato, para a reversão da glicólise, é realizada pela frutose-1,6-bisfosfatase. Essa enzima está presente no fígado, no rim e nos músculos esqueléticos (Rodwell et al., 2017). A frutose-6-fosfato é convertida em glicose-6-fosfato pela enzima glicose-fosfato isomerase (Motta, 2011).

A glicose-6-fosfatase é encontrada somente no fígado e nos rins e realiza a conversão de glicose-6-fosfato para gerar glicose. A glicose é, então, liberada para o sangue (Motta, 2011). Essa reação acontece no retículo endoplasmático (Campbell; Farrell, 2015). A Figura 4.21 apresenta as reações de conversão do piruvato em glicose.

Figura 4.21 – Formação de glicose a partir do piruvato

Matriz mitocondrial

[estrutura: piruvato → oxaloacetato → malato]

Citoplasma

[estrutura: fosfoenolpiruvato ← oxaloacetato ← malato]

[estrutura: frutose-1,6-bifosfato → frutose-6-fosfato → glicose-6-fosfato → glicose]

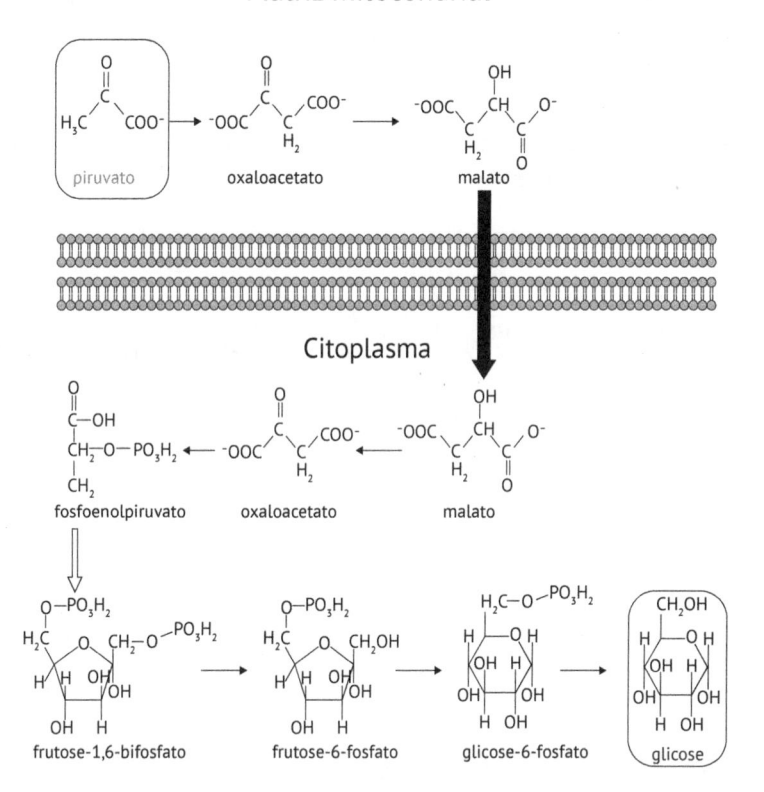

Na Figura 4.21, está demonstrado que o piruvato presente na matriz mitocondrial é convertido em oxaloacetato, que é convertido em malato. O malato é transportado para o citoplasma, sendo, então, convertido em oxaloacetato, que é transformado em fosfoenolpiruvato. Ocorre uma sequência de reações formando frutose-1,6-bisfosfato, frutose-6-fosfato, glicose-6-fosfato e, por fim, glicose.

4.4.2 Gliconeogênese com a utilização de glicerol

No período de jejum, a mobilização de triacilgliceróis do tecido adiposo produz ácidos graxos livres e glicerol. No fígado, o glicerol é convertido em glicerol-3-fosfato, reação catalisada pela glicerol quinase. Pela ação do complexo glicerol-3-fosfato desidrogenase, o glicerol-3-fosfato é convertido em di-hidroxiacetona fosfato na presença de NAD⁺ (Motta, 2011). Em virtude da condição celular favorável, a di-hidroxiacetona fosfato se liga ao gliceraldeído-3-fosfato, o que possibilita a geração de frutose-1,6-bisfosfato. Na sequência, ocorre, como mencionamos, a formação de frutose-6-fosfato, glicose-6-fosfato e, finalmente, glicose (Sanches; Nardy; Stella, 2012). A Figura 4.22 apresenta as reações do glicerol sendo convertido em glicose.

Figura 4.22 – Gliconeogênese: glicerol sendo convertido em glicose

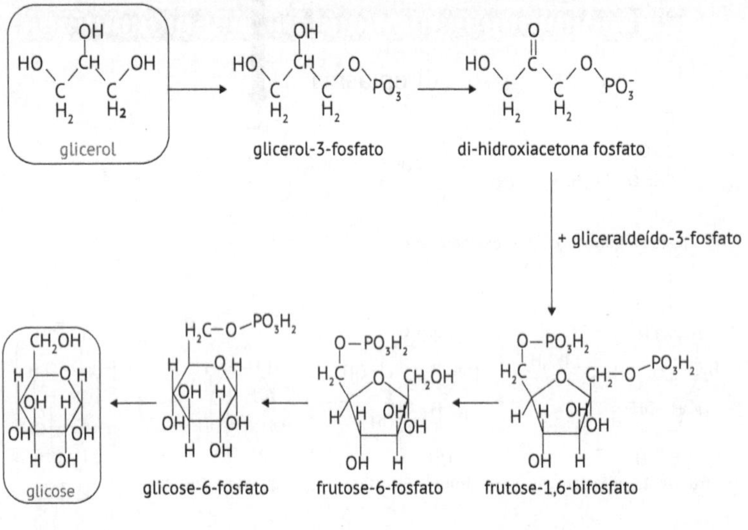

Na Figura 4.22, é possível ver que o glicerol proveniente dos triacilgliceróis ou da cadeia lateral de aminoácidos é convertido em glicerol-3-fosfato, que é transformado em di-hidroxiacetona fosfato. Com a adição de uma molécula de gliceraldeído-3-fosfato, ocorre a formação de frutose-1,6-bisfosfato. Na sequência, formam-se frutose-6-fosfato, glicose-6-fosfato e, finalmente, glicose.

4.4.3 Gliconeogênese com a utilização de aminoácidos

Se a cadeia carbônica de um aminoácido é convertida em piruvato, o organismo pode empregar esse piruvato como um suprimento de energia para a via catabólica comum ou utilizá-lo para a produção de glicose.

Os aminoácidos que fornecem uma cadeia lateral que é degradada em piruvato, ou outro intermediário capaz de ser convertido em glicose, são chamados *glicogênicos*. Existem aminoácidos que são transformados em acetil-CoA e ácido acetoacético. Essas substâncias não podem formar glicose, mas são capazes de produzir corpos cetônicos. Por isso, são chamados de *cetogênicos* (Bettelheim et al., 2012). Cinco aminoácidos são tanto glicogênicos quanto cetogênicos, sendo chamados de *glicocetogênicos* (Pinto, 2017). No Quadro 4.1, apresentamos os aminoácidos glicogênicos, cetogênicos e glicocetogênicos.

Quadro 4.1 – Classificação dos aminoácidos

Tipo	Aminoácidos
Glicogênico	Glicina, serina, valina, histidina, arginina, cisteína, prolina, hidroxiprolina, alanina, glutamato, glutamina, aspartato, asparagina e metionina
Cetogênico	Leucina e lisina
Glicocetogênico	Treonina, isoleucina, fenilalanina, tirosina e triptofano

Fonte: Elaborado com base em Pinto, 2017, p. 323.

Os aminoácidos utilizados na gliconeogênese são obtidos a partir da dieta ou, em casos mais extremos, a partir de proteínas, em grande parte as do músculo. Parte dos aminoácidos pode ser convertida em oxaloacetato, podendo entrar na via da gliconeogênese na etapa catalisada pela fosfoenolpiruvato carboxiquinase. Entretanto, para alguns aminoácidos, a via para o oxaloacetato não é direta, ocorrendo, inicialmente, a formação de um dos intermediários do ciclo do ácido cítrico. As enzimas do ciclo do ácido cítrico convertem, então, o intermediário em oxaloacetato (Brown, 2018).

No Quadro 4.2, apresentamos os destinos dos esqueletos de carbono dos aminoácidos empregados na gliconeogênese e na produção de acetil-CoA.

Quadro 4.2 – Destinos dos esqueletos de carbono dos aminoácidos

Destino	Aminoácidos
Piruvato	Alanina, cisteína, glicina, serina, treonina e triptofano
Acetil-CoA	Leucina, isoleucina e triptofano
Acetoacetil-CoA	Leucina, lisina, fenilalanina, tirosina e triptofano
α-cetoglutarato	Arginina, glutamato, glutamina, histidina e prolina

(continua)

(Quadro 4.2 – conclusão)

Destino	Aminoácidos
Succinil-CoA	Isoleucina, metionina, valina e treonina
Fumarato	Aspartato, fenilalanina, tirosina
Oxaloacetato	Asparagina e aspartato

Fonte: Elaborado com base em Berg; Tymoczko; Stryer, 2017, p. 694.

A acetil-CoA somente pode gerar glicose de forma indireta, ou seja, segue para o ciclo do ácido cítrico e é metabolizada até malato, que, por sua vez, produz oxaloacetato, fosfoenolpiruvato e, por fim, glicose. Outro caminho é o oxaloacetato na matriz mitocondrial originar o aspartato. Na sequência, o aspartato é transportado para fora da matriz por um transportador de aspartato e, então, é convertido em oxaloacetato (Pinto, 2017).

4.4.4 Regulação da gliconeogênese

As enzimas piruvato carboxilase e fosfoenolpiruvato carboxiquinase são inibidas quando a carga energética da célula é baixa, sendo o inibidor alostérico a adenosina difosfato (ADP) (Motta, 2011). A piruvato carboxilase é ativada alostericamente pela acetil-CoA. Níveis elevados de acetil-CoA na mitocôndria indicam um estado metabólico no qual existe uma síntese aumentada de oxaloacetato, o que pode ocorrer durante o jejum, quando o oxaloacetato é empregado para a gliconeogênese no fígado e rins. Quando os níveis de acetil-CoA estão baixos, a enzima piruvato carboxilase permanece praticamente inativa e o piruvato é convertido em acetil-CoA, que pode ser posteriormente oxidada pelo ciclo do ácido cítrico (Ferrier, 2019).

A enzima frutose-1,6-bisfosfatase é ativada pelo citrato e inibida pela adenosina monofosfato (AMP). Esses mecanismos de regulação garantem que a gliconeogênese ocorra quando energia suficiente estiver disponível para a síntese de glicose (Motta, 2011). Quando a célula apresenta suprimento elevado de ATP, a geração de glicose é favorecida, em vez de ocorrer sua degradação (Campbell; Farrell, 2015).

A gliconeogênese é inibida pela insulina, mas é estimulada por outros hormônios, como glucagon, cortisol e adrenalina. A insulina e o glucagon regulam a gliconeogênese via mudanças na concentração do cAMP (Motta, 2011). A redução da glicemia estimula a secreção de glucagon, e este, por sua vez, liga-se a seu receptor de membrana, produzindo adenosina monofosfato cíclico (cAMP) como segundo mensageiro, que estimula uma proteína quinase dependente de cAMP a fosforilar a piruvato quinase, promovendo a inibição dessa enzima. Ocorre redução da taxa de conversão de fosfoenolpiruvato em piruvato, possibilitando que o fosfoenolpiruvato fique disponível para a formação de glicose por meio da gliconeogênese (Pinto, 2017).

A concentração de frutose-2,6-bisfosfato é também um importante ponto de controle. Essa substância é um ativador alostérico da fosfofrutoquinase, uma enzima-chave da glicólise, além de ser um inibidor da frutose bisfosfato fosfatase, que desempenha um papel na gliconeogênese. Uma elevada concentração de frutose-2,6-bisfosfato estimula a glicólise; já uma concentração menor estimula a gliconeogênese. A formação e a degradação de frutose-2,6-bisfosfato são processos catalisados por duas atividades enzimáticas da mesma proteína, as quais são controladas por um mecanismo de fosforilação e desfosforilação. A fosforilação ativa a enzima que degrada a frutose-2,6-bisfosfato, e a desfosforilação ativa a enzima que produz a substância (Campbell; Farrell, 2015). O glucagon promove o mecanismo de fosforilação, estimulando a gliconeogênese (Motta, 2011). Esse efeito promovido pelo glucagon é antagonizado pela insulina, que inibe a frutose 1,6-bisfosfatase e estimula a fosfofrutoquinase (Motta, 2011). A Figura 4.23 ilustra os diferentes mecanismos de regulação recíproca da glicólise e da gliconeogênese.

Figura 4.23 – Regulação recíproca da glicólise e da gliconeogênese

Glicólise

+
F-2,6-bisfosfato
AMP

−
Citrato
ATM

Frutose-6-fosfato

Fosfofrutoquinase   Frutose-1,6-bisfosfatase

Frutose-1,6-bisfosfato

Gliconeogênese

+
Citrato

−
F-2,6-bisfosfato
AMP

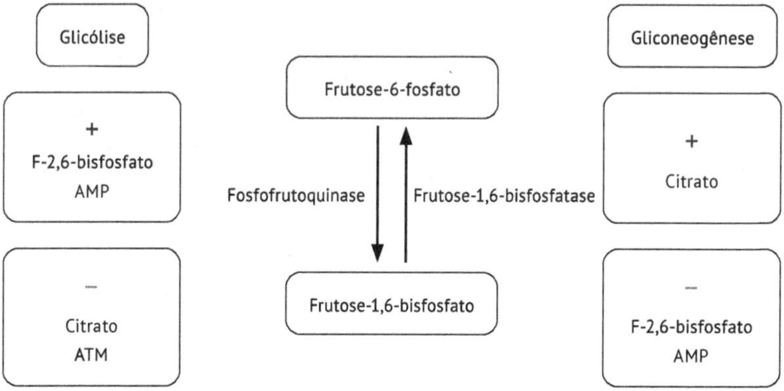

Fonte: Elaborado com base em Brown, 2018.

O cortisol regula a gliconeogênese pela ativação de genes que expressam algumas enzimas gliconeogênicas, elevando as suas concentrações. Já a adrenalina regula a gliconeogênese via mudanças na concentração do íon Ca^{2+}. A adrenalina se liga em seu receptor α da célula hepática, promovendo aumento na concentração citoplasmática de íons Ca^{2+} e aumentando a velocidade da gliconeogênese (Motta, 2011).

4.5 Ciclo da ureia

A amônia é um subproduto tóxico do metabolismo dos aminoácidos e deve ser retirada do organismo na forma de ureia. A via metabólica para conversão de amônia em ureia é designada *ciclo da ureia* (Sackheim; Lehman, 2001). Uma parte da amônia é utilizada na síntese de novas moléculas que contêm nitrogênio; o restante precisa ser excretado. O ciclo da ureia acontece no fígado, e a ureia gerada entra na corrente sanguínea, sendo transportada aos rins, onde é excretada na forma de urina (Brown, 2018).

As transaminases são enzimas que retiram o grupo amino da maioria dos aminoácidos e produzem o α-cetoácido correspondente. Essas enzimas utilizam o piridoxal fosfato, um cofator derivado da vitamina B6 (piridoxina) (Baynes; Dominiczak, 2015).

Os grupos amino retirados dos aminoácidos pelas transaminases são exportados pelo músculo na forma de alanina e glutamina e transportados para o fígado (Motta, 2011). No fígado, a alanina e a glutamina são convertidas em glutamato, o qual sofre desaminação, produzindo amônia (Berg; Tymoczko; Stryer, 2017).

> O ciclo da ureia inicia-se na matriz mitocondrial, onde a amônia é convertida em carbamoil fosfato, reação que exige a adição de um íon bicarbonato (HCO_3^-) e um grupo fosfato do ATP. É necessária uma segunda molécula de ATP para fornecer energia. A enzima que catalisa essa reação é a carbamoil fosfato sintetase. O grupo carbamoil é transferido para a ornitina pela ornitina transcarbamoilase, com formação de citrulina. (Brown, 2018, p. 293)

A citrulina é transportada para o citoplasma e acontece a condensação da citrulina e do aspartato, formando argininossuccinato. Uma molécula de ATP é convertida em AMP nessa reação catalisada pela argininossuccinato sintetase. Pela ação da argininossuccinase, são produzidos a arginina e o fumarato. A arginase cliva a arginina, produzindo ureia e ornitina, dando início a um novo ciclo (Brown, 2018).

O fumarato produzido no ciclo da ureia pode entrar no ciclo do ácido cítrico. As atividades das enzimas fumarase e malato desidrogenase convertem o fumarato em malato e oxaloacetato, que também podem entrar no ciclo do ácido cítrico. Essas relações entre o ciclo da ureia e o ciclo do ácido cítrico são conhecidas como "bicicleta de Krebs" (Pinto, 2017).

Duas situações promovem o aumento da remoção do nitrogênio por transaminação e desaminação: a ingestão de refeição rica em proteínas e durante o jejum (Motta, 2011).

> Quando a ingestão dietética é basicamente proteica, os esqueletos carbonados dos aminoácidos são utilizados como combustível, produzindo muita ureia a partir dos grupos amina. Durante um jejum prolongado, quando a degradação de proteína no músculo começa a suprir boa parte do metabolismo energético, a produção de ureia também aumenta significativamente. (Nelson; Cox, 2019, p. 687)

A Figura 4.24 apresenta de forma simplificada o ciclo da ureia. Na matriz mitocondrial do hepatócito, o NH_3 reage com o bicarbonato e forma carbomoil-fosfato, que reage com a ornitina, formando citrulina. Esta é encaminhada para o citoplasma e reage com o aspartato, produzindo argininossuccinato, que é convertido em arginina, a qual, por sua vez, é convertida em ureia e ornitina. Esta volta para a matriz mitocondrial, fechando o ciclo da ureia.

Figura 4.24 – Ciclo da ureia

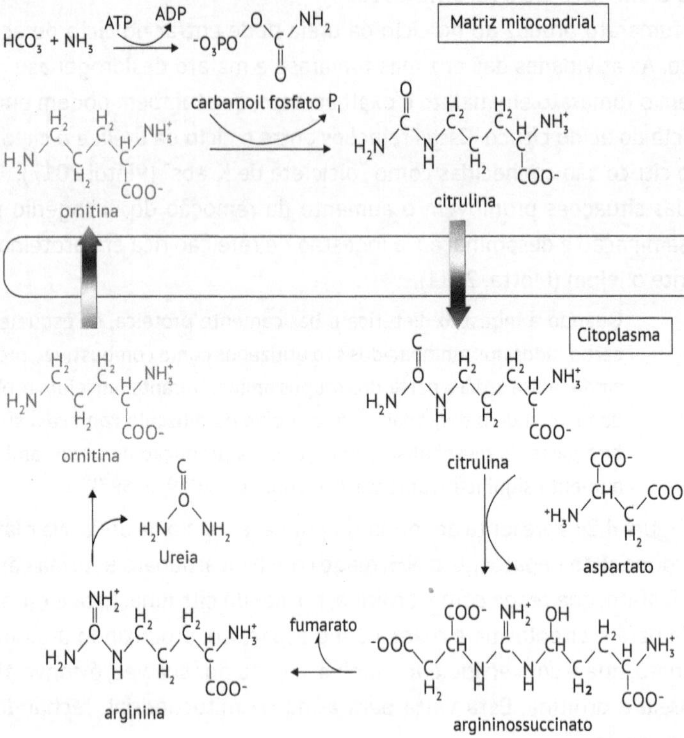

O ciclo da ureia é regulado alostericamente quando a enzima carbamoil fosfato sintetase é estimulada pelo N-acetilglutamato. Esse composto é sintetizado a partir do glutamato e da acetil-CoA. A elevação da concentração de arginina no fígado estimula a produção de N-acetilglutamato e ornitina, acelerando as reações do ciclo e promovendo a remoção da amônia (Pinto, 2017).

4.6 Integração do metabolismo

A integração do metabolismo energético é controlada principalmente pela insulina e pelo glucagon (Ferrier, 2019), e o que coordena as mudanças metabólicas é a proporção desses dois hormônios no sangue. O metabolismo humano oscila entre o estado alimentado e o de jejum. O estado alimentado, também dito *estado absortivo* ou *pós-prandial*, é o período que ocorre durante a refeição e nas horas imediatamente seguintes, sendo caracterizado por níveis elevados de insulina e níveis baixos de glucagon no plasma. Já o jejum tem como característica a baixa razão insulina/glucagon (Baynes; Dominiczak, 2015). Esse outro período começa duas a quatro horas após uma refeição, quando os valores plasmáticos de glicose voltam às concentrações basais (Pinto, 2017).

4.6.1 Estado alimentado

No estado alimentado, carboidratos, aminoácidos e gorduras são absorvidos no intestino. As concentrações plasmáticas de glicose ficam aumentadas, impulsionando a secreção de insulina pelas células β-pancreáticas. No fígado, a insulina promove aumento da captação de glicose e a direciona para a síntese de glicogênio ou de triacilgliceróis (Pinto, 2017). A hiperglicemia pós-prandial está envolvida na liberação da insulina na corrente sanguínea. Esse hormônio desencadeia processos metabólicos nos tecidos, ocorrendo a captação de glicose para o interior das células e estímulo para a produção de glicogênio e ácidos graxos (Magalhães; Oliveira; Buzalaf, 2017).

A glicoquinase é estimulada pela insulina, ativando a glicólise (Magalhães; Oliveira; Buzalaf, 2017). O aumento da frutose-2,6-bisfosfato, um ativador alostérico da fosfofrutoquinase-1, também estimula a glicólise hepática (Ferrier, 2019). Produz-se, então, frutose-1,6-bisfosfato, efetor positivo para a piruvato quinase. A piruvato desidrogenase, que transforma piruvato em acetil-CoA, também é estimulada. Com isso, o ciclo do ácido cítrico e a cadeia respiratória promovem grande produção de ATP (Magalhães; Oliveira; Buzalaf, 2017).

No músculo, a síntese de glicogênio, a captação de aminoácidos e a síntese de proteínas são ativadas (Baynes; Dominiczak, 2015). A conversão de glicose-6-fosfato em glicogênio é favorecida pela ativação da glicogênio sintase, tanto pela desfosforilação promovida pela insulina quanto pelo aumento na disponibilidade de glicose-6-fosfato, seu efetor alostérico positivo, viabilizando a glicogênese. Nessa condição, a gliconeogênese não decorre da inibição das enzimas fosfoenolpiruvato carboxiquinase e glicose-6-fosfatase, ação promovida pela insulina. A gliconeogênese também sofre a ação da frutose-2,6-bisfosfato, que inibe alostericamente a frutose-1,6-bisfosfatase (Ferrier, 2019).

No fígado, acumula-se citrato, que é transportado para o citosol, onde é convertido em acetil-CoA. É produzido malonil-CoA pela acetil-CoA carboxilase. O malonil-CoA é substrato para síntese de ácidos graxos, resultando na síntese de triacilgliceróis. O excesso de tal substrato inibe a carnitina aciltransferase I, que introduz radicais acilas na mitocôndria, inibindo, assim, a β-oxidação dos ácidos graxos (Magalhães; Oliveira; Buzalaf, 2017).

No estado alimentado, há um aumento da via das pentoses-fosfato, pois existe a disponibilidade de glicose-6-fosfato e a necessidade de nicotinamida adenina dinucleótido fosfato (NADPH) para a lipogênese hepática (Ferrier, 2019).

A insulina no estado alimentado promove a síntese de substâncias como glicogênio, triacilgliceróis e proteínas. Essas substâncias são empregadas no momento do jejum para a produção de glicose e energia.

Figura 4.25 – Metabolismo no estado alimentado

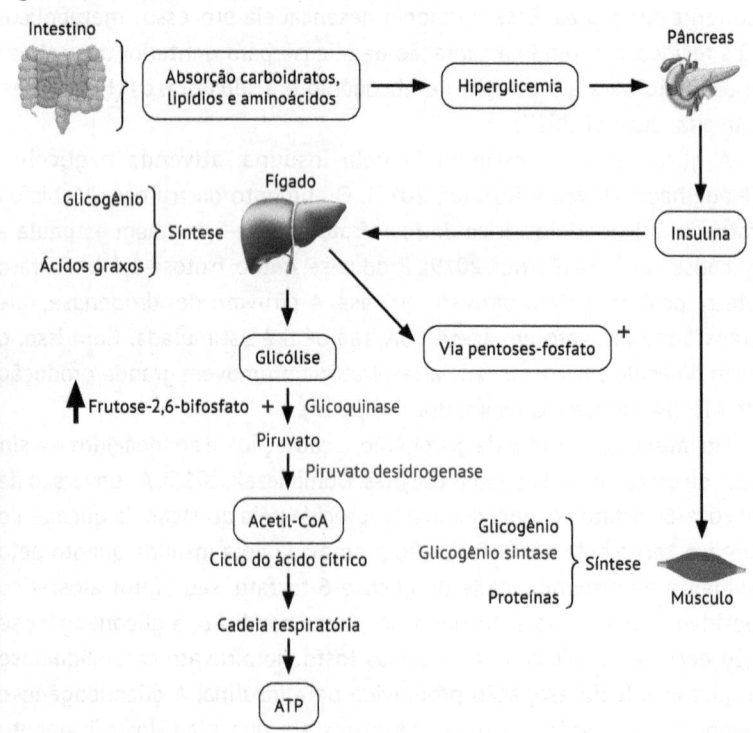

A Figura 4.25 apresenta de forma esquemática o metabolismo no estado alimentado. No intestino, são absorvidos carboidratos, lipídios e aminoácidos. Inicialmente, acontece uma hiperglicemia, que estimula o pâncreas a liberar insulina na corrente sanguínea. No músculo, a insulina promove a síntese de glicogênio (estimulação da glicogênio sintase) e proteínas. No fígado, a insulina estimula a síntese de glicogênio e ácidos graxos. A glicólise é estimulada (+) pelo aumento da frutose-2,6-bisfosfato. A piruvato desidrogenase também é ativada, formando acetil-CoA, que é empregada no ciclo do ácido cítrico para a produção de ATP. No fígado, a via das pentoses-fosfato também é estimulada (+).

4.6.2 Jejum

No estado de jejum, a glicogenólise, a proteólise muscular e a lipólise mantêm o aporte energético no organismo (Malheiros, 2006). No jejum, a concentração de glicose plasmática começa a declinar horas depois de uma refeição, reduzindo a secreção de insulina e elevando a secreção de glucagon pelo pâncreas. A hipoglicemia promove a liberação de glucagon pelas células α-pâncreas (Berg; Tymoczko; Stryer, 2017).

O glucagon estimula a glicogenólise e inibe a glicogênese, ao promover a cascata de cAMP que leva à fosforilação e à ativação da fosforilase, bem como à inibição da glicogênio sintase. O glucagon também inibe a síntese de ácidos graxos ao diminuir a produção de piruvato e ao reduzir a atividade da acetil-CoA carboxilase, mantendo-a em um estado fosforilado. Outras ações desencadeadas pelo glucagon são o estímulo da gliconeogênese no fígado e o bloqueio da glicólise ao reduzir o nível de frutose-2,6-bisfosfato (Berg; Tymoczko; Stryer, 2017).

No jejum, os ácidos graxos livres são utilizados como substratos energéticos por meio da β-oxidação de ácidos graxos, produzindo-se acetil-CoA para ser empregada no ciclo do ácido cítrico (Baynes; Dominiczak, 2015). O nível plasmático baixo de glicose promovido por uma noite de jejum resulta na mobilização de ácidos graxos do tecido adiposo. Isso é decorrente de um aumento da secreção de glucagon e de uma diminuição da secreção de insulina (Voet; Voet, 2013).

Ocorre inibição da captação de glicose pelo tecido muscular. Por esse motivo, os músculos trocam o metabolismo da glicose pelo dos ácidos graxos. O cérebro, entretanto, permanece dependente de glicose (Voet;

Voet, 2013). Os ácidos graxos não apresentam a capacidade de passar pela barreira hematoencefálica (BHE). Por isso, não podem ser empregados para a produção de ATP no sistema nervoso central (SNC). Assim, outros substratos são empregados para a produção de ATP no cérebro, como a glicose e os corpos cetônicos (Malheiros, 2006).

Durante o jejum, a glicose pode ser sintetizada a partir do glicerol produzido pela degradação dos triacilgliceróis e pelos aminoácidos derivados da degradação de proteínas do músculo (Voet; Voet, 2013). Após vários dias de jejum, o suprimento de oxaloacetato no fígado é esgotado pela gliconeogênese, de tal forma que a capacidade do órgão de metabolizar acetil-CoA pelo ciclo do ácido cítrico é reduzida (Ferrier, 2019). O fígado passa, então, a converter acetil-CoA em corpos cetônicos (Voet; Voet, 2013). A acetil-CoA para a cetogênese também é gerada pelo catabolismo de aminoácidos cetogênicos (Ferrier, 2019).

Preste atenção!

O fígado fornece suprimento energético no período de jejum, seja ele curto ou longo, sintetizando glicose ou corpos cetônicos para o restante do organismo. As reações que ocorrem no fígado são fundamentais para manter o funcionamento adequado do SNC e de outras células (Malheiros, 2006).

A Figura 4.26 apresenta de forma esquemática o metabolismo no estado de jejum.

Metabolismo

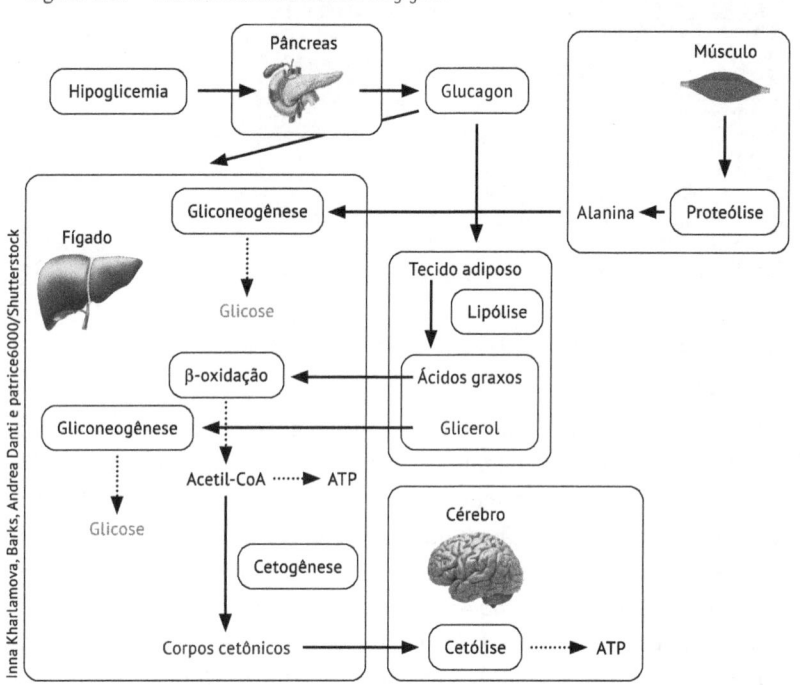

Figura 4.26 – Metabolismo no estado de jejum

A hipoglicemia decorrente de horas de jejum estimula o pâncreas a liberar glucagon, que enseja a glicogenólise, a gliconeogênese e a lipólise. A alanina é formada no músculo e transportada para o fígado, onde é usada como substrato para a gliconeogênese, formando glicose. No tecido adiposo, o glucagon promove a lipólise, com a produção de ácidos graxos e glicerol, que são encaminhados para o fígado. Nesse órgão, o glicerol é utilizado como substrato para a gliconeogênese, formando glicose, e os ácidos são utilizados na β-oxidação, produzindo acetil-CoA, que é empregada para a produção de ATP. O excesso de acetil-CoA resultante da lipólise engendra a formação de corpos cetônicos (cetogênese). Estes alcançam o cérebro e configura-se a cetólise, em que os corpos cetônicos são convertidos em acetil-CoA, empregada na produção de ATP.

> **Para saber mais**
>
> SMITH, C.; MARKS, A. D.; LIEBERMAN, M. **Bioquímica médica básica de Marks**. 2. ed. Porto Alegre: Grupo A, 2007.
>
> Nos Capítulos 2 e 3 desse livro, os autores descrevem as mudanças hormonais e os destinos das moléculas de glicose, aminoácidos e lipídios nos estados alimentado e de jejum. Apresentam também o processo de digestão de carboidratos, proteínas e gorduras, bem como o papel do fígado e do tecido adiposo no estado de jejum, além de exporem as alterações metabólicas durante o estado de jejum prolongado.

4.7 Considerações finais acerca do metabolismo energético

Neste capítulo, descrevemos o metabolismo anaeróbico da glicose para a produção de ATP. Abordamos as substâncias formadas na fermentação alcoólica e láctica. Enfatizamos a importância do ciclo de Cori e do ciclo glicose alanina na manutenção da glicemia durante a atividade física intensa.

Destacamos que o excesso de acetil-CoA proveniente da glicose não é utilizado para a produção de ATP, e sim para a síntese de ácidos graxos e colesterol, com o estímulo da insulina. Indicamos o papel da via das pentoses no metabolismo lipídico, com o fornecimento de NADPH. Demonstramos que, no jejum prolongado, a β-oxidação aumenta a relação de $NADH/NAD^+$ e afeta o equilíbrio entre o oxaloacetato e o malato, minorando a concentração de oxalacetato e impossibilitando a acetil-CoA de entrar no ciclo do ácido cítrico. Assim, a cetogênese é estimulada para a produção de ATP no jejum prolongado.

Durante o jejum, a gliconeogênese é fundamental para o metabolismo energético, sendo utilizados substratos não glicídicos para a produção de glicose. A gliconeogênese é inibida pela insulina, mas estimulada por outros hormônios, como glucagon, cortisol e adrenalina. No estado alimentado, a insulina estimula as rotas metabólicas de síntese, como a glicogênese, a via das pentoses e a lipogênese. No jejum, o glucagon estimula a glicogenólise e a gliconeogênese.

Ao longo do jejum, é ativada a β-oxidação. No jejum prolongado, a acetil-CoA se eleva em razão da β-oxidação, contribuindo para a formação de corpos cetônicos. Alterações no metabolismo energético podem promover o desenvolvimento de doenças como diabetes, obesidade e dislipidemia.

Síntese

Neste capítulo, mostramos as principais reações bioquímicas para a produção de ATP no metabolismo anaeróbico. O principal problema do processo anaeróbico é que, se o NADH não for reoxidado, o suprimento de NAD⁺ pode ficar comprometido, inviabilizando o processo de glicólise, sem a produção de ATP. Dessa forma, microrganismos realizam o processo de fermentação alcoólica ou láctica para a regeneração do NAD⁺. Os processos de fermentação são empregados para o preparo de alimentos e bebidas, entre eles cerveja, vinho, queijos e bebidas lácteas.

No ser humano, o processo de produção de lactato é realizado nas hemácias e nas fibras musculares, quando o suprimento de oxigênio é baixo por causa de esforço intenso. O lactato é direcionado para o fígado para ser metabolizado em piruvato, que é, então, convertido em glicose, pelo processo de gliconeogênese.

Esse processo que envolve a produção de lactato a partir da glicose no músculo e sua conversão em piruvato no fígado é denominado *ciclo de Cori*. No músculo, durante o jejum, também ocorre a produção de alanina, que é exportada para o fígado para ser convertida em glicose, em um conjunto de reações que é chamado de *ciclo glicose alanina*.

Partindo da molécula de acetil-CoA, são sintetizadas moléculas como ácidos graxos, colesterol e corpos cetônicos. Para ocorrer a produção de ácidos graxos e colesterol, a acetil-CoA presente na matriz mitocondrial deve ser encaminhada para o citoplasma. Por isso, essa enzima é convertida em citrato, que é direcionado para o citoplasma e transformado em acetil-CoA novamente. Para a síntese de colesterol e ácidos graxos, é necessário o NADPH, produzido na via das pentoses. Os corpos cetônicos têm função energética; são produzidos na matriz mitocondrial dos hepatócitos e liberados na corrente sanguínea para as células, onde são empregados para a produção de ATP. A queda na concentração de oxalacetato promove a cetogênese.

O processo de gliconeogênese é fundamental para a manutenção dos níveis de glicose quando o fígado esgota seu suprimento de glicogênio. A gliconeogênese é uma via metabólica que produz glicose a partir de vários precursores que não são carboidratos, como lactato, piruvato, glicerol e aminoácidos glicogênicos. Muitos desses precursores são transformados em oxaloacetato, que é convertido em fosfoenolpiruvato e, após uma sequência de reações enzimáticas, em glicose.

O ciclo da ureia é um processo que ocorre no hepatócito e compreende reações que metabolizam a amônia proveniente da degradação de aminoácidos em ureia. Esta é encaminhada para a corrente sanguínea, sendo transportada aos rins, onde é excretada na urina. O fumarato produzido no ciclo da ureia pode entrar no ciclo do ácido cítrico e ser utilizado para a produção de ATP.

Novamente, constatamos a forte influência hormonal sobre as vias metabólicas associadas, em especial sobre a concentração de glicose no sangue. A integração do metabolismo energético é controlada principalmente pelos hormônios insulina e glucagon. O metabolismo humano oscila entre o estado alimentado e o de jejum. No estado alimentado, há grande influência da insulina estimulando a síntese de glicogênio, colesterol e triacilgliceróis. No estado de jejum, o glucagon promove ações catabólicas para a manutenção dos níveis de glicose e produção de ATP, estimulando os processos de glicogenólise e β-oxidação.

Questões para revisão

1. A produção de ATP a partir da molécula de glicose inicialmente produz piruvato. Dependendo das condições do meio e do organismo, diferentes rotas metabólicas para o processamento do piruvato são acionadas. Considerando as vias metabólicas utilizadas para o processamento do piruvato, avalie as sentenças a seguir, indicando V para as verdadeiras e F para as falsas:

    ( ) A escassez de NAD$^+$ pode causar bloqueio da glicólise.

    ( ) Em algumas leveduras, na escassez de oxigênio (O_2), ocorre a redução do piruvato a etanol.

    ( ) A fermentação homoláctica ocorre no fígado com produção de lactato, regenerando o NAD$^+$.

    ( ) Na escassez de oxigênio (O_2), as leveduras podem utilizar a fermentação para regenerar NAD$^+$.

Agora, assinale a alternativa que corresponde à sequência correta de preenchimento dos parênteses, de cima para baixo:
a. V, V, F, V.
b. F, V, F, F.
c. V, F, V, V.
d. V, V, F, F.
e. F, F, V, V.

2. O oxigênio pode se tornar um fator limitante nos músculos depois de um período prolongado de exercício. Nessa situação, o ciclo do ácido cítrico e a fosforilação oxidativa não conseguem regenerar o NAD^+ necessário para manter a glicólise. Sob tal condição, ocorre o ciclo de Cori. A esse respeito, é correto afirmar que nesse ciclo acontece a conversão de:
a. alanina em lactato no músculo e de lactato em alanina no fígado.
b. glicose em lactato no músculo e de lactato em glicose no fígado.
c. glicose em alanina no músculo e de alanina em glicose no fígado.
d. glicogênio em glicose-6-fosfato no músculo e de glicose-6-fosfato em piruvato no fígado.
e. de amônia em ureia no músculo.

3. O excesso de acetil-CoA desvia da síntese de ATP para a síntese de ácidos graxos, colesterol e corpos cetônicos. Com base no conteúdo deste capítulo, enumere, na ordem sequencial, as explicações que se relacionam a cada um dos elementos a seguir:
1. Citrato
2. NADPH
3. Estatina
4. Insulina
5. Ácido palmítico
( ) Inibe a HMG-CoA redutase, diminuindo a produção de colesterol.
( ) Estimula a desfosforilação da acetil-CoA carboxilase, ativando a produção de ácidos graxos.
( ) É produzido(a) na mitocôndria e transportado(a) para o citosol para a produção de acetil-CoA.

( ) É utilizado(a) com H⁺ para a produção de colesterol.

( ) É produzido(a) durante a síntese de triacilglicerol.

Agora, assinale a alternativa que corresponde à sequência correta de preenchimento dos parênteses, de cima para baixo:

a. 1, 4, 5, 2, 3.
b. 1, 5, 2, 3, 4.
c. 3, 4, 1, 2, 5.
d. 5, 2, 4, 1, 3.
e. 4, 2, 5, 3, 1.

4. O cérebro, em circunstâncias normais, utiliza apenas a glicose como fonte de energia, porém, ao longo de um jejum prolongado, os corpos cetônicos são a principal fonte de combustível no cérebro. Explique como ocorre a produção de corpos cetônicos.

5. A via das pentoses-fosfato é uma rota alternativa à glicólise. Explique a importância dessa via.

Questões para reflexão

1. A espécie vegetal *Garcinia cambogia* é nativa da Ásia, tendo sido utilizada na Antiguidade como conservante e aromatizante. Na casca do fruto dessa planta, há uma substância chamada *ácido hidroxicítrico*, que é capaz de inibir a enzima ATP citrato liase, a qual cumpre a clivagem do citrato em acetil-CoA e oxaloacetato no citoplasma. Considerando-se essas informações, é correto afirmar que o ácido hidroxicítrico pode inibir a produção de:

a. glicogênio.
b. ácidos graxos e colesterol.
c. água.
d. ATP.
e. alanina.

2. O choque circulatório é um estado em que não existe corrente sanguínea suficiente para irrigar os tecidos, em razão de problemas no sistema circulatório. Segundo Rocha (2009, p. 298),

> A acidose metabólica é um distúrbio do equilíbrio ácido-base muito frequente em pacientes gravemente enfermos internados em unidades de terapia intensiva. O principal tipo de acidose metabólica encontrada nestes pacientes é a acidose lática secundária ao choque circulatório. Independentemente de sua etiologia [...], o choque circulatório provoca uma redução na oferta de de oxigênio aos órgãos e tecidos.

Nessa condição, considerando-se o metabolismo energético, qual é a justificativa para a acidose láctica?

3. A malária é uma doença infecciosa febril aguda, causada por protozoários do gênero *Plasmodium* transmitidos pela fêmea infectada do mosquito *Anopheles*. Verifica-se que esses parasitas necessitam de glutationa reduzida e dos produtos da via das pentoses-fosfato para seu crescimento ideal (Berg; Tymoczko; Stryer, 2017). Diante do exposto, explique como a deficiência da enzima glicose-6-fosfato desidrogenase constitui um mecanismo de proteção contra a malária.

4. A produção aumentada de corpos cetônicos em pacientes diabéticos pode causar acidose metabólica. Durante a acidose, um aumento da ingestão de água é necessário para eliminar os produtos do metabolismo. Pode ocorrer também poliúria, em decorrência do aumento da quantidade de glicose na urina. Qual é a justificativa para a produção aumentada de corpos cetônicos em pacientes diabéticos?

5. Considerando o metabolismo energético, explique por que é difícil perder peso.

Capítulo 5

Bioquímica nuclear I

Benisio Ferreira da Silva Filho

Conteúdos do capítulo
- Organização do material genético no núcleo.
- Estrutura dos nucleotídeos.
- Estrutura molecular do ácido ribonucleico (RNA).
- Replicação semiconservativa e o experimento de Meselson-Stahl.
- Início da replicação.
- Forquilha de replicação.
- DNA polimerase.
- Proteínas acessórias de replicação.
- Replicação dos telômeros.
- Reparo do ácido desoxirribonucleico (DNA).

Após o estudo deste capítulo, você será capaz de:
1. descrever a organização e a função do material genético;
2. diferenciar a estrutura molecular do DNA e do RNA;
3. detalhar como o material genético é organizado em eucariotos;
4. explicar os processos de duplicação do DNA e de replicação semiconservativa e o experimento de Meselson-Stahl;
5. indicar como se inicia a replicação, com ênfase na forquilha de replicação;
6. identificar a DNA polimerase como principal enzima da replicação do DNA;
7. identificar as proteínas acessórias da replicação;
8. explicar o processo de replicação dos telômeros;
9. descrever o processo de reparo do DNA.

5.1 Material genético: organização e função

É comum dizer que, se fosse possível esticar uma molécula de DNA (ácido desoxirribonucleico) contida no núcleo de uma célula, a estrutura chegaria a mais ou menos dois metros de comprimento. Nessa hipótese, cogita-se a ideia de desenrolar cada um dos cromossomos constantes no núcleo de uma célula somática – qualquer célula não especializada em reprodução como o espermatozoide e o óvulo –, alinhá-los esticados um após o outro e observar o comprimento dessa formação. De fato, o genoma – composição de toda informação genética de um indivíduo, ou seja, o conjunto dos cromossomos autossômicos e sexuais – é muito grande. Dessa constatação emergem os seguintes questionamentos: Bioquimicamente, como ele é? Qual é a natureza química do DNA? Por que ele é tão importante?

Deve estar claro, desde já, que esse mecanismo explica por que, após o processo de organização da célula e da mitose (divisão celular), as duas células contêm a mesma informação. A duplicação correta do DNA garante que a multiplicação celular sempre gerará células que funcionam como a anterior e em prol dos tecidos que compõem o organismo.

Num primeiro momento, enfatizaremos a importância do DNA. A vida biológica depende da interação de várias moléculas dentro da célula, e muitas dessas interações dependem de proteínas com funções de enzimas acessando as informações no DNA.

Preste atenção!

O metabolismo depende das enzimas, e as proteínas que compõem a célula advêm da síntese proteica. O que garante que essas proteínas foram construídas corretamente é a informação contida no DNA. É aí que reside a relevância extrema do DNA; ele atua como um manual de instruções de como a célula deve funcionar, estando escrito nele como as proteínas devem ser construídas. Consequentemente, nele está determinado como todo o organismo funcionará.

Os erros no DNA afetam o funcionamento das células, resultando em doenças. Essas informações são ditas *hereditárias*, sendo passadas da célula-mãe para as células-filhas por meio do processo de divisão celular denominado mitose; igualmente, são passadas de uma geração para outra por meio do processo de formação dos gametas por meiose. Tais informações hereditárias estão armazenadas na molécula de DNA.

Bioquímica nuclear I

> **Importante!**
>
> O **DNA dos eucariotos** é uma grande molécula formada por genes. Estes são segmentos de DNA que contêm: regiões codificantes (éxons), necessárias para originar uma proteína ou um ácido ribonucleico (RNA) funcional, e regiões não codificantes (íntrons), intercaladas às codificantes, não traduzíveis em proteínas ou em RNA e com função ainda não totalmente esclarecida, mas possivelmente essenciais para o desenvolvimento dos organismos.
>
> O **DNA procarioto**, por sua vez, não apresenta essa organização em éxons e íntrons; o gene inteiro é a informação.

Na década de 1940, ainda não se conhecia a estrutura química do DNA (desvendada apenas nos anos 1950), porém já se tinha ideia de que as instruções contidas no DNA serviam para produzir proteínas. Essa conversão da informação contida nos genes do DNA em proteínas é chamada de *expressão gênica* e compreende duas etapas: (1) a transcrição; e (2) a tradução.

As proteínas são as grandes efetoras das funções celulares, pois participam da estrutura celular, catalisam reações enzimáticas, regulam a expressão dos genes, permitem a comunicação e a sinalização celular e auxiliam na movimentação da célula. Todas as células derivadas do zigoto têm exatamente o mesmo material genético, ou seja, a mesma sequência de DNA. O que diferencia os neurônios das células epidérmicas ou das intestinais são as porções do DNA expressas em cada uma dessas células, isto é, as proteínas que cada uma delas expressa. Dessa forma, admite-se que diferentes células de um mesmo organismo têm o mesmo genoma, mas a expressão gênica é diferente segundo as funções específicas que exercem.

No início dos anos 1950, Rosalind Franklin (1920-1958) estudou a estrutura das moléculas que contêm a informação genética, por meio de técnicas de cristalografia associada à difração de raios X. Mais tarde, James Watson (1928-) e Francis Crick (1916-2004) analisaram e organizaram as informações dos estudos de Rosalind, permitindo a descoberta da estrutura do DNA. Além de descrever a estrutura do DNA, a dupla de pesquisadores elucidou como se dá a replicação do DNA, ou seja, como essa molécula gera cópias de si mesma, bem como as proteínas que podem ser formadas a partir dela.

No processo de geração de uma proteína a partir de um gene (segmento do DNA que contém a informação necessária para formar uma proteína), é demandada uma molécula intermediária: o RNA. O DNA é transcrito em RNA, e este é traduzido em uma proteína. Esse processo conjunto de transcrição e tradução compõe o chamado **dogma central da biologia celular** (Figura 5.1). Todas as células existentes (eucariotos ou procariotos, animais, plantas, fungos ou bactérias) expressam sua informação genética seguindo esse princípio.

Figura 5.1 – Dogma central da biologia molecular

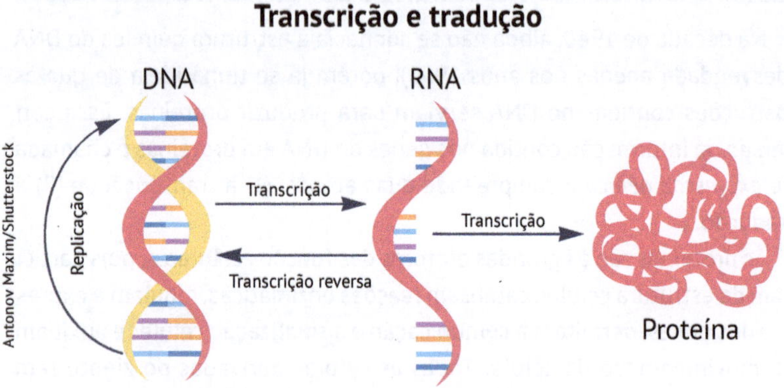

Transcrição e tradução

A seguir, detalhamos as etapas do referido processo:
- **Replicação**: o DNA gera cópias de si mesmo.
- **Transcrição**: alguns segmentos do DNA (genes) têm sua informação convertida em RNA.
- **Tradução**: um RNA gera uma proteína.
- **Transcrição reversa**: um RNA gera uma molécula de cDNA, realizado por um retrovírus como o vírus da imunodeficiência humana (HIV).

Em resumo, o genoma é a organização de toda a informação sobre o organismo, sendo o conjunto de todos os cromossomos. No genoma, encontram-se sequências de nucleotídeos que podem ser transcritas bioquimicamente em fitas de RNA mensageiro (RNAm) – essas sequências são os genes. Quando os genes são transcritos em RNAm, esse RNA é processado e, em seguida, traduzido nos ribossomos em proteína, ocorrendo, então, a **expressão gênica**. A informação contida no DNA é expressa em proteína. Se uma célula precisa de determinada proteína, ela é expressa; se outra célula não precisa de tal proteína, ela simplesmente não é expressa,

Bioquímica nuclear I

mas a informação está no DNA. O genoma é o mesmo em todas as células, mas, como as células exercem funções distintas, elas não expressam as mesmas proteínas.

Tanto o DNA quanto o RNA são ácidos nucleicos. Ácidos nucleicos, assim como proteínas, lipídios e carboidratos, são macromoléculas que participam da composição bioquímica da célula. Detalharemos as estruturas do DNA e do RNA a seguir.

5.2 Estrutura molecular do DNA

O armazenamento e a transferência da informação biológica são as únicas funções conhecidas do DNA. Este é uma macromolécula (um polímero) formada pela união de várias unidades menores ditas *nucleotídeos*. Um nucleotídeo tem três componentes básicos: (1) uma base nitrogenada (adenina, timina, citosina e guanina); (2) uma pentose (açúcar de cinco carbonos); e (3) um grupo fosfato (PO_3^-).

A pentose do DNA é um açúcar chamado *desoxirribose*. O grupo fosfato se liga ao carbono de número 5 das pentoses, e as bases nitrogenadas, ao carbono 1. Ao se remover o grupo fosfato de um nucleotídeo, forma-se uma molécula designada *nucleosídeo*. Os nucleotídeos se unem entre si por ligações fosfodiéster: o grupo hidroxila do carbono-3 da pentose do primeiro nucleotídeo se une ao grupo fosfato ligado à hidroxila do carbono-5 da pentose do segundo nucleotídeo e, dessa forma, os nucleotídeos vão se unindo, constituindo uma fita de ácido desoxirribonucleico (DNA).

Figura 5.2 – Estrutura dos nucleotídeos

Nucleotídeos (nucleotídeo adenina)

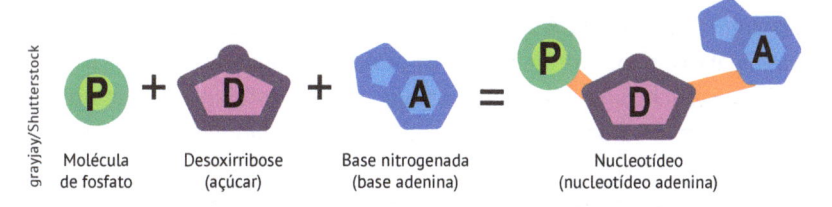

P + D + A = P-D-A

Molécula de fosfato | Desoxirribose (açúcar) | Base nitrogenada (base adenina) | Nucleotídeo (nucleotídeo adenina)

grayjay/Shutterstock

O DNA é uma dupla fita antiparalela, ou seja, uma longa fita de DNA com polaridade 5'3' (lê-se: cinco linha três linha). Essa é a forma de ligação entre os nucleotídeos, baseada nos carbonos envolvidos: o carbono 5 de um nucleotídeo, onde se encontra o grupo fosfato interagindo com o carbono 3 do outro nucleotídeo, onde está a hidroxila. A montagem desses nucleotídeos em sequência constrói a fita de DNA, como apresentado na Figura 5.3. Uma fita se liga à outra, porém cada uma tem um sentido de construção. Isso significa que elas estão ligadas, mas em sentidos contrários; logo, uma pareia com outra longa molécula de DNA com polaridade inversa – nesse caso, apresentada como 3'5'. Esta é a razão para afirmar que as fitas são antiparalelas.

> **Preste atenção!**
>
> As bases nitrogenadas de uma fita de DNA pareiam com as bases nitrogenadas da fita antiparalela, obedecendo à seguinte regra: adenina sempre pareia com timina (e vice-versa) e guanina sempre pareia com citosina (e vice-versa). Dessa forma, sempre que houver uma adenina numa dada posição do DNA, na mesma posição na fita antiparalela haverá uma timina.

Uma consequência desse pareamento é que cada molécula de DNA contém uma sequência de nucleotídeos que é complementar à sequência de nucleotídeos da outra fita. A ligação entre as bases nitrogenadas de ambas as fitas é feita por meio de ligações de hidrogênio (antigamente nomeadas *pontes de hidrogênio*). Entre adenina e timina, existe uma dupla ligação de hidrogênio e, entre citosina e guanina, existe uma tripla ligação de hidrogênio.

Adenina e guanina são chamadas de *bases púricas*, pois são derivadas da purina; já citosina e timina são referidas como *bases pirimídicas*, por adivirem da pirimidina. A estrutura molecular das **bases púricas** (adenina e guanina) é composta de dois anéis de carbonos e hidrogênios; a das **bases pirimídicas** (citosina e timina) , por sua vez, é constituída por um único anel. Assim, uma base púrica sempre pareia uma pirimídica, para que a distância seja semelhante ao longo das duas fitas de DNA.

Uma vez que as duas cadeias de DNA são mantidas unidas pelas ligações de hidrogênio entre as bases nitrogenadas, conclui-se que todas as bases estão voltadas para o interior de ambas as fitas, ao passo que o esqueleto de carbonos e fosfato está voltado para a parte externa das fitas.

As bases ficam voltadas para o interior pois são hidrofóbicas e, dessa maneira, estão protegidas do contato com o meio aquoso intranuclear. Já o esqueleto de pentoses e fosfato é hidrofílico, sendo a ele viável ficar localizado externamente em contato com a água. A configuração energeticamente mais estável para acomodar ambas as fitas, com polaridades opostas e com bases nitrogenadas para dentro e esqueleto de carbonos e fosfato para fora, é uma dupla hélice extrogira (com orientação para a direita). A cada dez pares de bases, a hélice faz uma volta completa.

Figura 5.3 – Ligação fosfodiéster e polaridade da molécula de DNA

Estrutura do DNA

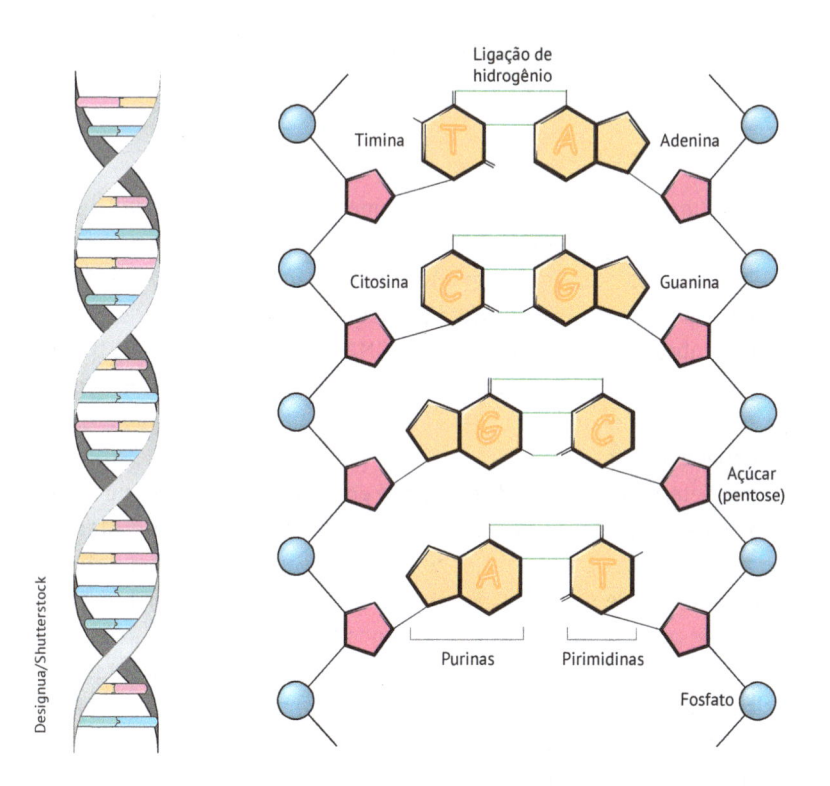

Nota: No nucleotídeo central, há a numeração dos carbonos da pentose – os números 5 e 3 se referem aos carbonos envolvidos nas ligações fosfodiéster.

O DNA é uma dupla fita, complementar, antiparalela e organizada em forma helicoidal. Por isso, costuma-se dizer que o DNA é uma dupla hélice. Cada uma das fitas do DNA contém uma sequência de nucleotídeos que se combina à sequência de nucleotídeos da fita complementar (complementaridade de bases); assim, cada uma delas pode servir de molde para a síntese de uma nova fita que lhe é complementar.

Considerando-se uma molécula de DNA dupla fita – S e S' –, pela regra da complementaridade, a fita S é um molde para a síntese de uma fita S' nova, e a fita S' é um molde para a síntese de uma fita S nova. Ao final do processo, formam-se duas moléculas de DNA: a original e a originada. Esse processo de cópia das duas fitas do DNA para a síntese de uma nova molécula, denominado **replicação do DNA**, é essencial para a hereditariedade – a transmissão da informação biológica para as próximas gerações (tema de que trataremos nas seções adiante).

5.3 Estrutura molecular do RNA

O RNA é um ácido nucleico e, assim como o DNA, sua unidade básica constitucional é o nucleotídeo. Os nucleotídeos de RNA são compostos por um grupo fosfato, um açúcar e bases nitrogenadas. O açúcar do RNA também é uma pentose, mas difere daquela contida no DNA por ser uma ribose (lembre-se de que a pentose do DNA é desoxirribose). As bases nitrogenadas do RNA são: adenina, uracila, guanina e citosina. O RNA não tem a base nitrogenada timina, e o DNA não contém usualmente a base nitrogenada uracila.

O que determina se um ácido nucleico é um DNA ou um RNA é a pentose, e não as bases nitrogenadas. Isso porque, embora o RNA não contenha timina, o DNA ocasionalmente pode apresentar uma uracila em virtude de um processo de desaminação (remoção de um grupo amino) da citosina, a qual pode se tautomerizar, formando uma imina, que, por sua vez, pode ser hidrolisada a uma uracila. Entretanto, quando isso acontece, a uracila incorpora uma adenina na cadeia-filha em vez de uma guanina; essa situação é interpretada como um "erro" pelo sistema de reparo do DNA, que elimina a uracila e a substitui por uma citosina.

O RNA é uma simples fita, ou seja, não é formado por duas fitas antiparalelas como o DNA (Figura 5.5). Por isso, não se costuma falar em polaridade das fitas para o RNA. A polaridade do RNA importa apenas nos processos de transcrição e tradução.

Diversas funções são associadas aos diferentes tipos de RNA, entre as quais estão as seguintes:

- **RNAs ribossomais (RNAr)**: realizam a síntese proteica.
- **RNAs transportadores (RNAt)**: transportam aminoácidos para a formação das cadeias polipeptídicas das proteínas.
- **RNAs mensageiros (RNAm)**: conduzem a informação do núcleo até o citoplasma, onde a proteína é sintetizada.

Além das três principais classes mencionadas, existem diversos outros tipos de RNA com funções especiais.

Figura 5.4 – Ribose e desoxirribose

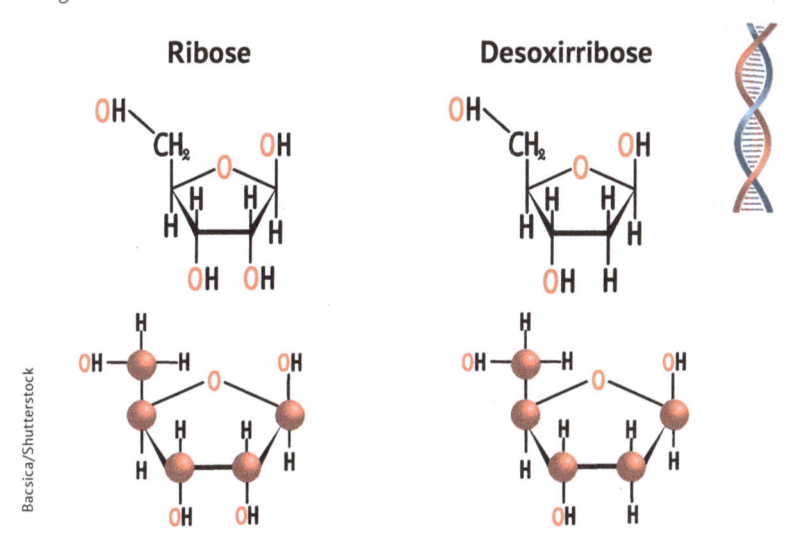

Nota: À esquerda, está representada a ribose – a pentose do RNA; observa-se a presença de grupos hidroxila (OH) nos carbonos 1, 2 e 3 da ribose. À direita, está representada a desoxirribose – a pentose do DNA; observa-se a presença de grupamentos hidroxila apenas nos carbonos 1 e 3.

Figura 5.5 – Comparação entre as pentoses que compõem o DNA e o RNA

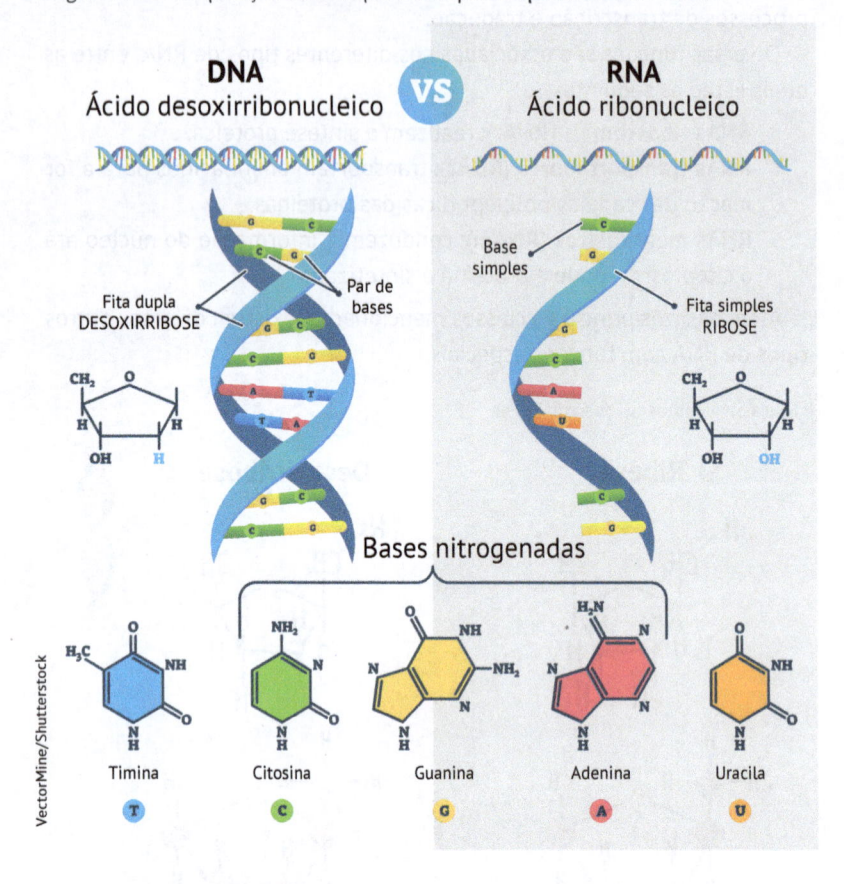

5.4 Organização do material genético em eucariotos

Quase todo o DNA de uma célula eucariota está no núcleo – apenas uma pequena parte está nas mitocôndrias e em células vegetais nos cloroplastos. O núcleo é uma organela delimitada por uma dupla membrana por poros (poro nuclear), e é através desses poros que as moléculas entram e saem do núcleo.

Cada molécula única de DNA, composta de uma dupla fita helicoidal e antiparalela, encontra-se espiralada na forma de cromatina ou cromossomos. No núcleo interfásico, ou seja, no núcleo que não está se dividindo, a maior parte do DNA está na forma de cromatina, sendo esta a conformação em que os cromossomos se apresentam com algumas partes mais condensadas e outras mais frouxas. Aquela imagem dos cromossomos bem-definidos é a confirmação hipercondensada que ocorre apenas durante a mitose para facilitar a separação entre as duas futuras células.

Em suma, a fita dupla de DNA se enovela inicialmente, formando um estado mais agregado denominado *cromatina*. Esta, por sua vez, enovela-se mais ainda, formando um estado mais agregado chamado *cromossomo*. Portanto, cromatina e cromossomo nada mais são do que estágios diferentes de enovelamento do DNA.

Cada núcleo celular contém um par de cada cromossomo do genoma, e esses dois cromossomos são ditos *homólogos*. Por serem basicamente uma grande fita de DNA, contêm genes – um par herdado da mãe e outro, do pai. A posição que um gene ocupa dentro de um cromossomo é denominada *lócus gênico*.

Os genes que determinam certa característica qualquer e que ocupam a mesma posição em cromossomos homólogos são referidos como *alelos*. Os únicos cromossomos humanos que não são homólogos são o par de cromossomos sexuais dos machos (X e Y). O ser humano tem 46 cromossomos – ou seja, 46 moléculas de DNA dupla fita –, sendo 1 par sexual e 22 pares autossômicos (autossomo é todo cromossomo não sexual). A apresentação do DNA sob a forma de 46 cromossomos mitóticos é designada *cariótipo* e pode ser vista de um microscópio óptico.

A quantidade de cromossomos e a quantidade de genes dentro de um dos cromossomos são altamente variáveis entre as diferentes espécies de eucariotos: um ser humano tem 46 cromossomos; já uma carpa contém mais de 100. Ao que parece, não há uma regra simples que relacione a quantidade de cromossomos com a complexidade de uma espécie. Na verdade, o genoma e os cromossomos das espécies atuais foram moldados por uma história particular de eventos genéticos aparentemente ao acaso, nos quais uma pressão seletiva atuou durante longos períodos da evolução.

Reiteramos que cada cromossomo contém enormes moléculas únicas de DNA dupla fita, sendo que uma dessas moléculas é composta de duas fitas de DNA antiparalelas organizadas de forma helicoidal. Uma parte das referidas moléculas abriga os genes. O restante do DNA que não contém genes é denominado *DNA intercalante* ou *não codificante*, e sua função é pouco conhecida. Antigamente, costumava-se chamar essa estrutura de *DNA lixo*, pois se acreditava que este não teria função biológica alguma. Hoje, essa nomenclatura está em desuso, visto que diversos estudos demonstram que o DNA não codificante também exerce funções biológicas, discutidas no estudo da genética.

O enovelamento do DNA até formar a cromatina e os cromossomos é denominado *compactação do material genético* e depende do auxílio das proteínas histonas e não histonas. Além disso, sempre que a cromatina é isolada de um núcleo, encontram-se pequenas quantidades de RNA associadas a ela.

O primeiro nível de compactação do DNA, o **nucleossoma**, é dependente de histonas. Ao microscópio eletrônico, o DNA ligado às histonas tem um aspecto de "colar de contas", em que cada conta corresponde a um octâmero de histonas (8 proteínas histonas associadas, sendo 2 histonas H2A, 2 histonas H2B, 2 histonas H3 e 2 H4) associado a 147-200 pares de bases de DNA; a região entre duas contas adjacentes é o material não enovelado, chamado de *DNA de ligação*.

O centro da estrutura e o DNA de ligação integram o nucleossoma. O centro do nucleossoma é o núcleo proteico de histonas associado ao DNA enrolado a ele. A proporção em massas entre histonas e DNA é de 1:1 (1 porção de massa de DNA para cada 1 porção de massa de histonas). As histonas são ricas em lisina e arginina, aminoácidos que conferem características básicas a essas proteínas. Os radicais amino das histonas se ligam a grupos fosfato do DNA, permitindo o enovelamento do DNA ao redor das histonas. O colar de contas formado pelos nucleossomas representa o primeiro nível de compactação da cromatina com cerca de 10 nm de diâmetro, razão pela qual também é nomeado *fibra de 10 nm*.

Os nucleossomos são adicionalmente empacotados uns sobre os outros, formando uma estrutura mais compacta. Essa compactação adicional depende de uma quinta histona (H1), que liga os nucleossomos adjacentes, formando um arranjo regular e repetitivo. Esse segundo nível de compactação é denominado *fibra de 30 nm*. Tal histona de conexão altera a direção da cadeia de DNA ao emergir do nucleossomo, formando uma fibra de cromatina mais condensada em forma de zigue-zague. Durante a interfase, a maior parte da cromatina está sob a forma de fibra de 30 nm, estando somente 10% da cromatina interfásica sob a forma de cromatina de 10 nm. A acetilação (adição de radicais acetil) às histonas do octâmero desenrola a fibra de 30 nm e leva à formação de fibra de 10 nm.

Pouco ainda se sabe sobre os níveis superiores de organização da cromatina; o que já se admite é que os principais níveis estão relacionados ao trabalho das histonas, e os demais, a outras proteínas ainda estudadas, sendo estas referidas como *não histonas*. Essa organização está ilustrada na Figura 5.6. As fibras de 30 nm se organizam em alças de 50 mil a 200 mil pares de bases que se prendem à membrana do envoltório nuclear.

Os nucleossomas se compactam até formar a cromatina, que assume duas formas no núcleo interfásico: (1) eucromatina; e (2) heterocromatina. A **heterocromatina** é uma forma altamente condensada, e os genes dessa região não estão acessíveis para a transcrição. Já a **eucromatina** é uma forma menos compactada, e seus genes estão acessíveis para a transcrição. Uma região de eucromatina pode ser convertida em heterocromatina, quando seus genes são desligados. O inverso também é possível: uma região de heterocromatina pode ser descompactada e formar eucromatina, caso em que seus genes passam a estar acessíveis.

A heterocromatina das regiões cromossomais ativas na transcrição se distingue por três características: (1) posição dos nucleossomos; (2) presença de variantes de histonas; e (3) modificação covalente nucleossomal. Ao conjunto de mudanças estruturais na cromatina, associadas à transcrição, dá-se o nome de *remodelação da cromatina*, resultado da remodelação provocada por enzimas que promovem tais alterações.

As duas principais formas de se remodelar a cromatina são por acetilação ou ubiquitinação das histonas. Na primeira, a adição de radicais acetilas às histonas diminui a interação dessas proteínas com o DNA, reduzindo o grau de compactação e permitindo a transcrição do DNA. Já na ubiquitinação, que consiste na adição de proteínas ubiquitinas às histonas, é reduzida a característica básica das histonas, alterando-se sua interação com o DNA, que é ácido.

Figura 5.6 – Formação do nucleossoma e da cromatina

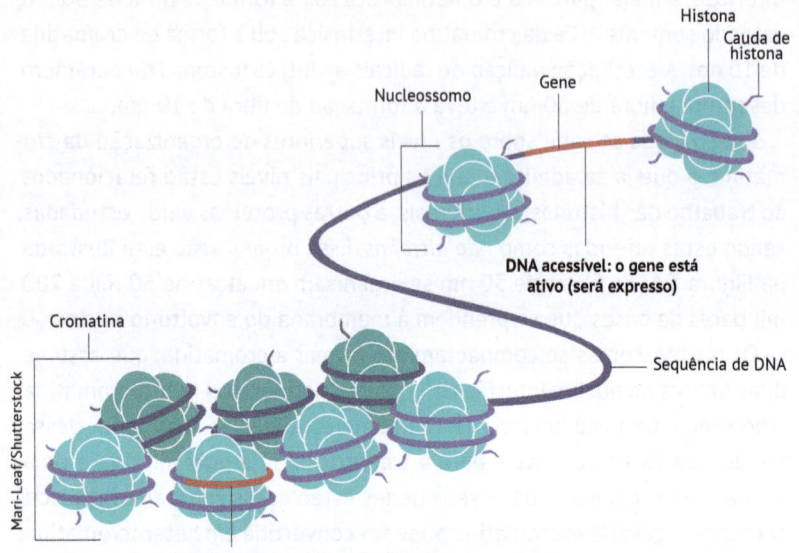

[Histona / Cauda de histona / Nucleossomo / Gene / DNA acessível: o gene está ativo (será expresso) / Cromatina / Sequência de DNA / DNA inacessível: o gene está inativo (não será expresso)]

Mari-Leaf/Shutterstock

5.5 Organização do DNA pelas histonas

Pode-se imaginar que, quando o organismo de uma criança está em fase de crescimento, suas células estão crescendo. No entanto, não é isso o que ocorre. Em verdade, as células não ficam maiores, pois existe um tamanho padrão para cada tipo de célula. O que realmente acontece é a **multiplicação celular**, ou seja, aumenta-se o número de células.

Estendendo esse entendimento, podemos compreender que as células do corpo de um elefante não são maiores que as de um homem; esse animal apenas tem muito mais células.

Multiplicar células é importante também para repor perdas, como uma pequena reposição de células para sarar um pequeno arranhão. De forma simples, podemos afirmar que uma célula se organiza bioquimicamente para se dividir em duas células iguais; logo, todo o seu conteúdo deve ser duplicado, incluindo o DNA.

O material genético deve ser duplicado de maneira precisa para, então, ser dividido entre as células-filhas. Tal processo é chamado de *replicação*.

A precisão na replicação é fundamental, dado que erros nesse processo causam mutações que podem ser incompatíveis com a sobrevivência do indivíduo. Ao final do processo de replicação, uma molécula parental de DNA gera duas moléculas-filhas idênticas entre si e idênticas à molécula parental.

A célula contém toda a maquinaria enzimática necessária não apenas para duplicar seu DNA, mas também para corrigir possíveis erros durante o processo de replicação. Tal capacidade é fundamental para evitar o acúmulo de mutações que poderiam ser deletérias ao organismo. Falhas no processo de replicação e reparo do DNA favorecem mutações que, por um lado, são o fator essencial para a evolução das espécies e, por outro, podem resultar em processos prejudiciais para o organismo, como o desenvolvimento de um câncer.

A replicação é um **processo semiconservativo**, no qual cada fita de DNA parental serve de molde para uma nova fita que será sintetizada. Reforçamos que cada molécula de DNA é composta de duas fitas – S (fita sentido 5'3') e S' (sentido 3'5'). Essas fitas são parentais, pois servem de molde para a síntese de duas novas fitas. Como já informamos na Seção 5.3, a complementaridade das fitas de DNA é uma característica fundamental que lhes confere a capacidade de gerar cópias da molécula parental exatamente idênticas. Ao final do processo de replicação, formam-se duas moléculas de DNA, cada uma constituída por uma fita parental e uma fita recém-sintetizada.

A replicação ocorre apenas durante a fase S da interfase e requer auxílio da enzima DNA polimerase. Essa enzima catalisa a junção de desoxirribonucleotídeos 5'trifosfatados (dNTPs – monômeros de nucleotídeos contendo desoxirribose como pentose) para formar a cadeia nascente de DNA. A maior parte da eficácia da replicação é assegurada pelo correto pareamento de bases. Dessa forma, sempre que houver uma adenina na fita parental, será incorporada uma timina à fita nascente (e vice-versa); igualmente, sempre que houver uma guanina na fita parental, será incorporada uma citosina à fita nascente (e vice-versa). Erros nesse pareamento podem ou não ser corrigidos pelos sistemas de reparo. Caso a correção não ocorra, surgem as mutações, que são a fonte primária do processo evolutivo. Embora descrito aqui com simplicidade, esse processo de replicação é extremamente complexo e envolve várias enzimas que serão apresentadas e discutidas ao longo deste capítulo.

A replicação do DNA (Figura 5.7) não é considerada um evento sincronizado, uma vez que, em determinados tipos celulares, genes ou regiões específicas do material genético iniciam e finalizam seu processo de replicação em momentos definidos na fase S do ciclo celular: a eucromatina (cromatina geneticamente ativa) se replica primeiro, engatilhando esse processo no início da fase S; já a heterocromatina o faz no final da fase S, caracterizando uma replicação tardia. Além do DNA, as histonas que o enovelam devem ser replicadas a cada ciclo celular.

Figura 5.7 – Replicação do DNA

Replicação do DNA

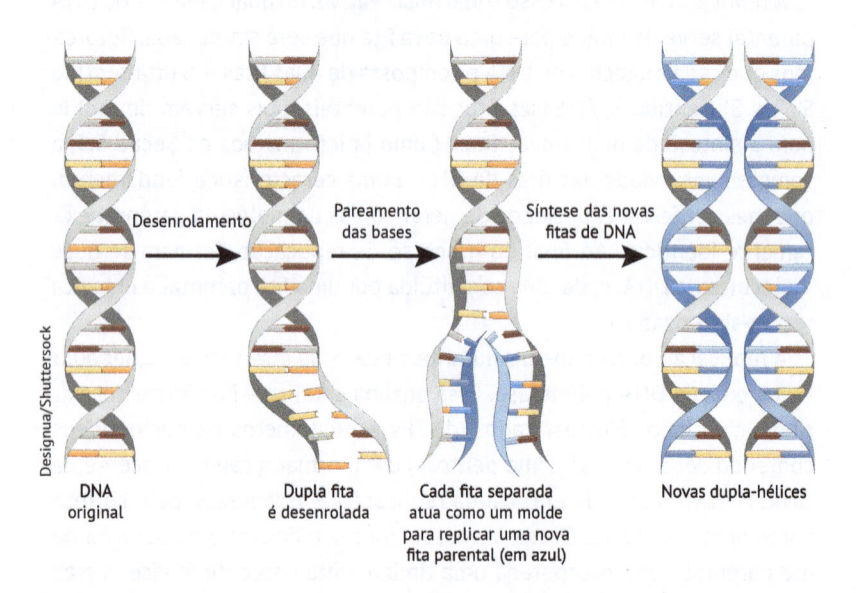

DNA original → Desenrolamento → Dupla fita é desenrolada → Pareamento das bases → Cada fita separada atua como um molde para replicar uma nova fita parental (em azul) → Síntese das novas fitas de DNA → Novas dupla-hélices

Na Figura 5.7, em cinza está representada a molécula de DNA parental, formada pelas fitas S e S'. Essa molécula é aberta por enzimas específicas e, por pareamento de bases, duas novas fitas são sintetizadas (fitas novas representadas em azul). A fita parental S serve de molde para a síntese de uma nova fita S'; a fita parental S' serve de molde para a síntese de uma nova fita S. Ao final do processo de replicação, há duas moléculas de DNA, cada uma composta de uma fita parental e uma fita recém-sintetizada.

5.6 Replicação semiconservativa e o experimento de Meselson-Stahl

Os pesquisadores Matthew Meselson (1930-1996) e Franklin Stahl (1929-), em 1958, propuseram um experimento para verificar como ocorre a replicação do DNA (Davis, 2004). Na época, havia três hipóteses para o processo replicativo: (1) modelo semiconservativo; (2) modelo conservativo; e (3) modelo dispersivo.

No **modelo semiconservativo**, cada fita parental serviria de molde para a síntese de novas fitas e, ao final do processo, cada molécula de DNA resultante seria composta de uma fita parental e uma fita recém-sintetizada. No **modelo conservativo**, a replicação do DNA parental resultaria em uma molécula formada por duas fitas parentais de DNA e outra molécula formada por duas novas fitas. Já no **modelo dispersivo**, a replicação do DNA produziria duas moléculas de DNA, híbridas entre o DNA parental e o DNA da molécula-filha; cada fita individual resultante do processo de replicação seria uma "colcha de retalhos", com partes do DNA novo e partes do DNA parental.

No modelo de DNA proposto por Watson e Crick (1953), já se supunha que a replicação seria semiconservativa, mas coube a Meselson e Stahl realizar o experimento que veio a comprovar essa hipótese. O experimento foi conduzido com bactérias *Escherichia coli*, que foram cultivadas em meio contendo N^{15}. O N^{15} (nitrogênio-15) é um isótopo do N^{14} e caracteriza-se por ter peso molecular superior ao N^{14}. Dessa forma, ao ser centrifugado, o N^{15} tem maior densidade em relação ao N^{14}. Quando cultivadas em meio com N^{15}, as *E. coli* absorviam esse nitrogênio, e este era usado para compor suas macromoléculas, inclusive o DNA. As bactérias se replicaram rapidamente e, após vários ciclos de replicação, todas as bactérias do meio tinham fitas de DNA totalmente compostas de nucleotídeos contendo N^{15}. Essas bactérias foram, então, transferidas para um novo meio de cultivo, agora contendo N^{14}, e passaram a se replicar nesse novo meio.

Os pesquisadores tinham uma estimativa precisa do tempo que a replicação levava para acontecer nessa espécie e, assim, puderam coletar o DNA a cada ciclo de replicação (Davis, 2004). Inicialmente, foi coletado o DNA das bactérias cultivadas apenas no N^{15}; depois, foi coletado o DNA após um, dois, três e quatro ciclos de replicação no N^{14}. Esse DNA coletado foi centrifugado em gradiente de césio, formando bandas no tubo de centrifugação. A centrifugação em gradiente de densidade permite detectar pequenas diferenças de densidade, como a diferença entre o DNA contendo N^{15} e o DNA contendo N^{14}.

Nas bactérias cultivadas, apenas em N^{15} foi observada após a centrifugação uma banda de DNA correspondente à densidade do N^{15}. Depois de um ciclo de replicação no novo meio contendo N^{14}, observou-se uma banda de DNA com densidade intermediária entre o N^{15} e o N^{14}. A banda intermediária demonstrou que as moléculas de DNA feitas na primeira rodada de replicação eram híbridas de DNA leve (N^{14}) e pesado (N^{15}). Esse resultado poderia estar associado aos modelos dispersivo e semiconservativo, mas não ao conservativo, pois este previa duas bandas distintas nessa geração – uma banda para a molécula parental pesada (N^{15}) e uma banda para a molécula leve (N^{14}) recém-sintetizada.

Completados dois ciclos de replicação, notou-se que uma banda de DNA se situava na posição do N^{14} e outra banda era intermediária entre o N^{15} e o N^{14}. Essa etapa do experimento confirmou o modelo semiconservativo, pois o padrão composto de uma banda leve e outra híbrida corresponde ao esperado para esse modelo. Em contraste, se o modelo da replicação dispersiva fosse o correto, todas as moléculas deveriam ter pedaços do velho e do novo DNA, e a banda sempre corresponderia à intermediária, sendo impossível obter uma molécula de DNA "puramente leve".

Após três ciclos de replicação, percebeu-se que a molécula híbrida não teve alteração de número, ao passo que a quantidade de moléculas leves aumentou. Segundo o modelo semiconservativo, isso seria o esperado, já que cada molécula de DNA híbrida da segunda geração daria origem a uma molécula híbrida e uma molécula leve de terceira geração, e cada molécula de DNA leve só produziria mais moléculas leves. Dessa maneira, ao longo dos ciclos de replicação subsequentes, o esperado se confirmou: a banda híbrida se tornou progressivamente mais fraca – porque representaria uma fração menor do DNA total – e a banda leve se tornou progressivamente mais forte – porque representaria uma fração maior –, conforme demonstrado na Figura 5.8.

Figura 5.8 – Modelo semiconservativo em que, após três ciclos de replicação, a terceira geração apresenta maior quantidade de moléculas leves

DNA extraído e centrifugado em gradiente de CsCl até o equilíbrio

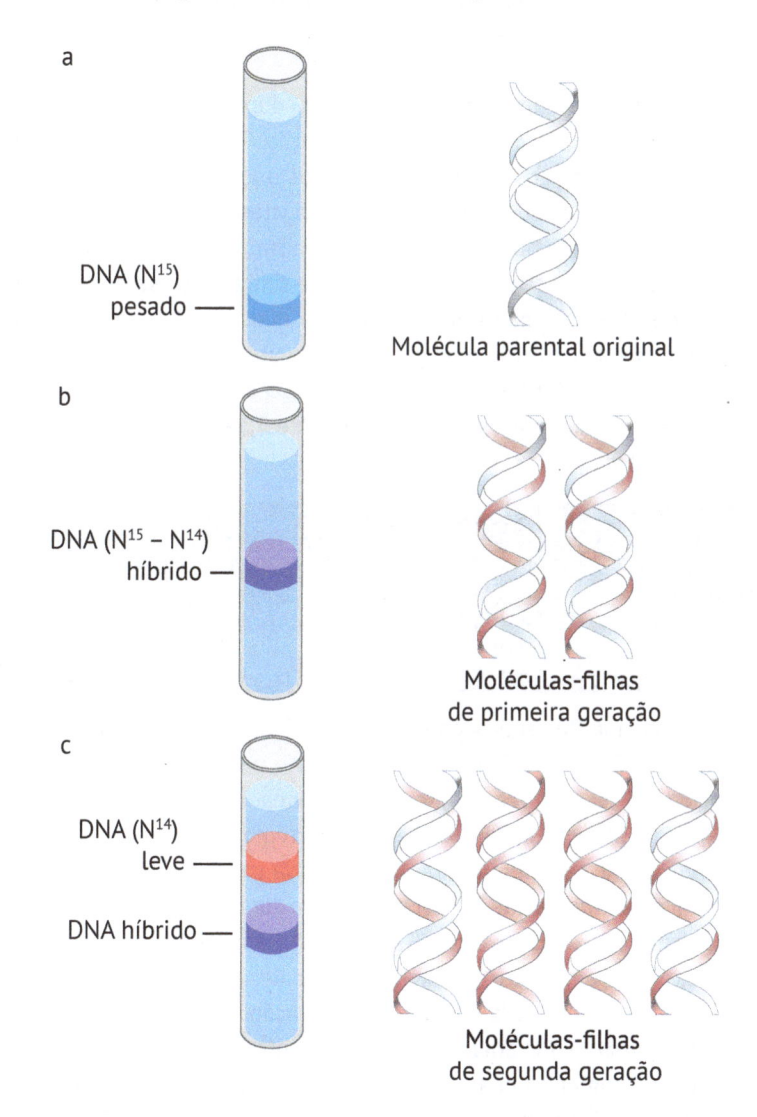

a

DNA (N^{15}) pesado

Molécula parental original

b

DNA ($N^{15} - N^{14}$) híbrido

Moléculas-filhas de primeira geração

c

DNA (N^{14}) leve

DNA híbrido

Moléculas-filhas de segunda geração

Fonte: Nelson; Cox, 2014, p. 1011.

5.7 Início da replicação

Para que a replicação se inicie, a dupla fita parental deve ser separada, de modo que cada fita parental isoladamente sirva de molde para a síntese de novas fitas. A separação das fitas parentais torna as bases de cada uma delas disponíveis para pareamento, viabilizando a síntese das novas fitas de DNA.

As enzimas que cumprem a separação da dupla fita são chamadas de *helicases* ou *enzimas iniciadoras da replicação*. Tais enzimas atuam em segmentos específicos do DNA, designados *origens de replicação*. Cada espécie tem uma sequência específica de nucleotídeos em suas origens de replicação, ainda que, em todos os organismos, a característica seja a mesma: são sequências ricas em adenina e timina. Isso se deve ao fato de a adenina e a timina estarem unidas por duas ligações de hidrogênio, ao passo que as citosinas e as guaninas são unidas por três ligações de hidrogênio. Dessa forma, é mais fácil de romper as ligações de hidrogênio onde elas são mais fracas, ou seja, entre A e T, separando-se, assim, as fitas parentais.

> **Curiosidade**
>
> O DNA é uma molécula extremamente estável em razão das duplas ligações em conjunto, porém, isoladamente, cada dupla ou tripla ligação é fraca. o rompimento de apenas algumas poucas duplas ligações na origem de replicação demanda pouca energia.

A velocidade de replicação é cerca de 30 mm de DNA replicado por minuto em *E. coli* e 0,5 a 2 mm por minuto em eucariotos. Com essa velocidade, e considerando-se o extenso tamanho de cada molécula de DNA, se a replicação se iniciasse em um extremo da molécula com vistas a atingir o outro extremo, a replicação seria extremamente demorada. Convém recordarmos que a replicação ocorre durante a fase S da interfase, sendo esta relativamente curta (8 a 11 horas). Para resolver esse problema, os eucariotos contam com inúmeras origens de replicação em cada molécula de DNA, sendo cada unidade de replicação denominada de *replicon* (*replicon clusters* – RC, em inglês). Os procariotos têm DNA único, circular e de menor tamanho quando comparados aos eucariotos, dispondo de apenas uma origem de replicação em sua única molécula de DNA.

Para que a replicação se inicie, o complexo de reconhecimento de origem (*origin replication complex* – ORC, em inglês), deve se ligar à origem de replicação, sinalizando para que outras proteínas necessárias à replicação sejam deslocadas para aquele local. Inicialmente, o complexo pré-RC é recrutado e age fosforilando o complexo ORC; esse ORC fosforilado principia a replicação. Ao final da replicação de dado segmento, o pré-RC se desliga da sequência de iniciação, impedindo que essa sequência seja replicada mais de uma vez.

5.8 Forquilha de replicação

A região do DNA onde a dupla fita é aberta e todas as enzimas necessárias à replicação se unem é chamada de *forquilha de replicação* e tem formato de Y. Nessas forquilhas, a maquinaria de replicação se desloca sobre o DNA, causando a abertura das duas fitas da dupla hélice e usando cada uma das fitas como um molde para produzir uma nova fita-filha. Duas forquilhas de replicação são formadas a partir de cada origem de replicação; elas se afastam da origem em direções opostas, separando o DNA à medida que se distanciam.

As forquilhas se deslocam muito rapidamente – cerca de 1.000 pares de nucleotídeos por segundo em bactérias e 100 pares de nucleotídeos por segundo em humanos. A velocidade mais lenta do movimento da forquilha em humanos, e em todos os eucariotos, pode estar associada às dificuldades geradas pela presença da estrutura da cromatina, que torna o DNA mais compactado e menos acessível nos eucariotos.

No centro da máquina de replicação está a enzima DNA polimerase, que sintetiza o DNA novo utilizando uma das fitas existentes como molde. Essa enzima catalisa a adição de nucleotídeos à extremidade 3' de uma cadeia crescente de DNA pela formação da ligação fosfodiéster entre a extremidade 3' e o grupo 5'-fosfato do nucleotídeo a ser incorporado. Ou seja, a DNA polimerase só é capaz de sintetizar DNA na direção 5' para 3'.

Os nucleotídeos entram na reação como trifosfatos de nucleosídeo, que fornecem energia para a polimerização. A hidrólise de uma ligação de alta energia do trifosfato de nucleosídeo fornece a energia para a reação, que liga um monômero nucleotídico à cadeia e libera pirofosfato (PP_i). A DNA polimerase acopla a liberação dessa energia à reação de polimerização. O pirofosfato é, ainda, hidrolisado a fosfato inorgânico (P_i), tornando a reação de polimerização irreversível. A DNA polimerase não se dissocia do DNA a cada novo nucleotídeo que adiciona; ao contrário, ela permanece ligada ao DNA e desloca-se sobre a fita-molde a cada novo nucleotídeo adicionado.

Conforme já assinalamos, as duas fitas-molde são antiparalelas, ou seja, uma segue a direção 5'3', e a outra, a direção 3'5'. Como as duas fitas de uma molécula de DNA têm orientações opostas, a síntese contínua e simultânea das duas novas fitas na forquilha de replicação exigiria que uma delas fosse sintetizada na direção 5' para 3' (usando como molde a fita 3'5'), ao passo que a outra fita seria sintetizada na direção oposta 3' para 5 (usando como molde a fita 5'3').

Convém reiterar que a DNA polimerase só sintetiza DNA no sentido 5' → 3' e, portanto, surge um paradoxo: como seria sintetizada uma fita 5'3' e outra 3'5' se a DNA polimerase só tem capacidade de síntese 5'3? Essa questão foi resolvida quando se demonstrou que apenas uma das fitas de DNA é sintetizada continuamente – a fita sintetizada no sentido 5'3' –, e sua síntese se dá na mesma direção de abertura da forquilha; a outra fita é sintetizada descontinuamente em pedaços curtos de DNA, ditos *fragmentos de Okazaki* (Reiji Okazaki é o nome do pesquisador que, em 1968, descobriu esse processo). Esses fragmentos são sintetizados no sentido inverso em relação ao sentido de deslocamento da forquilha e, posteriormente, unidos pela ação da enzima DNA ligase. A fita sintetizada de forma contínua é denominada *fita-líder*, pois sua extensão na direção do movimento da forquilha de replicação expõe o molde para a síntese dos fragmentos de Okazaki, que formam a fita descontínua ou retardada. Pelo fato de uma fita ser sintetizada continuamente e de a outra ser sintetizada descontinuamente, diz-se que a forquilha de replicação é *assimétrica*.

É importante que a síntese da nova fita ocorra sempre no sentido 5'3'. Se o processo ocorresse no sentido 3'5', os nucleotídeos seriam inseridos e a fita seria sintetizada normalmente; no entanto, a energia para a ligação entre as subunidades viria da quebra da ligação entre os grupos fosfatos do nucleotídeo que já estava inserido na fita. Nesse caso, havendo algum erro, a subunidade errada seria retirada, mas não haveria como prover energia para que a correta fosse inserida, pois a energia do nucleotídeo ao qual ela iria ligar-se já teria sido gasta. Já no sentido 5'3', a energia vem da quebra no nucleotídeo livre a ser inserido; então, mesmo que ele esteja errado e tenha de ser removido, o nucleotídeo correto provê a energia para se ligar à fita em síntese.

Figura 5.9 – Representação esquemática da replicação do DNA e todas as proteínas envolvidas

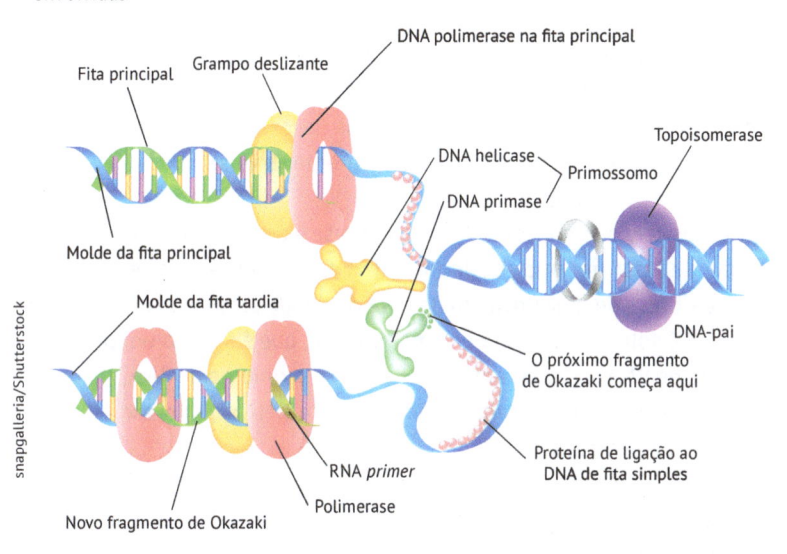

5.9 DNA polimerase

Sem dúvida, a enzima mais relevante e mais estudada para o processo de replicação é a DNA polimerase. Ela incorpora de forma precisa os nucleotídeos à cadeia de DNA nascente, sempre pareando A com T e C com G. No entanto, casualmente, nucleotídeos podem ser incorporados erroneamente, não obedecendo ao pareamento, e isso causa mutações no DNA.

A DNA polimerase tem a capacidade de detectar e corrigir esses erros. Primeiramente, a enzima monitora com acurácia o pareamento de bases entre cada nucleotídeo a ser incorporado e a fita-molde, catalisando a reação de adição apenas quando o pareamento está correto. Depois, quando é produzido um erro raro e adicionado um nucleotídeo incorreto, ela pode verificar o erro por uma atividade chamada *autocorreção de erros*. Nesse processo, antes de adicionar um próximo nucleotídeo à cadeia crescente de DNA, a enzima verifica se o nucleotídeo inserido anteriormente está pareado de forma correta à fita-molde. Se estiver, a polimerase adicionará o próximo nucleotídeo; se não estiver, removerá o nucleotídeo malpareado e tentará uma nova inserção correta.

Portanto, a DNA polimerase tem uma atividade de polimerização 5'3' altamente precisa e uma atividade de autocorreção de erros 3'5'. A clivagem do nucleotídeo inserido incorretamente e sua excisão da fita em crescimento requerem o auxílio da enzima nuclease. Além disso, o sistema de correção de erros deve ser capaz de diferenciar a fita-molde da fita recém-sintetizada. Isso acontece porque, na necessidade de uma eventual correção, o nucleotídeo pareado erroneamente deve ser excisado da fita nova e não da fita-molde.

Uma das características da DNA polimerase é que essa enzima somente é capaz de ligar um nucleotídeo a outro previamente existente. Dessa forma, a síntese de uma nova fita de DNA não pode ser iniciada do zero. Tal problema é solucionado pela enzima primase, que sintetiza um pequeno segmento de RNA complementar ao DNA. Esse segmento de RNA, chamado *primer*, fornece a extremidade 3' livre à qual a DNA polimerase adiciona os novos nucleotídeos.

Os *primers* são sintetizados pela enzima primase, que é uma RNA polimerase. Na fita-líder, apenas um *primer* é necessário para iniciar a origem de replicação; já na fita atrasada, vários *primers* são continuamente demandados. À medida que o movimento da forquilha de replicação expõe um novo segmento de bases não pareadas, um novo iniciador de RNA é produzido em intervalos na fita retardada. Assim, os fragmentos de Okazaki são sintetizados através da extensão, pela DNA polimerase, desses *primers* de RNA.

Ao final do processo de replicação da fita retardada, todo o RNA-molde tem de ser removido; além disso, o DNA tem de ser sintetizado em seu lugar e os fragmentos precisam ser unidos. Essas funções são realizadas, respectivamente, pelas enzimas nucleases, pela DNA polimerase de reparo e pela DNA ligase. A nuclease degrada o iniciador de RNA; a DNA polimerase de reparo substitui o RNA por DNA – usando as extremidades dos fragmentos de Okazaki adjacentes como iniciadores; e a enzima DNA ligase une a extremidade 5'-fosfato de um fragmento novo de DNA à extremidade 3'-OH do próximo.

Em *E. coli*, a principal enzima na duplicação do DNA é a DNA polimerase III, da qual existem apenas 10 moléculas por célula. A DNA polimerase I (300 a 400 moléculas por célula) e a DNA polimerase II (40 moléculas por célula) são mais abundantes na célula, uma vez que têm funções adicionais, seja no processo de reparo do DNA, seja como exonucleases, removendo nucleotídeos já incorporados. Já em células eucariontes, há 5 DNA polimerases clássicas: α, β, γ, δ e ε.

A polimerase γ está localizada na mitocôndria e participa da replicação do DNA mitocondrial. As outras quatro enzimas alocam-se no núcleo e são, portanto, candidatas a um envolvimento direto na replicação do DNA nuclear. As polimerases α, δ e ε apresentam maior atividade em células em divisão, o que sugere sua atuação na replicação. Já a polimerase β é ativa tanto em células que estão em divisão quanto naquelas que não estão, o que é consistente com sua função no reparo de danos ao DNA. As polimerases α e δ cumprem a replicação do DNA nuclear e correspondem à DNA polimerase III dos procariotos. A polimerase δ replica a fita contínua, e a polimerase α replica a fita descontínua. A polimerase ε parece estar relacionada ao reparo do DNA.

5.10 Proteínas acessórias da replicação

A dupla fita deve estar sempre aberta à frente da forquilha de replicação. Essa abertura é mantida pela DNA helicase e pela proteína ligadora de simples fita de DNA (SSB). A DNA helicase utiliza a energia da hidrólise da ATP para separar as ligações de hidrogênio que mantêm a dupla fita unida. Desse modo, por meio da ação da helicase, o DNA se torna simples fita. A SSB se liga ao DNA de fita simples, estabilizando-o e impedindo que as duas fitas-molde se unam novamente.

A proteína grampo deslizante mantém a DNA polimerase unida ao DNA-molde durante a síntese da nova fita. Esse grampo fica fortemente aderido à DNA polimerase e forma um anel ao redor da hélice de DNA, permitindo à referida enzima deslizar sobre a fita-molde sem se desligar. Sem os grampos deslizantes, a maioria das moléculas de DNA polimerase sintetizaria apenas pequenos segmentos de nucleotídeos e, então, se desligaria da fita-molde. A montagem do grampo deslizante ao redor do DNA requer o auxílio de uma proteína denominada *montador do grampo*, a qual hidrolisa ATP ao prender o grampo ao redor da hélice de DNA. Na fita-líder, esse acoplamento ocorre uma única vez; já na fita atrasada, o grampo é removido e recolocado cada vez que um fragmento de Okazaki é produzido.

As duas fitas parentais ficam enroladas uma sobre a outra e devem ser desenroladas para ocorrer a replicação. A rotação acelerada de todo o cromossomo à frente da forquilha em movimento poderia desenrolar essa fita, mas não é o que ocorre, por ser desfavorável energeticamente. Dessa maneira, à medida que a forquilha de replicação se abre, o DNA à sua frente fica supertorcido. Essa supertorção é continuamente aliviada por proteínas conhecidas como *DNA topoisomerases*, que agem como nucleases reversíveis que se ligam covalentemente a um fosfato da cadeia principal do DNA, clivando uma ligação fosfodiéster na fita de DNA. Essa reação é reversível, e a ligação fosfodiéster é regenerada quando a proteína é liberada. Há dois tipos de topoisomerases: as topoisomerases I quebram somente uma das fitas do DNA; as topoisomerases II introduzem quebras simultâneas em ambas as fitas.

5.11 Replicação dos telômeros

Os cromossomos eucarióticos são lineares e apresentam, portanto, extremidades que representam um obstáculo para o processo de replicação; afinal, o DNA das extremidades não pode ser completamente replicado a cada ciclo de divisões celulares, o que resulta em um encurtamento lento e gradual dos cromossomos. Isso acontece porque na fita descontínua, quando a forquilha alcança a extremidade do cromossomo, existe uma pequena região do DNA que não será coberta por um fragmento de Okazaki. Dessa forma, não há como iniciar a síntese desse fragmento, pois o RNA *primer* necessário precisaria ser mais longo do que o cromossomo. As bactérias não enfrentam esse problema, já que seus DNAs são circulares.

Curiosidade
Esse encurtamento das extremidades dos cromossomos poderia levar à perda de genes essenciais para a sobrevida do organismo, porém isso não acontece graças aos telômeros, que são longas sequências repetitivas de DNA (5'-TTAGG-3') situadas em ambas as extremidades de cada molécula de DNA. Ao longo de vários ciclos de divisões celulares, essas sequências repetitivas são consumidas, estabelecendo uma barreira protetora para que genes não sejam perdidos. O encurtamento progressivo dos telômeros explica, ao menos em parte, o processo de envelhecimento e a razão de as células se dividirem um número máximo de vezes.

As células germinativas dispõem de enzima telomerase, que replica os telômeros, fazendo as moléculas de DNA serem transmitidas intactas para a geração seguinte. A ação dessa enzima é fundamental, pois, sem ela, a cada geração as moléculas de DNA se tornariam mais e mais curtas até que genes essenciais fossem perdidos, inviabilizando a sobrevivência da espécie. A telomerase é uma DNA polimerase RNA dependente, ou seja, uma enzima que pode sintetizar DNA usando RNA como molde. Para isso, associa-se a uma molécula de RNA contendo uma sequência complementar à repetição do telômero e incorpora novos nucleotídeos à fita do DNA do telômero, por meio de um RNA molde. Ao atingir uma extensão longa o suficiente, uma fita complementar pode ser sintetizada pelo processo comum de replicação, formando uma fita dupla de DNA.

5.12 Reparo do DNA

Já esclarecemos que o DNA é o reservatório da informação genética de um organismo e, por isso, sua sequência deve ser mantida o mais intacta possível. Mudanças na sequência de nucleotídeos do DNA são nomeadas *mutações* e, embora na maioria das vezes possam passar despercebidas, sem afetarem negativamente o organismo, também podem causar danos complexos, como no caso de desencadearem um câncer. Para evitar que tais mutações ocorram, os organismos contam com complexas maquinarias de verificação e correção de erros no DNA. Já mencionamos e descrevemos uma dessas maquinarias, a qual consiste na atividade de verificação e autocorreção da DNA polimerase. Outras maquinarias, no entanto, verificam e corrigem não apenas erros na replicação, mas também danos no DNA causados por agentes externos, como radiação ionizante e agentes químicos.

Os mecanismos de reparo do DNA podem ser divididos em três grandes grupos:

1. reparo por mau pareamento;
2. reversão direta da reação química causadora do dano ao DNA; e
3. remoção de bases e/ou nucleotídeos incorretos seguida por substituição pelo DNA correto.

A DNA polimerase tem capacidade de autocorreção, produzindo 1 nucleotídeo malpareado a cada 10^7 nucleotídeos introduzidos na nova fita. Com o auxílio de várias proteínas do sistema de reparo por mau pareamento, esse número sobe para 1 erro a cada 10^9 nucleotídeos adicionados.

Tal maquinaria detecta o nucleotídeo malpareado, remove-o e ressintetiza o segmento faltante. Esse sistema consegue distinguir a fita-molde da fita nova, removendo nucleotídeos apenas da fita recém-sintetizada. Pessoas com enzimas da maquinaria de reparo por mau pareamento não funcionantes ou com disfunções parciais tendem a desenvolver câncer (de diferentes tipos), pois, como não logram corrigir as mutações, estas se acumulam, originando células neoplásicas.

Algumas situações específicas, como a exposição do DNA à luz ultravioleta (UV), induzem à formação de dímeros de pirimidina e de resíduos de guanina alquilados (adição de uma radical metil a resíduos de guanina). Ambos os erros são corrigidos por mecanismos diretos de reversão da reação química. O reparo dos dímeros de pirimidina se dá pela reversão direta da reação de dimerização num processo chamado de *fotorreativação*, no qual a energia derivada da luz visível é utilizada para quebrar o dímero e restabelecer a estrutura original do DNA. As guaninas metiladas devem ser prontamente corrigidas, dado que nessa conformação estabelecem pareamento com timina e não com citosina. Essa lesão é reparada pela enzima 6-metilguanina metiltransferase, que remove o radical metil da guanina, restabelecendo sua conformação original.

Os mecanismos de reparo por remoção de bases ou nucleotídeos incorretos se chama *reparo por excisão*. Nesse mecanismo, a lesão é removida com auxílio de uma enzima nuclease, e a sequência original é restaurada por uma DNA polimerase, que utiliza a fita não danificada como molde; na sequência, a DNA ligase une ao restante da cadeia de DNA o fragmento recém-sintetizado de forma corrigida. As DNA glicosilases são as enzimas incumbidas do reparo por excisão de bases; portanto, têm ação de nucleases. Nesse caso, a enzima identifica a base incorreta e promove sua remoção hidrolítica. No mecanismo por excisão de nucleotídeos, alterações no volume da hélice de DNA causadas pela ligação de substâncias químicas são detectadas e removidas pela DNA helicase. O intervalo produzido na hélice de DNA é, então, corrigido pela DNA polimerase e pela DNA ligase, utilizando-se como molde a fita não danificada.

Alguns agentes, como a radiação UV, danificam ambas as fitas, fato extremamente prejudicial ao organismo, dada a possibilidade de perda de genes. Esse tipo de dano é mais difícil de ser reparado, pois a quebra da dupla fita fragmenta o DNA e não há uma cópia de reposição que possa ser usada para reconstruir a informação genética perdida. Para resolver esse problema, as células podem adotar dois mecanismos: (1) união de extremidades não homólogas; e (2) recombinação homóloga.

Na **união de extremidades não homólogas**, uma maquinaria enzimática rapidamente une as extremidades quebradas antes que os fragmentos de DNA se soltem e se percam. Tal mecanismo é qualificado como *rápido e sujo*: *rápido* pois ocorre logo após a quebra; *sujo* porque frequentemente nucleotídeos são perdidos no sítio de reparo. Caso o problema não seja resolvido pela união das extremidades não homólogas ou esse mecanismo gere a perda de genes, o mecanismo de recombinação homóloga é ativado.

A **recombinação homóloga** é um mecanismo de reparo de quebra nas duplas fitas em que o reparo ocorre sem perda de nucleotídeos, ou seja, sem deixar falhas ou perder genes. Durante a replicação do DNA, uma fita parental se separa e serve de molde, dando origem a outras duas fitas, ditas *homólogas*. A quebra ocorre em uma das duas duplas fitas homólogas, e a outra permanece intacta; dessa maneira, a dupla fita não danificada é usada como molde para reparar a dupla fita com quebra. Esse mecanismo ocorre logo depois de o DNA ter sido replicado na fase S, mas antes de a célula entrar em divisão celular.

Síntese

Neste capítulo, mostramos que o genoma é a organização de toda a informação de um organismo, ou seja, o conjunto de todos os cromossomos. O genoma é o mesmo em todas as células de um indivíduo; entretanto, como as células exercem funções diferentes, elas não expressam as mesmas proteínas.

A complementaridade das fitas de DNA é característica fundamental que confere a ela hereditariedade. Cada fita de DNA contém uma sequência de nucleotídeos que é exatamente complementar à sequência de nucleotídeos da fita associada. Logo, cada fita pode atuar como um molde para a síntese de uma nova fita complementar.

Quase todo o DNA de uma célula eucariota está no núcleo. Apenas uma pequena parte está nas mitocôndrias e em células vegetais nos cloroplastos. O núcleo é uma organela delimitada por uma dupla membrana perfurada por poros (poro nuclear), e é por meio deles que substâncias entram e saem do núcleo. No núcleo interfásico, ou seja, no núcleo que não está se dividindo, a maior parte do DNA está na forma de cromatina, sendo esta a conformação em que os cromossomos se apresentam com algumas partes mais condensadas e outras mais frouxas.

Cada núcleo celular contém um par de cada cromossomo do genoma, sendo esses dois cromossomos chamados *homólogos*. Por serem basicamente uma grande fita de DNA, contêm genes, e cada um deles é um par – foram herdados um da mãe e outro do pai. A posição que um gene ocupa dentro de um cromossomo é denominada *lócus gênico*. Os genes determinantes de certa característica e que ocupam a mesma posição em cromossomos homólogos são chamados de *alelos*. Os únicos cromossomos humanos que não são homólogos são o par de cromossomos sexuais dos machos (X e Y).

O ser humano tem 46 cromossomos, isto é, 46 moléculas de DNA dupla fita, sendo 1 par sexual e 22 pares autossômicos. A apresentação do DNA sob a forma de 46 cromossomos mitóticos é dita *cariótipo* e pode ser vista ao microscópio óptico.

O DNA é o reservatório da informação genética de um organismo e, por isso, sua sequência deve ser mantida a mais intacta possível. Mudanças na sequência de nucleotídeos do DNA são designadas *mutações* e, embora na maioria das vezes não afetem negativamente o organismo, também podem causar danos complexos, como um câncer. Para evitar que tais mutações ocorram, os organismos contam com complexas maquinarias de verificação e correção de erros no DNA.

Questões para revisão

1. No início dos anos 1950, Rosalind Franklin estudou a estrutura das moléculas que contêm a informação genética por meio de técnicas de cristalografia associada à difração de raios X. Mais tarde, Watson e Crick analisaram e organizaram as informações dos estudos de Rosalind, permitindo a descoberta da estrutura do DNA. Sobre esse tema, analise as afirmativas a seguir e marque V para as verdadeiras e F para as falsas:
   ( ) O grupo fosfato se liga ao carbono de número 5 das pentoses, e as bases nitrogenadas se ligam ao carbono 1.
   ( ) Sempre que houver uma adenina em uma dada posição do DNA, na mesma posição na fita antiparalela haverá uma citosina.

( ) Entre adenina e timina, existe uma tripla ligação de hidrogênio e, entre citosina e guanina, existe uma dupla ligação de hidrogênio.

( ) Uma vez que as duas cadeias de DNA são mantidas unidas pelas ligações de hidrogênio entre as bases nitrogenadas, conclui-se que todas as bases estão voltadas para o interior de ambas as fitas, ao passo que o esqueleto de carbonos e fosfato está voltado para a parte externa das fitas.

( ) Ao se remover a base nitrogenada de um nucleotídeo, forma-se um nucleosídeo.

Agora, assinale a alternativa que corresponde à sequência correta de preenchimento dos parênteses, de cima para baixo:

a. V, F, V, V, F.
b. F, F, F, V, F.
c. V, F, F, V, F.
d. V, F, F, F, F.
e. F, V, V, F, F.

2. Quase todo o DNA de uma célula eucariota está no núcleo; apenas uma pequena parte está nas mitocôndrias e em células vegetais nos cloroplastos. O núcleo é uma organela delimitada por uma dupla membrana perfurada por poros (poro nuclear). Descreva a organização do DNA dentro do núcleo.

3. Os genes determinantes de uma característica qualquer e que ocupam a mesma posição em cromossomos homólogos são os alelos. Os únicos cromossomos humanos que não são homólogos são o par de cromossomos sexuais dos machos (X e Y). Quantos pares de cromossomos homólogos a célula humana contém?

a. 22 pares.
b. 23 pares.
c. 30 pares.
d. 46 pares.
e. 50 pares.

4. Falhas no processo de replicação e reparo do DNA favorecem as mutações. Se, por um lado, estas são o fator essencial para a evolução das espécies, por outro, podem ser muito danosas para o organismo. Qual é a importância da replicação do DNA?
5. Para que a replicação se inicie, a dupla fita do DNA parental deve ser separada, de modo que cada fita, isoladamente, sirva como molde para a síntese de novas fitas. A separação das fitas parentais disponibiliza as bases de cada uma delas para pareamento, viabilizando a síntese das novas fitas de DNA. As enzimas que realizam a separação da dupla fita são:
   a. as DNA polimerases.
   b. as DNA ligases.
   c. as DNA primases.
   d. as topoisomerases.
   e. as helicases.

Questões para reflexão

1. O DNA é uma dupla fita, complementar, antiparalela e organizada em forma helicoidal. Por isso, costuma-se dizer que o DNA é uma dupla hélice. A complementaridade das fitas de DNA é a característica fundamental que confere a ela hereditariedade. Cada fita de DNA contém uma sequência de nucleotídeos que é exatamente complementar à sequência de nucleotídeos da fita associada; dessa forma, cada fita pode atuar como um molde para a síntese de uma nova fita complementar. Dado o exposto, explique por que as duas fitas do DNA têm de ser antiparalelas.
2. O RNA é uma simples fita, ou seja, não é formado por duas fitas antiparalelas como o DNA. Por isso, não se costuma falar em polaridade das fitas, pois uma fita pode estar tanto no sentido 3'5' para um observador quanto no sentido 5'3' para outro. A polaridade do RNA importa apenas nos processos de transcrição e tradução. O RNA tem uma ampla variedade de funções, e muitas classes são encontradas nas células. Cite as funções do RNA ribossomal (RNAr), do RNA transportador (RNAt) e do RNA mensageiro (RNAm).

3. As regiões dos cromossomos ativas na transcrição são distintas da heterocromatina por pelo menos três maneiras: o posicionamento dos nucleossomos, a presença de variantes de histonas e a modificação covalente dos nucleossomos. Essas mudanças estruturais na cromatina, associadas à transcrição, são nomeadas, em conjunto, *remodelação da cromatina*. As duas principais formas de se remodelar a cromatina é por meio da acetilação e da ubiquitinação das histonas. Explique cada um desses processos.
4. O material genético deve ser duplicado de forma precisa para, então, ser dividido entre as células-filhas. Esse processo de duplicação do material genético é designado *replicação*. Ao final do processo de replicação, uma molécula parental de DNA gera duas moléculas-filhas idênticas entre si e idênticas à molécula parental. Por que a replicação do DNA é considerada semiconservativa?
5. Como as duas fitas em uma molécula de DNA têm orientações opostas, a síntese contínua e simultânea das duas novas fitas na forquilha de replicação exigiria que uma delas fosse sintetizada na direção 5' para 3' (usando como molde a fita 3'5'), ao passo que a outra fita seria sintetizada na direção oposta 3' para 5 (usando como molde a fita 5'3'). Entretanto, a DNA polimerase só sintetiza DNA no sentido 5' para 3'. Por que é importante que a síntese da nova fita ocorra sempre no sentido 5'3'?

Capítulo 6

Bioquímica nuclear II

Benisio Ferreira da Silva Filho

Conteúdos do capítulo
» Transcrição em eucariotos e procariotos.
» Exportação de RNAm.
» Tradução.
» Conversão do código em sequência de aminoácidos.
» Polirribossomos.
» Antibióticos.
» Etapas da regulação da expressão gênica.
» Comutadores transcricionais: regulação de transcrição.
» Repressão da transcrição gênica: operon triptofano.
» Ativadores de transcrição.
» Mecanismo de diferenciação celular.
» Combinações de reguladores transcricionais em eucariotos.
» Reprogramação celular e formação de órgãos.
» Epigenética.
» Controles pós-transcricionais.
» Degradação de RNAm.
» Controle de genes por RNAs reguladores.

Após o estudo deste capítulo, você será capaz de:
1. descrever o processo de expressão gênica;
2. diferenciar os mecanismos envolvidos na transcrição em procariotos e em eucariotos;
3. explicar a exportação do RNAm;
4. detalhar a tradução da informação originalmente em forma de RNAm em proteína;
5. identificar a informação em código no DNA;
6. interpretar a tradução do código que está no RNAm em sequência de aminoácidos;
7. explicitar as etapas da tradução;
8. definir polirribossomos e antibióticos;
9. citar as principais formas de regulação da expressão gênica.

6.1 Do código genético à ação funcional

Bioquimicamente, o que faz uma célula funcionar é a interação de diferentes tipos de moléculas. Entretanto, não existe interação metabólica com a participação do ácido desoxirribonucleico (DNA). Isso significa que não há uma reação em que o DNA se move para fora do núcleo e participa de algum processo anabólico ou catabólico. O DNA fica no núcleo, sendo "acessado" por proteínas que se ligam a ele, a partir da informação contida nele, sintetizando, assim, outra molécula. Em outras palavras, ele permanece no núcleo, com as informações para a síntese de milhares de proteínas que, quando prontas, executam as ações que fazem a célula funcionar.

Conforme explicitamos no Capítulo 5, o DNA contém a informação genética necessária para gerar uma proteína; aliás, todas as proteínas do corpo abrigam informações do DNA desse organismo. No entanto, ele não serve diretamente de molde para a produção da proteína. Primeiramente, a informação do DNA é convertida numa molécula de ácido ribonucleico (RNA) mensageiro – RNAm –, processo denominado *transcrição*, que ocorre no núcleo. O RNAm é transportado do núcleo para o citoplasma, onde serve de molde para a formação das proteínas, no processo de tradução. Esse processo de conversão da informação do DNA em proteína é designado *expressão gênica*. Desse modo, afirmar, por exemplo, que o gene para a proteína sinucleína – uma fosfoproteína pré-sináptica, principal constituinte dos corpos de Lewy envolvidos na doença de Parkinson – está sendo expresso significa que esse gene está codificando para a proteína sinucleína e que ela está sendo produzida pela célula em questão. Todas as células, desde uma bactéria até os complexos neurônios, expressam sua informação dessa maneira. Esse é um princípio tão fundamental que é chamado de **dogma central da biologia molecular** (Figura 6.1).

Figura 6.1 – Dogma central da biologia molecular

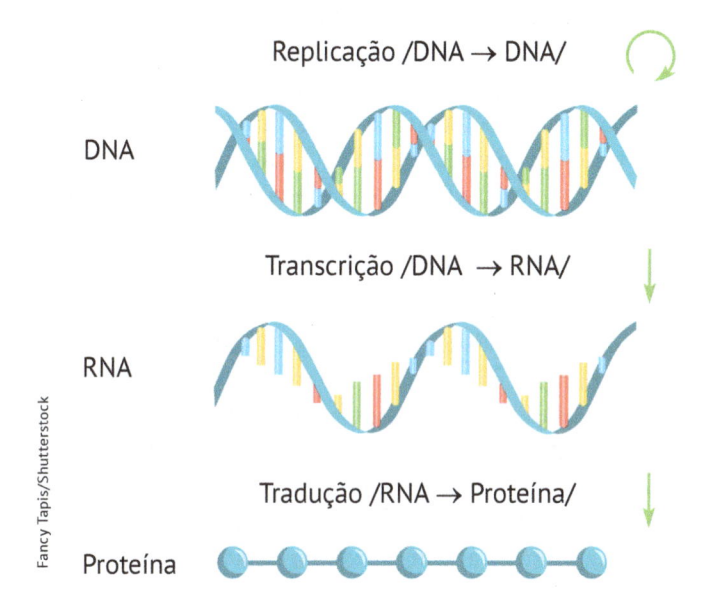

Replicação /DNA → DNA/

DNA

Transcrição /DNA → RNA/

RNA

Tradução /RNA → Proteína/

Proteína

Fancy Tapis/Shutterstock

6.2 Transcrição

Na transcrição, a informação contida no DNA é convertida em molécula de RNA. Convém reforçar que o DNA é uma longa molécula composta de duas fitas e que nem todas as regiões dessa longa molécula contêm informações para gerar proteínas. Apenas os genes, que são segmentos específicos do DNA, as têm. Os genes são copiados do DNA para o RNAm durante o processo de transcrição.

Tanto o DNA quanto o RNAm são ácidos nucleicos, ou seja, são polímeros formados pela união de nucleotídeos. Embora também seja um ácido nucleico, o RNA difere do DNA em alguns aspectos: o RNA é simples fita; a pentose do RNA é a ribose; os nucleotídeos componentes da fita de RNA são adenina (A), citosina (C), guanina (G) e uracila (U). A base nitrogenada U não é encontrada no DNA; apesar disso, assim como a timina (T), pode formar par com a A.

As propriedades de complementaridade por pareamento de bases que se aplicam para o DNA também são aplicáveis para o RNA. A única peculiaridade do RNA, nesse aspecto, é a presença da U no lugar da T. Diferentemente do DNA, que é uma dupla hélice, o RNA encontra-se sob a forma de uma fita simples que pode dobrar-se sobre si mesma e parear internamente suas bases. Essa capacidade de dobramento do RNA permite a ele exercer outras funções nas células que vão muito além de um simples intermediário de informações entre o DNA e as proteínas.

O RNA que é produzido a partir de um gene para originar uma proteína é nomeado *RNA mensageiro* (RNAm) ou *RNA funcional* (como os RNAs transportadores, por exemplo). Além do RNAm, a célula produz vários outros tipos de RNA, quais sejam:

- **RNA ribossômico (RNAr)**: participa da formação do ribossomo, que cumpre a síntese proteica.
- **RNA transportador (RNAt)**: carreia o aminoácido correto a ser incorporado à proteína em crescimento.
- **RNA nuclear (RNAsn)**: atua no processo de *splicing* do pré-RNAm.
- **RNA nucleolar (RNAsno)**: processa e modifica os rRNAs.
- **RNA de Cajal (RNAsca)**: é utilizado para modificar os RNAsn e RNAsno.
- **Micro-RNA (RNAmi)**: auxilia na regulação da expressão gênica por meio do bloqueio da tradução de mRNAs selecionados.
- **RNA de interferência (siRNA)**: desliga a expressão de genes pela degradação direta de RNAm selecionados e por atuar na compactação da cromatina.
- **RNA não codificante**: atua em diversos processos celulares, entre eles a síntese de telômeros, como *primers* da replicação do DNA e inativação do cromossomo X.

O processo geral de transcrição é muito semelhante entre procariotos e eucariotos, embora nos primeiros ocorra no citosol e nos últimos, dentro do núcleo. Além disso, nos eucariotos, o RNA é processado após sua síntese. A seguir, explicaremos de maneira geral como esse processo ocorre em procariontes e, posteriormente, abordaremos apenas os detalhes que diferenciam procariotos e eucariotos.

6.2.1 Transcrição em procariotos

Para que a transcrição suceda, é necessário que uma das fitas de DNA atue como molde para a síntese de uma fita de RNA. Inicialmente, o segmento de DNA que contém o gene a ser transcrito deve sofrer desespiralização

Bioquímica nuclear II

(lembremos que o DNA se encontra espiralizado sob a forma de dupla fita), e uma pequena porção da dupla hélice deve ser aberta, expondo as bases do DNA. Apenas uma das fitas contém o segmento necessário para gerar o RNA, sendo essa fita chamada de *molde*.

Tal como ocorre na replicação do DNA, a sequência de nucleotídeos da cadeia de RNA é determinada pela complementaridade do pareamento de bases entre os nucleotídeos a serem incorporados na fita de RNA nascente e o DNA-molde. Quando o pareamento adequado é estabelecido (A pareia com U, e C pareia com G), o ribonucleotídeo a ser incorporado é covalentemente ligado à cadeia de RNA em formação, por meio de uma reação catalisada enzimaticamente pela RNA polimerase.

> **Preste atenção!**
> Assim como a DNA polimerase catalisa a replicação do DNA, as RNA polimerases catalisam a formação de ligações fosfodiéster que conectam os ribonucleotídeos entre si, formando uma cadeia linear.

A RNA polimerase se move sobre o DNA, auxiliando na abertura da dupla fita e expondo a fita-molde para o pareamento de bases por complementaridade. A cadeia de RNA nascente é estendida no sentido 5' para 3', formando novas ligações fosfodiéster a cada novo ribonucleotídeo (nucleotídeo que contém ribose como pentose) adicionado.

> **Importante!**
> O RNA é sintetizado no sentido 5'3', mas a RNA polimerase se desloca sobre a fita de DNA no sentido 3'5'. O ribonucleotídeo não ligado contém três grupamentos fosfato; a hidrólise e dois desses grupamentos fornecem a energia para a formação da ligação fosfodiéster.

A RNA polimerase é um complexo multiproteico com cinco subunidades – duas subunidades alfa, uma subunidade beta e uma beta' –, além do fator sigma. O fator sigma reconhece as sequências de DNA que indicam o sítio de início da transcrição. O conjunto formado pela RNA polimerase e o fator sigma é denominado *holoenzima RNA polimerase*. Esse conjunto proteico desliza sobre o DNA procurando promotores. Um promotor é uma sequência especial de nucleotídeos do DNA que indica o ponto inicial para que a transcrição se inicie. Em geral, o promotor está situado de

10 a 35 nucleotídeos antes do sítio de início da transcrição. A transcrição ocorre em sete etapas:

1. O fator sigma reconhece o promotor do DNA. Embora até esse momento o DNA esteja em sua forma de dupla hélice, o fator sigma reconhece as bases do promotor por meio do esqueleto de açúcares e fosfatos voltados para o exterior da hélice. Além de o promotor indicar o sítio de início da transcrição, ele sinaliza para a RNA polimerase a fita-molde.
2. Depois de a RNA polimerase se ligar fortemente ao DNA promotor, ela abre a dupla hélice para expor uma pequena extensão de nucleotídeos em cada fita.
3. Com a dupla fita do DNA aberta, uma das fitas serve como molde para a síntese do RNA por complementaridade de bases. Os ribonucleotídeos são unidos por ligações fosfodiéster catalisadas pela RNA polimerase. Observe que, diferentemente da DNA polimerase, a RNA polimerase não precisa de um *primer* iniciador.
4. Depois de iniciada a síntese do RNA, o fator sigma relaxa sua interação com o promotor, permitindo que a RNA polimerase deslize sobre o DNA, sintetizando RNA.
5. Nesse ponto, o fator sigma se desprende da RNA polimerase.
6. Acontece a elongação da cadeia de RNA. À medida que a RNA polimerase se move sobre o DNA, o RNA recém-transcrito se desliga da fita de DNA e esta última volta a formar sua dupla hélice. Essa liberação rápida da molécula de RNA do DNA-molde permite que muitas cópias de RNA sejam feitas a partir de um único gene em um tempo relativamente curto.
7. A RNA polimerase encontra uma sequência sinalizadora de terminação no DNA, chamada de *terminador*. Em geral, os terminadores são sequências ricas em A-T precedidas por uma sequência de DNA duplamente simétrica, a qual, quando transcrita em RNA, dobra-se em uma estrutura em "grampo de cabelo" pelo pareamento de bases. Conforme a polimerase transcreve um terminador, a formação de um grampo pode ajudar a "empurrar" o transcrito de RNA para longe do sítio ativo da enzima. O híbrido DNA-RNA no sítio ativo, que está preso ao terminador predominantemente por interações entre pares de bases U-A – os quais são menos estáveis do que pares de bases

G-C, pois formam duas ligações de hidrogênio por par de bases em vez de três –, não é suficientemente forte para manter essa união e dissocia-se, librerando a RNA polimerase do DNA. Desse modo, os sinais de terminação formam estruturas com a fita de RNA nascente que desestabilizam o contato entre a RNA polimerase e o DNA, promovendo a dissociação entre a enzima e o DNA-molde.

A RNA polimerase se desprende do DNA. As fitas de DNA se reúnem, e a fita simples de RNA é liberada: muitas vezes, a terminação é dependente do fator Rho (fator ρ), uma helicase que distorce as duplas hélices RNA-DNA e RNA-RNA, translocando-se pela fita simples de RNA na direção 5' para 3' e empurrando a RNA polimerase para a frente, enquanto a hélice de DNA dupla fita se refaz parcialmente na bolha de transcrição, ao mesmo tempo que distorce a hélice híbrida de RNA-DNA, liberando a fita de RNA. A partir desse momento, a RNA polimerase volta a se unir com o fator sigma, restabelecendo a holoenzima que está pronta para atuar em outro processo de transcrição.

Ao final do processo de transcrição, constitui-se um RNA simples fita que é complementar ao DNA-molde que lhe deu origem. No entanto, sempre que há uma adenina no DNA, na posição correspondente do RNA há uma uracila. Como em procariotos não há íntrons, o RNAm é do mesmo tamanho do gene que lhe deu origem, diferentemente do observado em eucariotos, nos quais o tamanho do RNAm é menor do que o gene que lhe originou após a remoção dos íntrons (Figura 6.2).

Figura 6.2 – Transcrição sem íntrons e éxons em procariotos

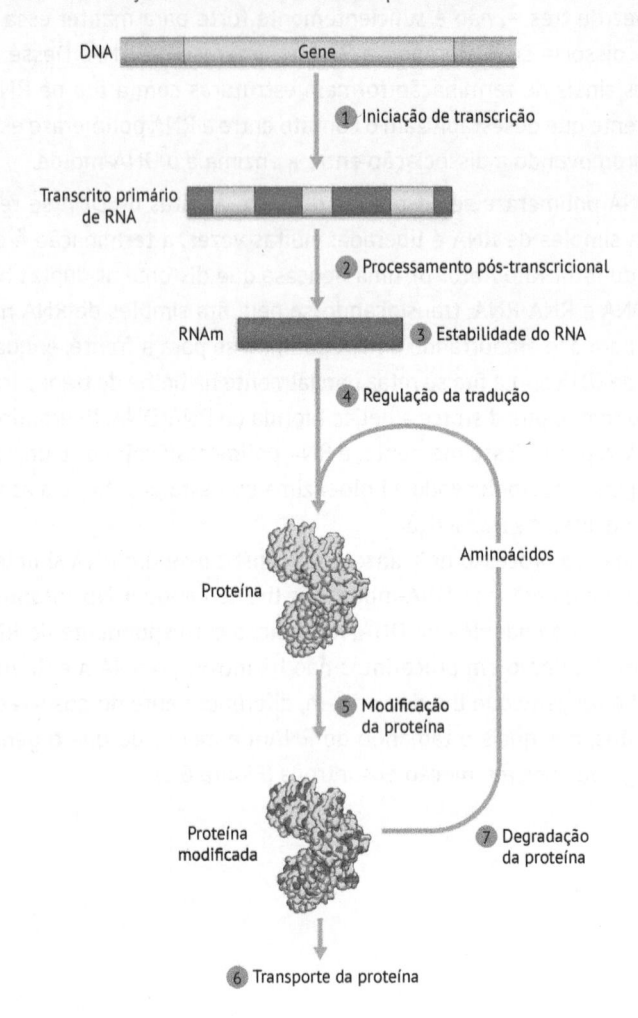

[Figura: Fluxograma mostrando DNA (Gene) → (1) Iniciação de transcrição → Transcrito primário de RNA → (2) Processamento pós-transcricional → RNAm → (3) Estabilidade do RNA → (4) Regulação da tradução → Proteína (com Aminoácidos) → (5) Modificação da proteína → Proteína modificada → (6) Transporte da proteína; (7) Degradação da proteína. Crédito: Will Amaro]

Fonte: Nelson; Cox, 2014, p. 1156.

6.2.2 Transcrição em eucariotos

Diferentemente das bactérias, que contam com apenas um tipo de RNA polimerase, os eucariotos dispõem de três, quais sejam:

Bioquímica nuclear II

1. **RNA polimerase I**: transcreve os genes de RNAr 5,8S, 18S e 28S.
2. **RNA polimerase II**: transcreve todos os genes que codificam proteínas, além dos genes que codificam RNAsno, RNAmi, RNAsi e a maioria dos RNAsn.
3. **RNA polimerase III**: transcreve os genes dos RNAt, RNAr 5S e alguns RNAsn.

Curiosidade

Todas as RNA polimerases são estruturalmente semelhantes entre si e semelhantes à RNA polimerase bacteriana, diferindo apenas nos tipos de genes que transcreve.

A RNA polimerase II é o cerne dos processos de transcrição em eucariotos, pois é a que faz a transcrição da maioria dos genes. Diferentemente do que ocorre com a RNA polimerase procariótica, que consegue iniciar a transcrição sozinha, a RNA polimerase II requer o auxílio de diversas outras enzimas para que a transcrição seja iniciada. O conjunto de enzimas que auxilia a RNA polimerase nessa função é denominado *fatores gerais de transcrição*. Esses fatores ajudam a posicionar a RNA polimerase II sobre o promotor do DNA, favorecendo a separação das fitas de DNA e liberando a RNA polimerase do promotor para o modo de elongação. As ações realizadas pelos fatores de transcrição em eucariotos são análogas às funções desempenhadas pelo fator sigma em procariotos.

A sequência promotora do DNA dos eucariotos é chamada de *TATA box*, por ser rica em A e T, e está situada 25 nucleotídeos antes do sítio de iniciação da transcrição. A sequência TATA não é a única que sinaliza o princípio da transcrição. Não obstante, para a maioria dos promotores de polimerase II, ela é a mais importante. Após o reconhecimento da *TATA box* pela proteína de ligação TATA (*TATA Binding Protein* – TBP, isto é, proteína do grupo dos fatores de transcrição), diversas proteínas, entre elas a RNA polimerase, são atraídas para o DNA, formando o **complexo de iniciação da transcrição**.

Um dos fatores de transcrição, denominado *Transcription Factor II H* (TFIIH), contém a enzima DNA helicase, que promove a abertura da dupla fita, tornando a fita-molde acessível à RNA polimerase. Tal abertura requer energia, que é fornecida pela hidrólise da adenosina trifosfato (ATP). Num primeiro momento, a RNA polimerase fica presa ao promotor, realizando a síntese inicial do RNA e, quando esse RNA tem cerca de dez nucleotídeos, a RNA polimerase sofre uma mudança conformacional que permite sua dissociação do promotor para iniciar a fase de extensão. Um evento importante para essa transição é a adição de grupos fosfato à cauda da RNA polimerase II, conhecida como *CTD* ou *domínio c-terminal*. Nesse sentido, resíduos de serina da cauda da RNA polimerase II são fosforilados pelo *Transcription Factor II D* (TFIID), outro fator de transcrição, o qual contém uma proteína-cinase como uma de suas subunidades.

A RNA polimerase fosforilada pode, então, separar-se do agrupamento de fatores gerais de transcrição. Durante esses processos, ela sofre uma série de modificações conformacionais que fortalecem sua interação com o DNA e adquire novas proteínas que lhe permitem transcrever por longas distâncias, e em muitos casos por várias horas, sem se dissociar do DNA. Uma vez que a RNA polimerase II tenha iniciado a extensão do transcrito de RNA, a maioria dos fatores gerais de transcrição é liberada do DNA, de forma que eles estarão disponíveis para iniciar outro ciclo de transcrição, com outra nova molécula de RNA polimerase.

Em procariotos, o DNA não está organizado sob a forma de cromatina; já em eucariotos, o DNA está organizado em nucleossomas e em estruturas mais complexas que promovem seu enovelamento, como descrevemos no capítulo anterior. Em razão desse enovelamento, a maquinaria que principia a transcrição em eucariotos é mais complexa do que a de procariotos. Uma das proteínas que fazem parte disso é o mediador, que possibilita que proteínas ativadoras da transcrição se comuniquem adequadamente com a RNA polimerase II e com os fatores gerais de transcrição.

Outras proteínas dessa complexa maquinaria são as proteínas modificadoras de histonas, cujo papel é alterar a interação entre o DNA e as histonas, permitindo que o DNA se torne acessível para a transcrição. Essas enzimas promovem a acetilação das histonas, diminuindo sua interação com o DNA e promovendo um desenovelamento da cromatina. Além das enzimas modificadoras de histonas, há outras proteínas envolvidas nesse processo de modificação da cromatina, denominadas **complexo de remodelação da cromatina**.

Bioquímica nuclear II

PROCESSAMENTO DO RNAm

Em procariotos, o RNAm é sintetizado somente pela RNA polimerase bacteriana, não sofrendo modificações pós-transcricionais. Isso acontece porque esses organismos têm um genoma pequeno, no qual não há espaço para íntrons. Em eucariotos, seus genomas estão repletos de íntrons em meio às sequências codificantes. Após a transcrição, tais íntrons devem ser removidos por um processo denominado *splicing*.

Além do *splicing*, o RNAm eucariótico sofre outras duas modificações pós-transcricionais: o capeamento da extremidade 5' e a poliadenilação da extremidade 3'. O capeamento e a poliadenilação permitem à célula verificar se a molécula de RNA está íntegra e, consequentemente, portando toda a informação necessária para originar uma proteína. As modificações pós-transcricionais são realizadas por enzimas que estão ligadas à cauda da RNA polimerase II e que processam o RNAm assim que ele emerge.

Além disso, a síntese do RNA procariótico ocorre no citoplasma, que é o mesmo local onde acontece a tradução. Dessa forma, assim que um RNAm procariótico começa a ser sintetizado, os ribossomos imediatamente se ligam à extremidade 5' livre e começam a tradução. Por isso, diz-se que em procariotos a transcrição é concomitante à tradução. Diferentemente, toda a síntese e o processamento do RNAm eucariótico ocorrem no núcleo antes de sua exportação para o citosol. No citosol, esse RNAm é traduzido nos ribossomos, formando uma proteína. Assim, em eucariotos, a transcrição é temporalmente separada da tradução.

Capeamento do RNA em 5'

O capeamento da extremidade 5' consiste na adição de resíduos de guanina metilado a essa extremidade. Essa adição se inicia assim que a RNA polimerase tenha sintetizado cerca de 25 nucleotídeos da cadeia do RNA nascente; logo, não é exatamente uma modificação pós-transcricional, mas cotranscricional, pois ocorre concomitantemente à transcrição.

Tal reação é realizada por três enzimas, que atuam sequencialmente: (1) a fosfatase remove um fosfato da extremidade 5' do RNA nascente; (2) a guanil-transferase adiciona um GMP numa ligação reversa (5' para 5' em vez de 5' para 3', como ocorre normalmente); (3) a metiltransferase adiciona um grupamento metil à guanosina adicionada na etapa 2. A célula distingue os mRNAs das demais classes de RNA presentes em razão da "marca" realizada pelo quepe metil 5', que identifica a extremidade 5' de mRNAs eucarióticos. Ademais, o quepe 5' auxilia na exportação do RNAm do núcleo para o citosol, tendo importante papel na tradução citosólica desse RNAm, como detalharemos adiante.

Splicing do RNA

O DNA eucariótico é composto de longas sequências não codificantes e sequências codificantes (genes). Os genes, por sua vez, contêm regiões codificantes, denominadas *éxons* (do inglês *expressed sequences*), e regiões não codificantes, nomeadas *íntrons* (do inglês *intervening sequences*). Ambas são transcritas em RNAm. Observe que os termos *éxons* e *íntrons* se aplicam tanto ao DNA quanto às sequências correspondentes no RNAm. Após o término da transcrição, os íntrons devem ser removidos do RNAm por meio do processo de *splicing*. O RNA recém-transcrito é chamado *pré-RNAm* (ou *precursor do RNAm*) e somente passa a ser denominado *RNAm* depois de sofrer o capeamento 5', a poliadenilação 3' e o *splicing*.

Existem sequências especiais que se repetem entre os íntrons, indicando onde se inicia e onde termina o íntron que deve ser removido. A maquinaria molecular que realiza o *splicing* é complexa, sendo composta de outras moléculas de RNA (snRNA) e mais 200 proteínas. O reconhecimento do íntron se dá pelo pareamento de bases entre o íntron presente no RNAm e os snRNAs das snRNPs. Cada evento de *splicing* remove um íntron, por meio de duas reações sequenciais de transferências de fosforil, conhecidas como *transesterificações*, as quais unem dois éxons e removem o íntron sob a forma de um "laço". Permanecendo inalterado o número de ligações de fosfato de alta energia, tais reações podem ocorrer, em princípio, sem hidrólise de trifosfatos de nucleosídeo. A energia é fornecida pela hidrólise de ATP.

O **spliceossomo** é uma estrutura molecular composta de RNAs e proteínas a qual realiza o *splicing* (Figura 6.4). A estrutura principal do spliceossomo é formada por cinco pequenas moléculas de snRNAs – pequenos RNAs nucleares, denominadas *U1*, *U2*, *U4*, *U5* e *U6* –, cada uma com menos de 200 nucleotídeos, que se complexam com várias subunidades proteicas, formando as snRNPs (pequenas ribonucleoproteínas nucleares). As snRNPs reconhecem regiões específicas entre os íntrons e os éxons, removendo os íntrons e reunindo dois éxons adjacentes.

Bioquímica nuclear II

Com a remoção dos íntrons (*splicing*), o RNAm maduro apresenta uma extensão menor do que a do gene que lhe deu origem. Nos procariotos, como não há processo de *splicing*, o RNAm maduro é do mesmo tamanho do gene que lhe deu origem. O auto-*splicing*, um processo de *splicing* semelhante ao realizado por spliceossomos, pode ocorrer de duas maneiras: (1) no grupo I, com o auxílio de um cofator guanosínico; e (2) no grupo II, com um ataque ao 2'-OH de um adenilato específico do íntron (Figura 6.3).

Figura 6.3 – Auto-*splicing* no grupo I (à esquerda) e no grupo II (à direita)

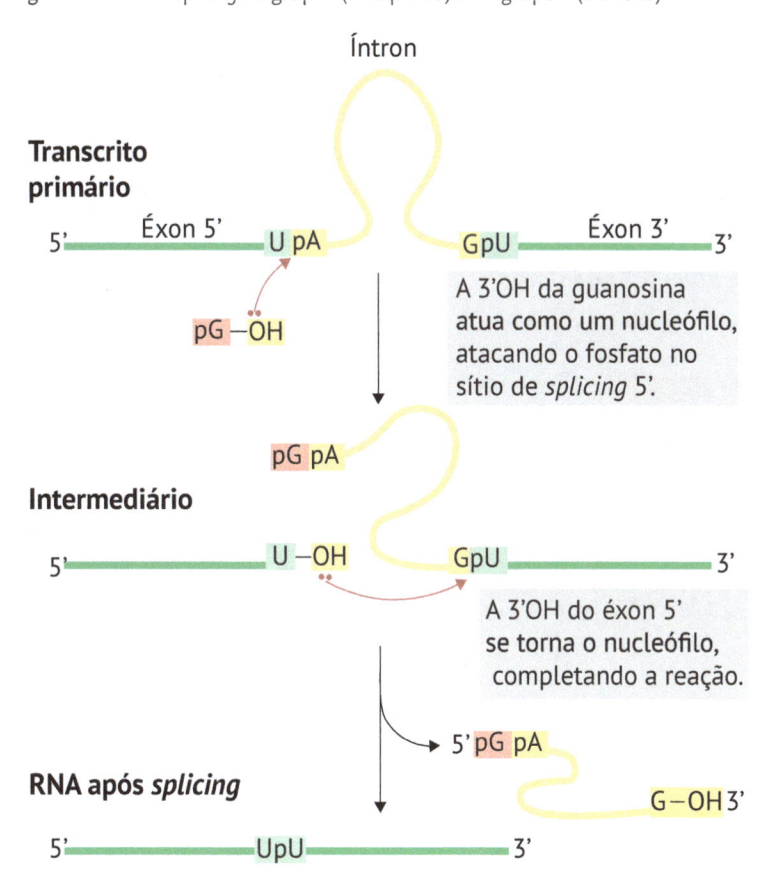

Íntron

Transcrito primário

5'——— Éxon 5' — U pA ——— GpU — Éxon 3' ———3'

pG—OH

A 3'OH da guanosina atua como um nucleófilo, atacando o fosfato no sítio de *splicing* 5'.

pG pA

Intermediário

5'——————— U —OH ——— GpU ——————3'

A 3'OH do éxon 5' se torna o nucleófilo, completando a reação.

5' pG pA

RNA após *splicing*

G—OH 3'

5'——————UpU——————3'

Fonte: Nelson; Cox, 2014, p. 1072-1073.

A presença de numerosas regiões de íntrons no DNA possibilita a combinação de éxons de genes distintos durante o processo de **recombinação gênica**, facilitando a evolução de genes para novas proteínas, por meio da combinação de fragmentos de genes já existentes.

Embora pareça dispendioso evolutivamente ter um DNA cheio de íntrons, pode-se contar com o processo de *splicing* alternativo, uma grande vantagem evolutiva que permite que um mesmo gene origine diversas proteínas. Nesse mecanismo, um gene qualquer codifica para um pré-RNAm, e este pode sofrer diferentes formas de *splicing*, gerando diferentes RNAm maduros. Ao remover seletivamente certos íntrons de um pré-RNAm, podem ser gerados RNAm distintos a partir de um mesmo gene e, assim, podem ser formadas diferentes proteínas. Estima-se que 75% dos genes humanos sofram *splicing* alternativo, o que explica a numerosa quantidade de proteínas presente em uma célula quando comparada ao pequeno número de genes no DNA.

Figura 6.4 – *Splicing* do RNAm

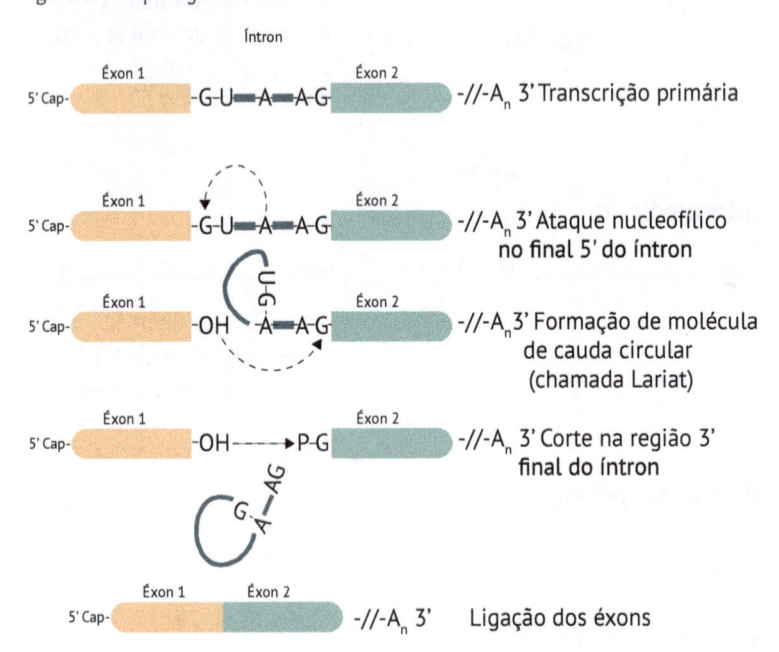

Na Figura 6.4, estão indicados dois éxons e, entre eles, há um íntron. As enzimas responsáveis pelo *splicing* atacam as duas extremidades dos íntrons, formando uma alça. Essa alça que contém os íntrons é removida, e as extremidades de dois éxons adjacentes são unidas.

Poliadenilação 3' ou cauda poli-A

Assim como a extremidade 5' deve ser processada para garantir a exportação e a leitura do RNAm, o mesmo deve ocorrer com a extremidade 3'. Logo que a molécula de pré-RNAm emerge da RNA polimerase II, ela sofre a ação de duas enzimas: o fator de estimulação à clivagem (CstF) e o fator de especificidade de clivagem e poliadenilação (CPSF). Essas proteínas recrutam muitas outras proteínas de uma maquinaria complexa, tornando a extremidade 3' apta a sofrer o processo de poliadenilação. Esse processo consiste na adição de vários resíduos de adenina à extremidade 3' do pré-RNAm, formando a chamada *cauda poli-A*. A enzima poli-A-polimerase (PAP) adiciona, um a um, os cerca de 200 a 250 resíduos de adenina.

EXPORTAÇÃO DO RNAM

O RNAm mensageiro está maduro depois de ter sofrido os três tipos de modificações pós-transcricionais: capeamento 5', poliadenilação 3'e *splicing*. Um RNAm que não sofreu esses processos corretamente não é apenas inútil para a célula, pois não gera proteínas corretas, mas também pode ser perigoso, dado que uma proteína incorreta pode desencadear processos danosos à célula. Dessa forma, a célula deve ser capaz de diferenciar os mRNAs processados corretamente daqueles que seriam inúteis, e isso é feito por meio da exportação dos RNAm para o citosol.

O RNAm deve sair do núcleo onde foi sintetizado e seguir para o citosol para ser traduzido em uma proteína (Figura 6.5). Esse transporte do RNAm para fora do núcleo ocorre por meio dos complexos de poros nucleares (NPCs). Convém reforçar que, em eucariotos, o núcleo é uma organela separada do citosol por uma dupla membrana perfurada por poros – diferentemente dos procariotos, que não têm membrana nuclear, dispensando o transporte do RNAm.

O transporte dos RNAm por meio dos complexos de poros nucleares ocorre de forma específica e seletiva, requerendo energia. Os RNAm se ligam a receptores de transporte nuclear, e estes, por sua vez, são reconhecidos pelas proteínas formadoras dos complexos de poros nucleares, permitindo o trânsito entre o núcleo e o citosol. A ligação do RNAm ao receptor de transporte nuclear é feita por intermédio da cauda poli-A, adicionada na etapa de poliadenilação. Assim que uma molécula de RNAm atravessa o NPC, o receptor de transporte que a auxiliou se dissocia e retorna ao núcleo para ajudar no transporte de uma nova molécula de RNAm.

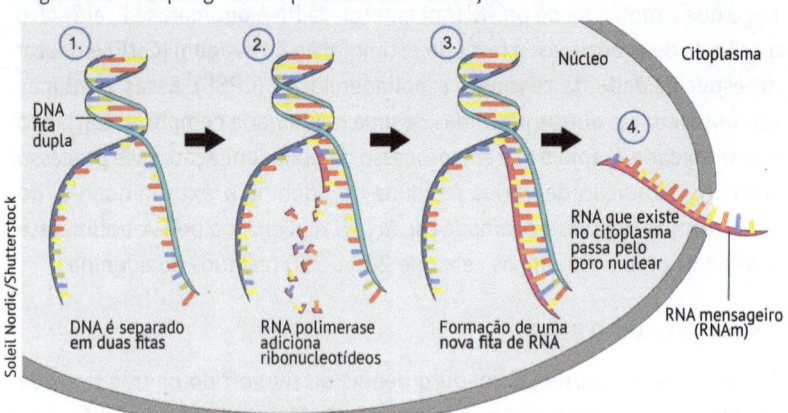

Figura 6.5 – Etapas gerais do processo de transcrição

Na Figura 6.5, são ilustrados os seguintes processos: (1) a dupla hélice de DNA é aberta; (2) a RNA polimerase adiciona nucleotídeos de forma complementar a uma das fitas de DNA (a fita-molde); (3) uma nova fita de RNA é formada e deve sofrer capeamento 5', poliadenilação 3' e *splicing*, a fim de se tornar uma molécula madura de RNA; (4) as moléculas maduras de RNA são exportadas do núcleo para o citosol, por meio dos complexos poro nucleares.

6.3 Tradução

O processo de tradução de RNAm pode servir a duas finalidades: a produção de proteína e a produção de sequências de aminoácidos. Detalharemos esses dois casos a seguir.

6.3.1 Tradução da informação originalmente em forma de RNAm em proteína

Em eucariotos, uma vez que o RNAm tenha sido transcrito e processado corretamente, ele é exportado para o citosol, onde dá origem a uma proteína por meio do processo de tradução. Em procariotos, a transcrição não é espacialmente separada da tradução, dada a inexistência de envoltório nuclear. Nesses casos, o RNAm recém-transcrito não precisa sofrer processamento e exportação, já se encontrando no citosol pronto para a tradução.

A conversão da informação genética do RNAm em proteína requer o auxílio de uma maquinaria formada por proteínas e RNA ribossômico (RNAr). Além disso, também é demandado o auxílio do RNA transportador (RNAt), que carreia os aminoácidos a serem incorporados à cadeia proteica nascente. Todos esses processos serão descritos pormenorizadamente ao longo deste capítulo.

CÓDIGO GENÉTICO

O RNAm está escrito na linguagem nos nucleotídeos, ou seja, é constituído por uma cadeia linear de ribonucleotídeos. Já as proteínas estão escritas na linguagem dos aminoácidos, sendo, portanto, formadas por sequências de aminoácidos ligados entre si. A conversão da linguagem dos nucleotídeos para a linguagem dos aminoácidos obedece às regras do código genético.

O código genético é, didaticamente, expresso por meio de uma tabela que correlaciona os nucleotídeos e os aminoácidos por ele codificados. É, pois, imutável, ou seja, o código genético não sofre mutações como o DNA. Dado que existem apenas quatro nucleotídeos no RNA e 20 aminoácidos, seria impossível uma correlação direta entre um nucleotídeo e um aminoácido. Tampouco seria viável que combinações de dois nucleotídeos correspondessem a um aminoácido, pois há quatro tipos de nucleotídeos – se combinados 2 a 2 (4 × 4), seriam 16 aminoácidos. Dessa forma, passou-se a admitir que os nucleotídeos seriam lidos em grupos de três para codificar para um aminoácido.

A sequência linear do RNAm é lida em grupos de três nucleotídeos, denominados *códons*. Cada códon codifica para um aminoácido específico. O RNA é um polímero linear com quatro diferentes nucleotídeos (adenina, guanina, uracila e citosina), de tal forma que existem 64 combinações (4 × 4 × 4) possíveis de três nucleotídeos: os tripletes AAA, AUA, AUG e assim por diante. Entretanto, somente 20 aminoácidos diferentes normalmente são encontrados nas proteínas.

Isso permite levantar duas hipóteses: (1) alguns códons nunca são usados; ou (2) determinado aminoácido pode ser codificado por mais de um códon. Ao longo de décadas, estudos demonstraram que a segunda hipótese é verdadeira. Desse modo, sabe-se que cada códon codifica apenas um aminoácido, mas um aminoácido pode ser codificado por mais de um códon. Em razão dessas características, o código genético é qualificado como *redundante e degenerado*. Tomemos como exemplo o aminoácido isoleucina: esse aminoácido pode ser codificado pelos códons AUU, AUC e AUA – logo, há mais de um códon que codifica para isoleucina; no entanto, o códon AUU sempre vai codificar apenas para o aminoácido isoleucina.

Outra característica fundamental do código genético é sua **universalidade**. Isso significa que as regras de codificação entre códons e aminoácidos são sempre as mesmas, independentemente do organismo em questão. Logo, o código genético é o mesmo, sendo válido para procariotos e eucariotos. A exceção são as mitocôndrias, que guardam o próprio DNA e são capazes de sintetizar as próprias proteínas com pequenas alterações no código genético.

Figura 6.6 – Código genético

TABELA DE SEQUENCIAMENTO DE AMINOÁCIDOS

Segunda letra

Primeira letra		U	C	A	G	Terceira letra
	U	UUU ⎤ Phe UUC ⎦ UUA ⎤ Leu UUG ⎦	UCU ⎤ UCC ⎥ Ser UCA ⎥ UCG ⎦	UAU ⎤ Tyr UAC ⎦ UAA Stop UAG Stop	UGU ⎤ Cys UGC ⎦ UGA Stop UGG Trp	U C A G
	C	CUU ⎤ CUC ⎥ Leu CUA ⎥ CUG ⎦	CCU ⎤ CCC ⎥ Pro CCA ⎥ CCG ⎦	CAU ⎤ His CAC ⎦ CAA ⎤ Gln CAG ⎦	CGU ⎤ CGC ⎥ Arg CGA ⎥ CGG ⎦	U C A G
	A	AUU ⎤ AUC ⎥ Ile AUA ⎦ AUG ⎦ Met	ACU ⎤ ACC ⎥ Thr ACA ⎥ ACG ⎦	AAU ⎤ Asn AAC ⎦ AAA ⎤ Lys AAG ⎦	AGU ⎤ Ser AGC ⎦ AGA ⎤ Arg AGG ⎦	U C A G
	G	GUU ⎤ GUC ⎥ Val GUA ⎥ GUG ⎦	GCU ⎤ GCC ⎥ Ala GCA ⎥ GCG ⎦	GAU ⎤ Asp GAC ⎦ GAA ⎤ Glu GAG ⎦	GGU ⎤ GGC ⎥ Gly GGA ⎥ GGG ⎦	U C A G

gstraub/Shutterstock

Nota: Para ler esse quadro e identificar o aminoácido codificado por um dado códon, é preciso localizar a primeira, a segunda e a terceira letra do códon. Por exemplo, o códon G (primeira letra), A (segunda letra), U (terceira letra) codifica para o aminoácido asparagina (Asp).
A abreviação dos aminoácidos faz parte do código International Union of Pure and Applied Chemistry (IUPAC) para identificação, com exceção dos códons de parada e do códon inicial, que também sinaliza para metionina (Met).

6.3.2 Tradução do código que está no RNAm em sequência de aminoácidos

O processo de tradução envolve o tratamento do código que está no RNAm em sequência de aminoácidos. A tradução ocorre no ribossomo – uma estrutura composta de proteínas e RNAr, que realiza a conversão da informação contida no RNAm em proteína. As proteínas têm a função de estabilizar a estrutura do ribossomo, e os RNAr exercem funções catalíticas. Ele é formado por duas subunidades: uma maior, dita *60S*, e outra menor, chamada *40S*. Os RNAr que compõem essa subunidade diferem entre procariotos e eucariotos. A subunidade menor dos ribossomos eucarióticos contém o RNAr 18S, ao passo que a subunidade maior abriga os RNAr 28S, 5S e 5,8S. Em procariotos, a subunidade menor é composta de RNAr 16S, e a subunidade maior, de RNAr 23S e 5S. Tanto as células procarióticas quanto as eucarióticas contêm inúmeros ribossomos em seu citoplasma.

Em eucariotos, o RNAr é sintetizado e montado no núcleo. A síntese e a montagem das subunidades do ribossomo ocorrem numa região do núcleo denominada *nucléolo*. As proteínas necessárias para formação do ribossomo são sintetizadas no citoplasma e importadas para o núcleo. Essa montagem envolve a organização dos RNAr com as riboproteínas, que são as proteínas que fazem parte da estrutura do ribossomo. Após sua montagem no núcleo, as subunidades ribossomais são exportadas para o citosol. Já em procariotos, a síntese e a montagem das subunidades ribossomais ocorrem diretamente no citosol, tendo em vista a inexistência de uma membrana nuclear.

Os ribossomos eucarióticos e procarióticos são muito similares tanto em forma quanto em função. Ambos são compostos de uma subunidade maior e de uma subunidade menor, que se encaixam para formar um ribossomo completo. A menor fornece uma região sobre a qual os tRNAs podem ser eficientemente pareados sobre os códons do RNAm; já a maior catalisa a formação das ligações peptídicas que unem os aminoácidos, formando uma cadeia polipeptídica.

As duas subunidades ribossomais somente se unem no momento da síntese proteica; caso contrário, encontram-se separadas no citosol. A Figura 6.7 ilustra a subunidade maior (parte superior) e a subunidade menor (porção inferior) unindo-se apenas no momento de tradução da informação em proteína.

Figura 6.7 – Duas subunidades ribossomais

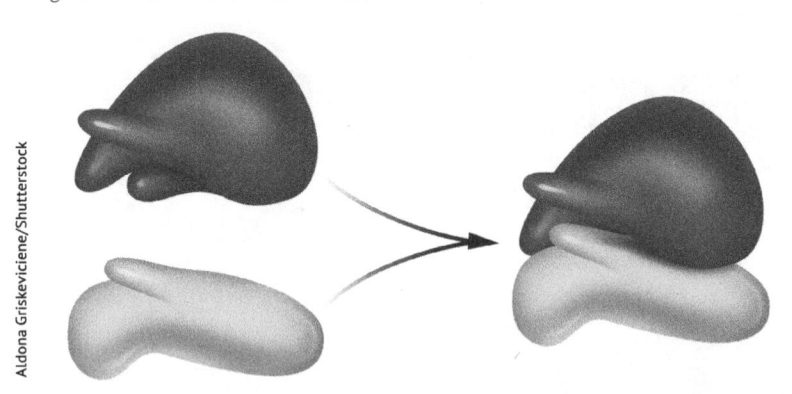

As subunidades se reúnem sobre um RNAm próximo de sua extremidade 5'. O ribossomo, então, move-se sobre o RNAm, lendo a sequência de códons e convertendo a informação em aminoácidos com o auxílio do RNAt (Figura 6.8). Quando um códon de terminação é encontrado, a tradução termina e o ribossomo separa suas subunidades, liberando o RNAm e a proteína recém-sintetizada. Tanto as subunidades recém-liberadas quanto o RNAm podem ser reutilizados para a produção de uma nova proteína.

Cada ribossomo, formado pelas subunidades maior e menor, apresenta quatro sítios de ligação para moléculas de RNA: o sítio de ligação do RNAm e os sítios A, E e P. Uma molécula de RNAt adere fortemente aos sítios A e P apenas se seus anticódons formam pares de bases com o códon complementar na molécula de RNAm que está ligada ao ribossomo. Um anticódon é uma sequência linear de três nucleotídeos do RNAt, que é complementar ao códon do RNAm. Os sítios A e P estão localizados um ao lado do outro, estando suficientemente próximos para que suas duas moléculas de RNAt sejam forçadas a formar pares de bases com códons adjacentes na molécula de RNAm. Ao tratarmos da etapa de alongamento da proteína nascente, detalharemos as funções dos sítios E e P.

Figura 6.8 – Desenho esquemático de um ribossomo e do RNAt

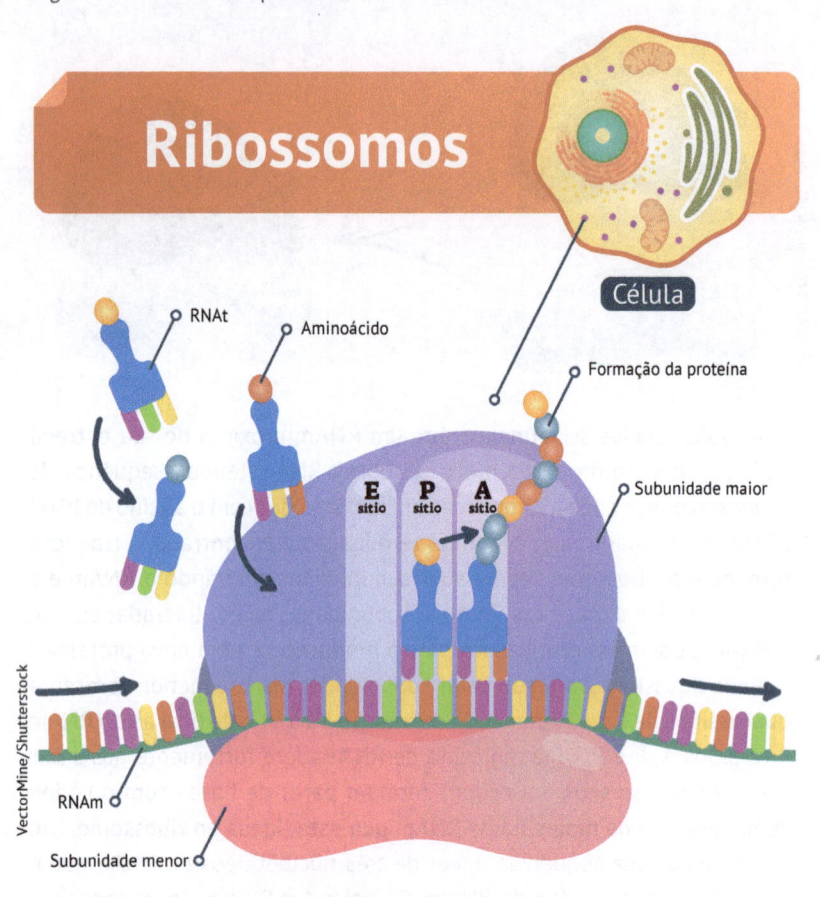

Na Figura 6.8, na porção inferior da imagem, está representada a subunidade menor e, imediatamente acima dela, a subunidade maior do ribossomo. Em formato de um pincel, está representado o RNAt, com o anticódon em uma de suas regiões e o aminoácido na extremidade 3' livre.

O RNA transportador é uma peça fundamental nesse processo, pois, sem aminoácidos, não há proteína; logo, sem o transporte de aminoácidos até o ribossomo, não ocorre síntese proteica. O RNAt é uma molécula adaptadora entre o códon presente no RNAm e o aminoácido. É composto de quatro pequenos segmentos do RNAt dobrados sobre si, formando duplas hélices, produzindo uma molécula que se assemelha a uma folha de trevo quando desenhada esquematicamente. Em uma de suas regiões, o RNAt guarda uma sequência constituída por três nucleotídeos, a qual é complementar ao códon do RNAm. Essa sequência é denominada *anticódon*. Na extremidade 3', o RNAt se liga a um aminoácido – mas não a um aminoácido qualquer, e sim ao aminoácido correspondente ao códon do RNAm.

O carregamento do RNAt com o aminoácido correto ocorre no citosol e é catalisado pela enzima aminoacil-tRNA-sintetase. Essa enzima acopla o aminoácido correspondente ao anticódon presente no RNAt com gasto de ATP. O RNAt carregado com o aminoácido passa a ser chamado de *aminoacil-RNAt*. Na maioria dos organismos, há uma enzima aminoacil-RNAt-sintetase distinta para cada um dos 20 aminoácidos. Dessa forma, por exemplo, existe uma enzima que só liga glicina a todos os seus anticódons correspondentes, e assim sucessivamente para cada aminoácido. O sítio ativo dessas enzimas tem afinidade apenas com o aminoácido correto, impedindo que aminoácidos incorretos sejam adicionados ao RNAt. As sintetases acoplam o aminoácido correto à extremidade 3' livre do RNAt. A ligação entre o aminoácido e o RNAt é de alta energia, a qual é posteriormente usada para ligar covalentemente o aminoácido à proteína nascente.

Figura 6.9 – Estrutura do RNAt

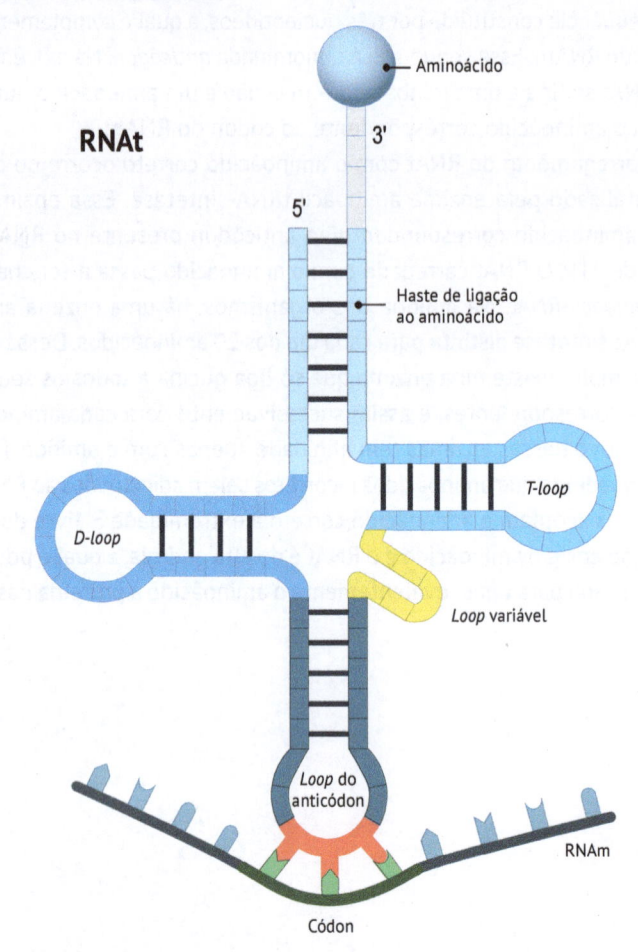

[Aminoácido]

RNAt

3'
5'

Haste de ligação ao aminoácido

T-loop

D-loop

Loop variável

Loop do anticódon

RNAm

Códon

Designua/Shutterstock

Na Figura 6.9, observe que, em determinadas regiões, o RNAt se dobra sobre si mesmo, formando pares de bases internamente. A parte que não se dobra sobre si é a extremidade 3', que carrega o aminoácido. Os nucleotídeos do anticódon pareiam com os nucleotídeos do códon.

6.3 Etapas da tradução

Na tradução, o código é convertido em sequência de aminoácidos. A dinâmica ocorre mediante a interação do ribossomo com o RNAm e os RNAr em etapas que se sucedem. A seguir, detalharemos a iniciação, o alongamento e a terminação.

INICIAÇÃO

Toda tradução em eucariotos se inicia com um códon AUG que codifica para a metionina. Em procariotos, o códon de iniciação também é o AUG, mas codifica para a formil-metionina. O RNAt que carrega a metionina complementar ao códon de iniciação é chamado de *RNAt iniciador*. Por apresentar uma sequência nucleotídica diferente da sequência do RNAt que normalmente transporta a metionina, o RNAr iniciador é reconhecido facilmente pelos fatores de iniciação. Toda proteína recém-sintetizada carrega uma metionina em sua extremidade n-terminal. Vale relembrar, neste ponto, que as proteínas apresentam uma extremidade com grupo amino livre, chamada de *n-terminal*, e outra com o grupo carboxila livre, designada *c-terminal*. Em geral, essa metionina inicial é removida após a tradução graças à ação de proteases específicas.

O início da tradução em eucariotos requer fatores de iniciação denominados *EIF* (do inglês *eukaryotic initiation factors*). O RNAt iniciador carregando a metionina (Met-RNAt) liga-se à subunidade menor do ribossomo, com outros EIFs. Nesse momento, as subunidades ribossomais ainda não estão reunidas. Apenas o RNAt iniciador tem a conformação capaz de se ligar à subunidade menor, na ausência da subunidade maior; os demais RNAt requerem que as duas subunidades estejam unidas para se ligarem ao ribossomo. Num primeiro momento, o RNAt iniciador se liga ao sítio P da subunidade menor. Após essa ligação, a subunidade menor se liga à extremidade 5' do RNAm, e o processo é ativado graças à capacidade da subunidade menor de reconhecer o quepe 5' do RNAm.

O RNAm também dispõe de fatores de iniciação associados a ele (eIF3 e eIF4) que auxiliam na ligação da subunidade menor ao ribossomo. A subunidade menor se move sobre o RNm, no sentido 5' para 3', procurando o primeiro códon AUG, denominado *códon de iniciação*. Esse movimento é facilitado por outros fatores de iniciação que atuam como helicases impulsionadas por ATP. Ao encontrar o primeiro AUG, os fatores de iniciação se dissociam da subunidade menor, e a subunidade maior chega para montar o ribossomo completo. Então, o RNAt iniciador está no sítio P e o sítio A está livre.

Em procariotos, o mecanismo de iniciação é distinto, pois o RNAm desse organismo não sofre modificações posteriores à tradução, não tendo, pois, quepe 5' para auxiliar os fatores de iniciação. Nos procariotos, o RNAm apresenta um sítio especial de ligação ao ribossomo, a sequência de Shine-Dalgarno, a qual está localizada poucos nucleotídeos à frente do primeiro AUG onde a tradução se inicia. Tal sequência nucleotídica forma pares de bases com o RNAr 16S da subunidade ribossomal menor para posicionar o códon de iniciação AUG no ribossomo. Um grupo de fatores de iniciação da tradução orquestra essa interação e a subsequente montagem da subunidade ribossomal maior para completar o ribossomo.

Diferentemente de um ribossomo eucariótico, um ribossomo bacteriano pode facilmente se ligar de modo direto a um códon de iniciação que esteja no interior de uma molécula de RNAs, desde que um sítio de ligação ribossomal o preceda por diversos nucleotídeos. Como resultado, os mRNAs bacterianos com frequência são policistrônicos, ou seja, codificam várias proteínas diferentes, todas traduzidas a partir da mesma molécula de RNAm. Em contraste, um RNAm eucariótico geralmente codifica uma única proteína, sendo chamada, por essa razão, de *monocistrônico*.

ALONGAMENTO

Uma vez que a síntese tenha se iniciado, e partindo do princípio de que já foram adicionados alguns aminoácidos à proteína em extensão, o novo RNAt carregado com o próximo aminoácido da sequência proteica chega ao sítio A do ribossomo. A adição de cada novo aminoácido à cadeia em extensão é efeuada em quatro etapas:

1. O RNAt chega ao sítio A, e seu anticódon forma pares de bases com o códon do RNAm. Vale lembrar que no sítio P já existe um RNAt que chegou anteriormente. Dessa forma, os sítios A e P contêm RNAt com os respectivos aminoácidos ligados.
2. A ligação peptídica entre os aminoácidos adjacentes é formada com a liberação de uma molécula de água. Há um RNAt no sítio A e outro no sítio P. Esses sítios são adjacentes, e a proximidade entre eles permite a interação entre os aminoácidos. A extremidade carboxila da cadeia polipeptídica é liberada do RNAt no sítio P pelo rompimento da ligação altamente energética entre o RNAt e seu aminoácido. A carboxila é, então, ligada ao grupo amino livre do aminoácido ligado

ao RNAt no sítio A, formando uma nova ligação peptídica. Essa reação central da síntese de proteínas é catalisada por uma peptidil-transferase contida na subunidade ribossomal maior.
3. Acontece a translocação da subunidade maior. A subunidade maior se move três nucleotídeos em relação ao RNAm que está preso na subunidade menor. Esse movimento faz o RNAt que ocupava o sítio P passar para o sítio A e o RNAt que ocupava o sítio A migrar para o P, deixando o sítio A livre para a chegada de um novo RNAt. O RNAt que está no sítio E está pronto para deixar o ribossomo.
4. Sucede a translocação da subunidade menor. Outra série de modificações conformacionais move a subunidade menor e o RNAm a ela conectado exatamente três nucleotídeos, reposicionando o ribossomo de tal forma que ele está pronto para receber o próximo aminoacil-tRNA. O passo 1 é, então, repetido com a chegada de um novo aminoacil-tRNA, e assim por diante.

Como resultado dos dois passos de translocação, o ribossomo completo se move três nucleotídeos sobre o RNAm e é posicionado para dar início ao ciclo subsequente. Esse movimento do ribossomo requer energia proveniente da hidrólise de guanosina trifosfato (GTP), que é auxiliada por dois fatores de extensão denominados *EF-Tu* e *EF-G*, em procariotos, e *EF1* e *EF2*, em eucariotos. Esses fatores entram e saem do ribossomo a cada ciclo de adição de um novo aminoácido, hidrolisado GTP em GDP e causando mudanças conformacionais que permitem a translocação do ribossomo. Os ciclos de associação dos fatores de extensão, hidrólise de GTP e dissociação asseguram que as mudanças conformacionais sejam efetuadas em um sentido "para a frente" e, dessa maneira, a tradução pode alcançar maior eficiência.

Além disso, os fatores de extensão induzem pequenas paradas no momento do pareamento códon-anticódon e no momento da extensão da cadeia peptídica. Essas paradas permitem que RNAt incorporados erroneamente sejam ejetados do ribossomo antes que a ligação peptídica seja formada. Esse é um mecanismo que impede a formação de proteínas incorretas (Figura 6.10).

Figura 6.10 – Nascimento da proteína

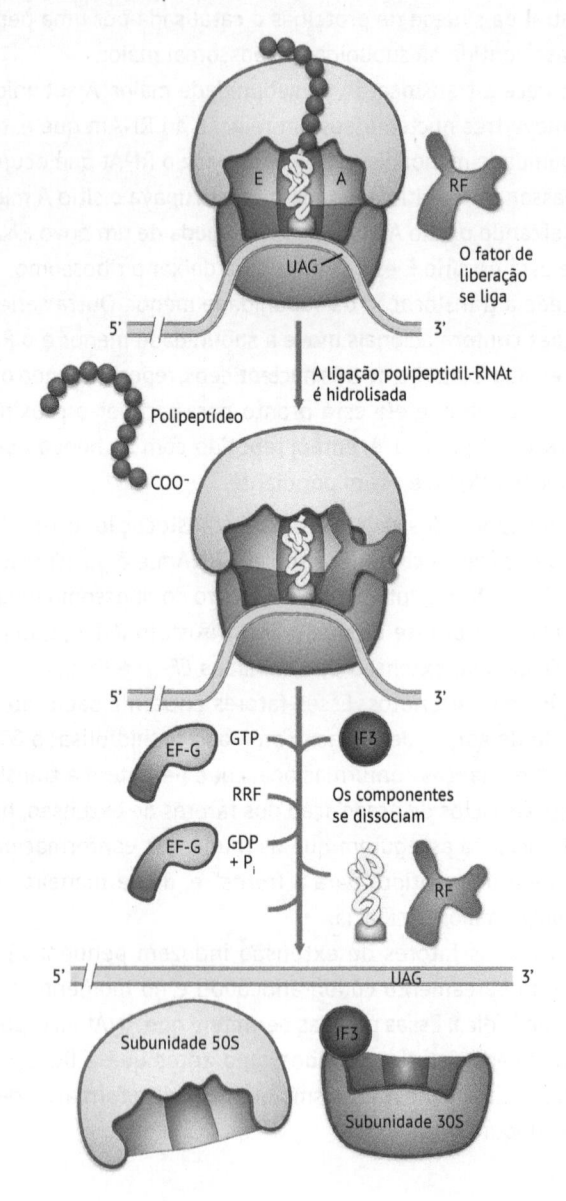

Fonte: Nelson; Cox, 2014, p. 1135.

Na Figura 6.10, está ilustrado o nascimento da proteína. Tão logo o RNAm apresenta o códon de terminação, nenhum RNAt é correspondente à sequência; assim, um fator de liberação se ativa com esse sinal e entra em contato com o sítio P no ribossomo para dissociar a maquinaria, parar a tradução e liberar uma proteína pronta.

TERMINAÇÃO

A presença dos códons UAA, UAG e UGA em um RNAm é um sinal emitido para que a síntese proteica se encerre. Esses códons são ditos *códons de terminação* e são reconhecidos por RNAt especiais que não carregam aminoácido algum. Tais códons sinalizam para o ribossomo o final da tradução. Outrossim, a presença de um códon de terminação posicionado no sítio A é um sinal para que proteínas chamadas *fatores de terminação* se liguem ao ribossomo.

A peptidil-transferase, uma enzima componente da estrutura ribossomal, catalisa a adição de uma molécula de água no final da cadeia peptídica, mediante a ação dos fatores de terminação. Com isso, libera a extremidade carboxila da cadeia em crescimento (que está ligada a um RNAt), finaliza a cadeia de proteína e a libera no citoplasma – já que apenas essa ligação ao RNAt é que mantém o polipeptídeo em crescimento associado ao ribossomo. Este libera o RNAm e se separa em duas subunidades (maior e menor), para que as subunidades se unam a esse mesmo RNAm ou a outro, dando início a uma nova síntese proteica.

O polipeptídeo recém-formado deve se dobrar em uma conformação tridimensional adequada para alcançar sua forma biologicamente ativa. A nova proteína pode, então, passar por um processo enzimático antes ou depois do dobramento polipeptídico, removendo um ou mais aminoácidos, adicionando grupamentos de aminoácidos, quebrando ligações peptídicas (clivagem proteolítica) e/ou ligando oligossacarídeos.

6.4 Polirribossomos

É comum que uma mesma molécula de RNAm seja traduzida por mais de um ribossomo simultaneamente. À estrutura formada por um dado RNAm e por vários ribossomos a ele associados, que o estão traduzindo simultaneamente, dá-se o nome de *polirribossomo* ou *polissomo*. Assim que o ribossomo precedente traduz o suficiente da sequência nucleotídica para se mover, a extremidade 5' da molécula de RNAm é capturada por um novo ribossomo.

Essa estratégia é usada tanto por procariotos quanto por eucariotos para aumentar a quantidade de proteínas sintetizadas por unidade de tempo, pois, se cada ribossomo precisasse completar o processo antes que o seguinte pudesse iniciá-lo, a demanda de tempo seria maior e, consequentemente, a quantidade de proteínas sintetizadas seria menor.

6.5 Antibióticos

Substâncias capazes de inibir a transcrição ou a síntese proteica em procariotos são frequentemente utilizadas como antibióticos, porque as enzimas envolvidas na transcrição e o ribossomo bacteriano diferem sutilmente em relação aos eucariotos. As drogas agem especificamente sobre as enzimas e/ou sobre o ribossomo procariótico, impedindo que novas proteínas sejam sintetizadas, causando a morte do organismo. Como não agem sobre a transcrição e a tradução eucariótica, essas drogas apresentam elevado nível de segurança e baixo potencial de toxicidade.

Em geral, os antibióticos são sintetizados por fungos como uma forma de defesa contra as bactérias. Isso acontece porque esses dois organismos costumam coabitar os mesmos locais. Sendo os fungos eucarióticos produtores de toxinas bactericidas – ou seja, que matam as bactérias –, os seres humanos tomaram emprestadas essas armas para combater infecções bacterianas.

6.6 Expressão gênica

A expressão gênica é o processo de conversão da informação contida no DNA em proteínas. Quando se diz que um gene está sendo expresso, está-se afirmando que a sequência de DNA para esse gene está sendo transcrita em RNA e que este está sendo traduzido em uma proteína.

Todas as células de um ser vivo são provenientes do zigoto. A célula-ovo (zigoto) resulta da fusão entre um gameta masculino (espermatozoide) e um feminino (óvulo). Esse organismo unicelular sofre sucessivas mitoses, formando um complexo organismo multicelular. O processo de mitose gera células-filhas com o material genético idêntico ao da célula-mãe que lhes deu origem, salvo raras exceções em que ocorrem mutações.

Portanto, todas as células de um organismo multicelular são provenientes de uma única célula, o zigoto, guardando todas elas o mesmo material genético. Ao longo do desenvolvimento embrionário, o zigoto dá origem a diversos tipos celulares por um processo denominado **diferenciação celular**. Esse processo está fundamentado na **expressão gênica diferencial**.

> **Preste atenção!**
>
> Como é possível que células que contêm o mesmo DNA sejam tão diferentes quanto neurônios e células da pele? A resposta está na expressão gênica diferencial. Embora tenham o mesmo DNA, os neurônios expressam um conjunto de genes que é distinto do conjunto expresso, por exemplo, pelas células da pele, que, por sua vez, é distinto do conjunto de genes expressos pelos cardiomiócitos (células musculares estriadas cardíacas). Para que células expressem diferentes partes de seus genomas, são necessários complexos processos de controle da expressão gênica, seja ativando, seja inibindo a expressão de genes. Descreveremos em pormenores esses processos nas próximas páginas.

Durante muitos anos, os pesquisadores acreditaram que neurônios eram distintos de miócitos e hepatócitos, por exemplo, pois ao longo do desenvolvimento embrionário segmentos do DNA seriam perdidos de acordo com o tipo celular. Dessa forma, os neurônios perderiam um dado conjunto de genes e manteriam outro conjunto, o que os diferenciaria de um hepatócito. Essa teoria foi aceita por bastante tempo, até a descoberta da possibilidade de **desdiferenciação celular**.

No processo de desdiferenciação, uma célula adulta, por exemplo, um leucócito, é estimulado em laboratório a deixar de ser um leucócito e a se tornar um eritrócito. Se houvesse perda de DNA ao longo da diferenciação, a desdiferenciação não seria possível.

No entanto, ainda restava uma dúvida: Será que o DNA de uma célula adulta poderia gerar um novo organismo completo? Após muitos experimentos, nos anos 1990, obteve-se a clonagem do primeiro mamífero de grande porte, a ovelha Dolly. E, assim, comprovou-se que a diferenciação celular não ocorria com perda de segmentos do DNA (Cyranoski, 2018; Wilmut; Taylor, 2018).

Logo surgiu outra pergunta: Se o DNA é o mesmo, o que diferencia um tipo celular de outro? Técnicas mais antigas de eletroforese em gel bidimensional e técnicas mais recentes de espectrometria de massa responderam em parte a essa questão. Tais técnicas evidenciaram que tipos celulares diferentes contêm algumas proteínas diferentes, no entanto muitas outras proteínas são iguais entre distintos tipos celulares. As proteínas que são expressas de forma constitutiva, independentemente do tipo celular, são denominadas *housekeeping* ou *proteínas de manutenção*. As *housekeeping* são proteínas que toda célula deve ter – como as proteínas estruturais do citoesqueleto, RNA e DNA polimerases, proteínas estruturais dos ribossomos, proteínas de reparo do DNA etc. As demais proteínas que diferem entre os tipos celulares explicam a diferenciação celular. Assim, tipos celulares diferentes têm expressão gênica distinta, apresentando o mesmo DNA.

Diversos genes codificadores de enzimas de reparo de DNA são capazes de aumentar sua expressão (indução), mediante a elevação da concentração de produtos gênicos sob circunstâncias moleculares específicas. Desse modo, esses produtos gênicos, denominados *induzíveis*, podem ativar um sistema de proteínas reguladoras que responde a elevados níveis de dano ao DNA. Contrariamente, produtos gênicos ditos *repressíveis* diminuem sua concentração em resposta a um sinal molecular (repressão).

6.6.1 Alteração da expressão gênica em resposta a sinais extracelulares

Mesmo uma célula especializada não expressa todas as proteínas que a tornam diferenciada o tempo todo. Algumas proteínas são expressas continuamente; contudo, muitas outras são sintetizadas apenas quando a célula precisa delas. As células têm a capacidade de alterar sua expressão gênica de acordo com os sinais que recebem do meio extracelular.

Os hepatócitos são um excelente exemplo disso: durante o jejum, o glucagon é liberado pelo pâncreas e age no fígado, estimulando suas células a ativar uma via metabólica que culmina com a degradação do glicogênio. Já quando o organismo está bem alimentado, o pâncreas produz a insulina, que estimula o fígado a estocar energia sob a forma de glicogênio. Por sua vez, nos adipócitos, a insulina estimula a estocagem de energia na forma de triacilgliceróis; em outros tipos celulares, como as células da epiderme, a insulina não exerce ação alguma.

6.6.2 Etapas de regulação da expressão gênica

A expressão gênica ocorre em duas etapas básicas: (1) do DNA ou RNA (transcrição); e (2) do RNA à proteína (tradução). Ambas as etapas têm subetapas – como a modificação pós-transcricional do RNAm –, sendo que todas estão sujeitas ao processo de regulação da expressão gênica. São etapas em que a expressão gênica pode ser regulada:

1. Controle de quanto e quantas vezes um gene será transcrito.
2. Controle do processamento do RNAm, principalmente por *splicing*.
3. Seleção de quais moléculas de RNAm serão exportadas do núcleo para o citosol.
4. Regulação da velocidade de degradação do RNAm.
5. Seleção de quais moléculas de RNAm serão traduzidas pelos ribossomos.
6. Regulação da degradação de proteínas.
7. Regulação da atividade das proteínas.

6.6.3 Comutadores transcricionais: regulação da transcrição

Os reguladores da transcrição são proteínas que se ligam ao DNA e controlam a expressão de genes (ativando-os ou inativando-os). Logo, os reguladores da transcrição agem na etapa 1, de controle de quanto e quando um gene será transcrito.

Para que a transcrição se inicie, a RNA polimerase deve reconhecer o promotor – conforme explicamos, uma sequência do DNA na qual a RNA polimerase se liga para iniciar a transcrição. Se o promotor estiver altamente enovelado sob a forma de cromatina ou se houver proteínas bloqueando o acesso da RNA polimerase a ele, a transcrição do gene não será iniciada.

Além do promotor, os genes apresentam uma região à montante denominada *sequência de DNA regulador* (montante, nesse contexto, significa "antes do gene"). Essas sequências podem ser tão curtas quanto 10 pares de nucleotídeos em procariotos ou tão longas quanto 10 mil pares de nucleotídeos em eucariotos. Em procariotos, essas sequências atuam com interruptores, ligando ou desligando a expressão de genes. Já em eucariotos, atuam como microprocessadores moleculares, integrando um conjunto de informações que determinam com que frequência a transcrição de um gene será iniciada.

As sequências reguladoras devem ser reconhecidas por proteínas chamadas *reguladores de transcrição*. A ligação dessas proteínas às sequências reguladoras liga uma espécie de "interruptor molecular" que indica a iniciação da transcrição de um gene. A regulação de uma sequência de DNA por uma proteína ocorre graças ao fato de as proteínas de regulação reconhecerem características específicas da superfície externa da dupla fita de DNA. Em geral, essas proteínas se ligam ao sulco maior formado na parte do esqueleto de carbono e fosfato da dupla hélice do DNA. As proteínas reguladoras interagem com o DNA sem romper as ligações de hidrogênio, que mantêm as bases nitrogenadas unidas.

Se uma proteína apresentar uma subestrutura relativamente pequena, que permita a ela protrair estavelmente a partir da superfície proteica, ela estará habilitada a interagir com as bases no sulco maior do DNA. Diversas proteínas são instáveis por sua pouca capacidade de formar camadas estruturais que envolvam as partes hidrofóbicas. Proteínas regulatórias geralmente contêm domínios de ligação de DNA pequenos (entre 60 e 90 resíduos de aminoácidos), sendo ainda menores os motivos estruturais em seu interior. Motivos de ligação do DNA proporcionam estabilidade estrutural ou, ao menos, uma forma de permitir que um segmento proteico se projete a partir da superfície proteica.

Quando se trata de proteínas regulatórias, os sítios de ligação do DNA geralmente são repetições invertidas de uma sequência de DNA pequena, denominada *palíndromo*, na qual normalmente duas subunidades de uma proteína regulatória se unem. Entre os motivos de ligação do DNA já descritos, a hélice-volta-hélice e o dedo de zinco constituem os principais por desempenharem funções importantes na associação do DNA às proteínas regulatórias (Figuras 6.11 e 6.12, respectivamente). Em eucariotos, grande parte das proteínas de ligação do DNA apresenta motivos de ligação do tipo dedo de zinco, cuja interação com o DNA é fraca. A Zif268 é um exemplo de proteína de ligação do DNA que apresenta múltiplos dedos de zinco, estimulando a ligação quando da interação concomitante com o DNA.

Figura 6.11 – Motivo de ligação do DNA do tipo hélice-volta-hélice

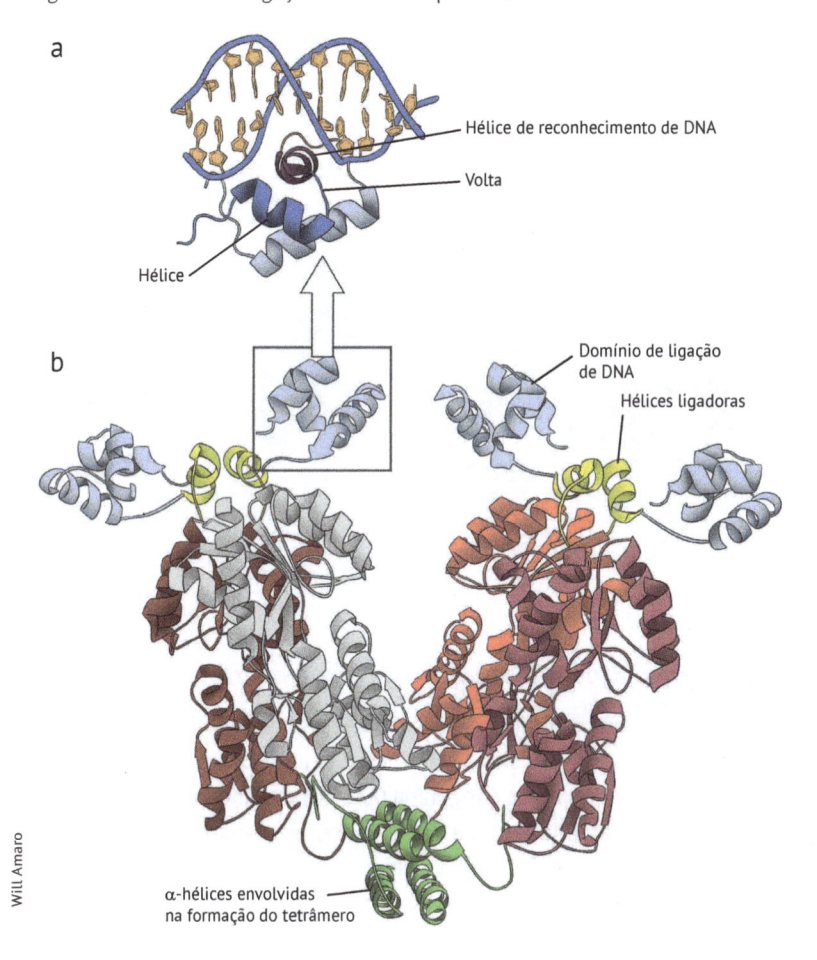

a

Hélice de reconhecimento de DNA
Volta
Hélice

b

Domínio de ligação de DNA
Hélices ligadoras
α-hélices envolvidas na formação do tetrâmero

Fonte: Nelson; Cox, 2014, p. 1162.

Figura 6.12 – Motivo de ligação do DNA do tipo dedo de zinco

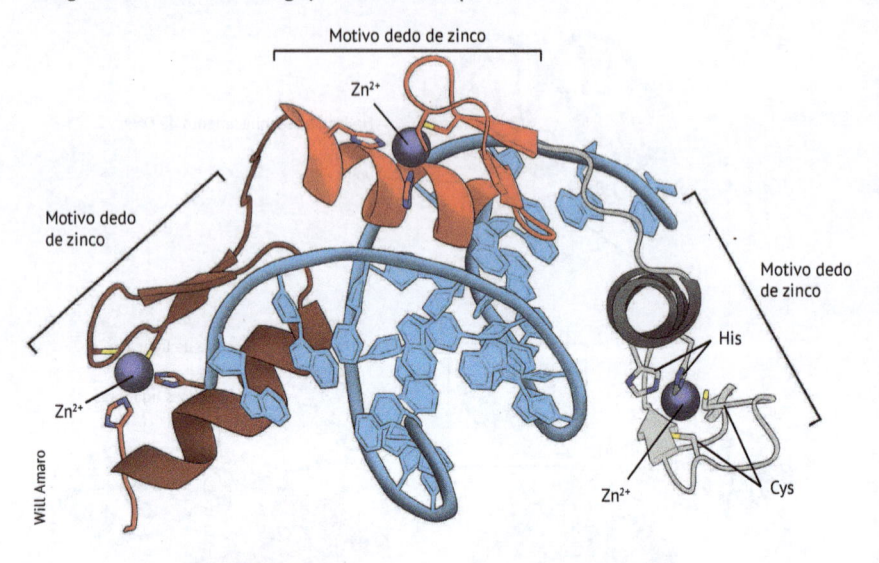

Fonte: Nelson; Cox, 2014, p. 1163.

6.6.4 Repressão da transcrição gênica: operon triptofano

Um excelente exemplo de regulação da expressão gênica diz respeito à bactéria *Escherichia coli*. Seu DNA único e celular codifica para cerca de 4 mil proteínas, cuja síntese é regulada pela disponibilidade de alimento do meio em que a bactéria está. Se no meio houver o aminoácido triptofano (Trp), a bactéria o absorverá; em caso negativo, ela o sintetizará. Dessa forma, o sinal ambiental que regula a transcrição das enzimas envolvidas na biossíntese de triptofano é a própria concentração desse aminoácido no meio em que está a bactéria. Tal síntese requer a transcrição de cinco genes que são regulados por um mesmo promotor, sendo esses genes transcritos coordenadamente denominados *conjunto de operon*. Em bactérias, os operons são uma forma comum de regulação da expressão gênica; já em eucariotos, isso quase não ocorre, e os genes são regulados e transcritos individualmente.

Quando a concentração de Trp é baixa no ambiente, o operon é transcrito; quando a concentração é alta, o operon é reprimido. Dentro do promotor do DNA existe uma sequência chamada *operador* que é reconhecida por uma proteína denominada *regulador da transcrição*. O regulador (proteína) se liga ao operador (sequência de DNA do promotor) e impede o acesso físico da RNA polimerase ao promotor, impossibilitando a transcrição do operon. Esse mecanismo que impede a transcrição do operon responsável pelas enzimas que codificam Trp é chamado de *repressor do triptofano*.

Quando há excesso de Trp na célula, em razão da disponibilidade ambiental, o Trp se liga a seu repressor, e o conjunto repressor + Trp é capaz de se ligar ao promotor do operon, impedindo sua transcrição. A baixa concentração de Trp na célula é um sinal para que a bactéria produza seu próprio Trp. Na ausência de Trp, o regulador fica livre e não é capaz de se ligar ao promotor do operon. Dessa maneira, o operon passa a ser transcrito, originando as enzimas da rota biossintética do Trp.

Figura 6.13 – Regulação do operon do triptofano

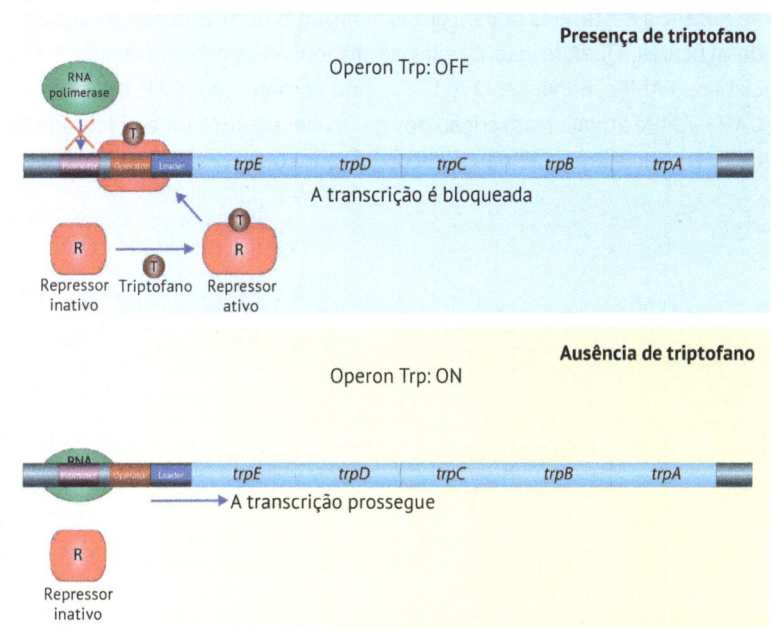

A Figura 6.13 mostra que, na presença de Trp, este se liga ao repressor e ambos interagem com o operador, impedindo a transcrição do operon Trp (indicado na parte superior da imagem). Observe que o operador é uma sequência de DNA dentro do promotor. Já na ausência de Trp, o repressor fica inativo e não é capaz de se ligar ao operador, permitindo, assim, que o operon Trp seja transcrito (indicado na parte inferior da imagem).

6.6.5 Ativadores da transcrição

As proteínas que impedem que um grupo de genes (ou um gene individual) seja transcrito são designadas *repressoras da transcrição* e atuam inibindo a expressão gênica. Em contrapartida, as proteínas que estimulam a transcrição de um ou mais genes são denominadas *ativadores transcricionais*. Os ativadores (proteínas) interagem com os promotores (sequência de DNA) e auxiliam no contato da RNA polimerase com o promotor, estimulando, então, a transcrição.

Um exemplo de gene regulador por ativadores da transcrição é o operon CAP ou CRP. A fonte favorita de energia para as bactérias é a glicose, mas, na ausência desta, elas podem produzir enzimas que degradam outros tipos de açúcares. Quando não há glicose disponível, a concentração de AMP cíclico, o AMPc, eleva-se. O AMPc se liga ao regulador CAP, e o conjunto CAP + AMPc ativa a transcrição dos genes necessários para a degradação de outros açúcares que não a glicose (Figura 6.14).

Figura 6.14 – Ativador de transcrição CRP com AMPc ligado

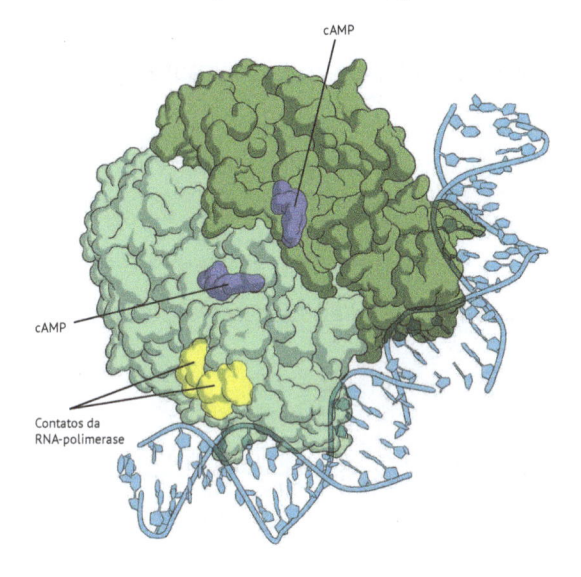

Figura mostrando a estrutura do CRP com rótulos: cAMP (dois rótulos) e Contatos da RNA-polimerase. Crédito: Will Amaro.

Fonte: Nelson; Cox, 2014, p. 1166.

OPERON LAC

O operon lac é um dos operons mais estudados, pois sua regulação envolve um repressor e um ativador. Esse operon de *E. coli* codifica para as enzimas que são capazes de digerir lactose. Conforme mencionado anteriormente, a fonte de energia preferencial das bactérias é a glicose, mas, na ausência desse açúcar, as bactérias atuam digerindo lactose. O operon lac é duplamente regulado: pelo repressor lac e pelo ativador CAP.

Na ausência de glicose, a célula eleva seus níveis de AMPc. O AMPc se liga ao ativador CAP, e esse conjunto se liga ao promotor do operon lac, estimulando a transcrição dos genes que codificam para as enzimas que digerem lactose. No entanto, o operon lac só deve ser transcrito se houver lactose presente, senão a transcrição do operon seria um desperdício. Dessa forma, na ausência de lactose, o repressor lac se liga ao promotor do operon, impedindo sua transcrição. Para que os genes do operon lac sejam transcritos, duas condições devem ser satisfeitas simultaneamente: (1) não deve haver glicose; e (2) tem de haver lactose disponível para a célula (Figura 6.15).

Figura 6.15 – Transcrição dos genes operon lac na ausência de glicose e na presença de lactose

Glicose alta, cAMP baixo, lactose ausente

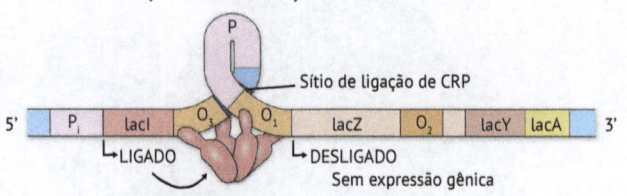

Sítio de ligação de CRP

5' | P_i | lacI | O_3 | O_1 | lacZ | O_2 | lacY | lacA | 3'

↳ LIGADO   ↳ DESLIGADO
Sem expressão gênica

Glicose baixa, cAMP alto, lactose ausente

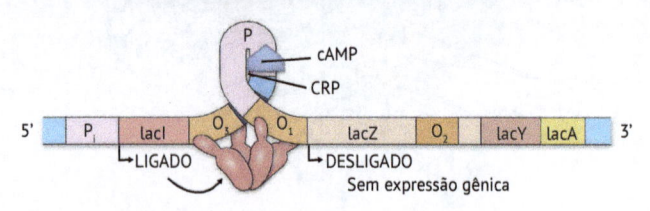

cAMP
CRP

5' | P_i | lacI | O_3 | O_1 | lacZ | O_2 | lacY | lacA | 3'

↳ LIGADO   ↳ DESLIGADO
Sem expressão gênica

Glicose alta, cAMP baixo, lactose presente

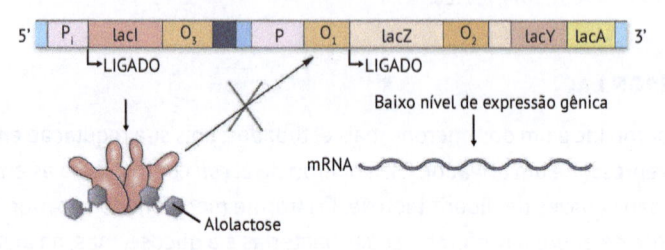

5' | P_i | lacI | O_3 | P | O_1 | lacZ | O_2 | lacY | lacA | 3'

↳ LIGADO   ↳ LIGADO

Baixo nível de expressão gênica

mRNA

Alolactose

Glicose baixa, cAMP alto, lactose presente

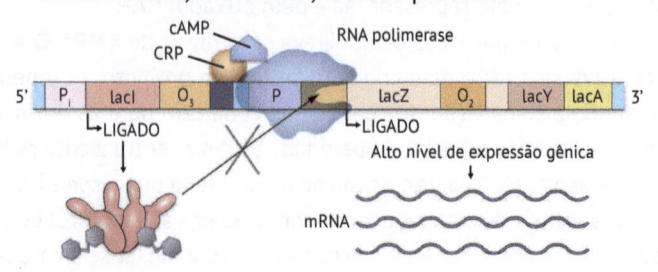

cAMP
CRP   RNA polimerase

5' | P_i | lacI | O_3 | P | lacZ | O_2 | lacY | lacA | 3'

↳ LIGADO   ↳ LIGADO

Alto nível de expressão gênica

mRNA

Fonte: Nelson; Cox, 2014, p. 1166.

6.6.6 Reguladores transcricionais eucarióticos

Em procariotos, as sequências reguladoras da transcrição (operadores) estão localizadas, geralmente, dentro do promotor. Já em eucariotos, os reguladores transcricionais (que também podem ser repressores ou ativadores), que controlam a expressão de dado gene, podem estar localizados a longas distâncias de tal gene.

Estimuladores (do inglês *enhancers*) são sequências do DNA eucarioto às quais os ativadores da transcrição se ligam. Em geral, os estimuladores podem estar situados a milhares de nucleotídeos à montante ou à jusante do gene que regulam. Como é possível que uma sequência localizada tão distante de um gene interaja com ele, regulando sua transcrição? A resposta está na formação de alças pelo DNA. O segmento de DNA entre o promotor e o estimulador (ou repressor) se dobra sobre si, formando uma alça, a qual permite a aproximação entre ativador e promotor[1].

Ligadas ao ativador, há inúmeras proteínas regulatórias, e a formação dessa alça permite que essas proteínas se aproximem do promotor. O mais importante grupo de reguladores da transcrição é formado pelas proteínas mediadoras, as quais formam complexos que atraem a RNA polimerase e fatores gerais de transcrição para a região do estimulador. Quando o DNA forma sua alça, ocorre a aproximação desse complexo proteico – que está sobre o estimulador – da região do promotor. Em eucariotos, também existem proteínas repressoras que atuam inibindo a formação do complexo proteico entre mediador, RNA polimerase e fatores de transcrição, impedindo, por conseguinte, que o gene seja transcrito.

Vale lembrar que o DNA eucariótico, além de ser milhares de pares de bases maior do que o procariótico, está empacotado em nucleossomos sob a forma de cromatina, o que representa um obstáculo adicional para acessar os promotores. Os eucariotos resolveram esse problema desenvolvendo um complexo mecanismo de atração de proteínas de remodelação da cromatina. Essas proteínas tornam tanto os promotores quanto os estimuladores acessíveis às enzimas da maquinaria de transcrição.

---

[1] Para compreender a formação dessa alça, imagine uma longa corda (representando a molécula de DNA) em que uma das extremidades está pintada de verde (representando o promotor do gene) e a outra está pintada de vermelho (representando o estimulador do gene). Se alguém estender essa corda linearmente no chão, as duas extremidades ficarão longe uma da outra, mas, se essa pessoa segurar uma ponta em cada uma de suas mãos, poderá aproximar as duas extremidades, entre as quais se constituirá um segmento de corda formando uma alça.

Os complexos de remodelagem da cromatina atuam modificando covalentemente as histonas que compõem o cerne básico do nucleossoma. Um exemplo clássico são os promotores que atraem para perto de si as enzimas histona-acetiltransferases. Essas enzimas promovem a acetilação das caudas das histonas, reduzindo a interação destas com o DNA. Como consequência, o empacotamento do DNA se torna menos denso, permitindo que o promotor seja acessado pela RNA polimerase e outros fatores de transcrição. Já as histonas-desacetilases são enzimas que atuam de modo reverso, promovendo a desacetilação das histonas e aumentando sua interação com o DNA. Com isso, o DNA aumenta seu grau de empacotamento, tornando os promotores inacessíveis para a transcrição. Assim, costuma-se dizer que a acetiltransferase tem ação de ativador da transcrição, ao passo que a desacetilase tem ação de repressor da transcrição.

6.6.7 Mecanismo celular de diferenciação celular

Cada célula, individualmente, é capaz de ligar ou desligar a transcrição de um ou vários genes de acordo com os estímulos ambientais que recebe. Em organismos multicelulares, essa capacidade é aprimorada ao extremo, permitindo a formação de grupos celulares diferenciados.

Quando uma célula altera seu padrão de expressão gênica e se torna diferenciada, todas as células originadas por mitose a partir dessa célula-mãe exibirão o mesmo padrão de expressão gênica. Isso significa que um sinal transitório que induz uma célula a se tornar diferenciada deve ser relembrado pela célula para que tal informação seja passada adiante. Esse processo de memória celular é um pré-requisito para a formação de tecidos diferenciados organizados.

A seguir, veremos como organismos multicelulares criam e mantêm tipos celulares especializados.

6.6.8 Combinações de reguladores transcricionais em eucariotos

O DNA eucarioto é muito maior e mais complexo do que o procarioto. Isso permite que uma sequência reguladora (ativadora ou repressora de um gene) esteja situada a milhares de pares de nucleotídeos do gene que regula. Em geral, o DNA entre o regulador e o promotor é dito *DNA interveniente*, não contendo genes ou outras sequências reguladoras.

Em procariotos, os reguladores da transcrição atuam individualmente, ou seja, cada regulador de forma isolada pode ativar ou reprimir a transcrição de um gene ou vários genes. Isso não é verdadeiro para eucariotos; nestes, um único gene pode ser regulado por várias proteínas. Esses reguladores que atuam em conjunto são essenciais para que o gene correto seja expresso no local e tipo celular corretos em resposta às condições corretas no tempo e quantidade adequados. O termo que nomeia esse conjunto de reguladores que agem sinérgica e simultaneamente para regular a expressão de um único gene é *controle combinatório*. Muitas vezes, repressores e ativadores de dado gene fazem parte de um mesmo complexo regulador, que deve integrar os sinais ambientais e decidir se o gene deve ser ativado ou reprimido.

6.6.9 Regulação da expressão de vários genes por uma única proteína

Os procariotos controlam a expressão simultânea de vários genes, organizando-os sob a forma de operons que têm um único promotor. Em eucariotos, não há operons, e cada gene está sob o controle individual de um único promotor. Esse promotor eucarioto pode ser regulado por uma única proteína ou por conjuntos complexos formados por várias proteínas.

Mesmo que o controle seja feito por várias proteínas simultaneamente, o efeito de uma única proteína pode ser decisivo para ativar ou reprimir a expressão de determinado gene. Isso porque essa única proteína pode ser a responsável por completar a "peça que faltava no quebra-cabeças molecular" que compõe o regulador, sendo essencial para completar a combinação regulatória para diferentes genes, desde que as sequências reguladoras desses genes sejam reconhecidas pelo mesmo regulador da transcrição[2].

O melhor exemplo de controle coordenado é a expressão da proteína receptora de cortisol em humanos. Inicialmente, cada gene isolado está ligado a uma proteína ativadora. No entanto, a presença da proteína

---

2 Para compreender melhor como isso funciona, imagine uma fechadura que só pode ser aberta pela combinação correta entre cinco números de um dígito cada. Existirão inúmeras sequências corretas, uma para cada fechadura, em que o último dígito será o mesmo. Essa analogia é válida para os reguladores combinatórios, em que cada gene pode conter seu conjunto regulatório individual, mas a proteína-chave para a regulação de todos é a mesma, assim como o último dígito da fechadura pode ser o mesmo para fechaduras diferentes.

ativadora, sozinha, não é suficiente para ativar a transcrição. É necessário que a proteína ativadora se ligue a um complexo proteico formado por uma segunda proteína ligada ao cortisol. Nos hepatócitos (células do fígado), esse complexo regula positivamente a expressão de inúmeros genes de resposta ao estresse, inclusive da enzima tirosina aminotransferase.

6.6.10 Reprogramação celular e formação de órgãos

Por meio da regulação da expressão gênica, é possível converter um tipo celular especializado em outro. O regulador MyoD é uma proteína que é normalmente expressa em células musculares. Se o regulador MyoD é extraído de células musculares e injetado artificialmente em fibroblastos, estes se convertem em células musculares. Sabe-se que, embriologicamente, miócitos e fibroblastos são provenientes da mesma linhagem embrionária e expressam diversas proteínas em comum. A simples adição de MyoD aos fibroblastos completa o controle combinatório necessário para que o fibroblasto passe a expressar um conjunto diferente de proteínas. Dessa forma, concluímos que a presença de diferentes reguladores da transcrição é a grande responsável por levar à geração de diferentes tipos celulares.

Admite-se que, comumente, uma célula pluripotente é capaz de se diferenciar em qualquer tipo celular com função especializada (célula diferenciada). Utilizando-se da mesma tecnologia de extração e injeção de reguladores de um tipo celular em outro, é possível que uma combinação específica de reguladores reverta uma célula diferenciada, transformando-a novamente em pluripotente (Yamanaka, 2020). Essa tecnologia, ainda em fase muito inicial de desenvolvimento, parece ter um futuro promissor no tratamento de várias doenças, entre elas as leucemias, e no transplante de órgãos.

Estudos com *Drosophila* (mosca-das-frutas), como os de Quiring et al. (1994) e Yamanaka (2020), demonstraram que um único regulador, denominado Ey, leva não apenas à formação de diferentes tipos celulares, mas também à formação de órgãos inteiros, como os olhos (compostos de diversos tipos celulares, incluindo cones e bastonetes). O regulador Ey permite que células pluripotentes se diferenciem em diversos tipos celulares e que estes se arranjem para formar um órgão complexo. Isso é possível pois o Ey age controlando a expressão de diversos genes.

Esses genes controlados pelo Ey, por sua vez, codificam para reguladores da transcrição secundários, que controlam a expressão de outros genes, e assim por diante, num mecanismo em cascata. Dessa maneira, a ação de um único regulador da transcrição produz uma cascata de reguladores, que, em conjunto, levam à formação de grupos organizados de diferentes tipos celulares que compõem um órgão.

6.6.11 Epigenética

Uma vez que uma célula se diferencia, ela se compromete a ser um tipo celular com uma função definida. Algumas células altamente diferenciadas, como os neurônios, perdem sua capacidade de divisão para originar novas células. Já outros tipos celulares se dividem inúmeras vezes ao longo da vida de um indivíduo, como é o caso dos hepatócitos e das células epiteliais da pele.

Essa célula, ao se dividir, sempre origina outro hepatócito e nunca um fibroblasto, assim como um fibroblasto, ao se dividir, sempre gera outro fibroblasto e não um hepatócito ou neurônio. Para que as células se dividam e deem origem a uma prole idêntica, precisam manter uma espécie de **memória celular**. Todas as células guardam o mesmo DNA; logo, o que as diferencia é seu padrão de expressão gênica. Para que uma célula se prolifere (lembremos que a proliferação celular ocorre por meio da mitose) e mantenha sua identidade, é necessário que sua prole tenha o mesmo padrão de expressão gênica da célula-mãe. Uma vez que um regulador transcricional é expresso em um tipo celular, o mecanismo que leva à sua transcrição deve ser mantido em todos os descendentes desse mesmo tipo celular.

Existem várias formas de fazer uma célula-filha "se lembrar" de qual é seu tipo celular; entre eles, o mecanismo de retroalimentação positiva e a epigenética são os mais conhecidos. O mecanismo mais bem elucidado é o da **retroalimentação positiva**. Nesse caso, o regulador-mestre é herdado da célula-mãe pelas células-filhas, garantindo que estas mantenham o padrão de expressão gênica daquela que lhes deu origem. A estimulação continuada garante que o regulador da transcrição seja produzido por todas as gerações celulares subsequentes, provenientes todas de uma mesma célula-mãe.

Outro mecanismo de memória celular é a **epigenética** e envolve tanto a metilação do DNA quanto a acetilação de histonas. A epigenética se refere ao mecanismo de memória celular que transmite padrões de expressão gênica da célula-mãe para sua prole sem alterar diretamente a sequência de nucleotídeos que compõem o DNA. Em certos tipos celulares, o DNA é metilado em citosinas específicas. Essa metilação inativa determinados genes que não devem ser expressos no tipo celular em questão. Sempre que o DNA é replicado, antes de cada ciclo de divisão celular, o padrão de metilação do DNA também é replicado, fazendo as células-filhas que receberão as cópias de DNA da célula progenitora receberem também o padrão de metilação do DNA responsável em parte pela manutenção da memória celular. Durante o processo de replicação celular, as histonas são divididas entre as duas moléculas de DNA-filhas, levando consigo seu padrão de acetilação. Lembre-se de que, quando há acetilação da cauda de uma histona, normalmente se reduz sua interação com o DNA, viabilizando a transcrição dos genes.

6.6.12 Controles pós-transcricionais

A maioria dos genes é regulada na transcrição, momento em que se define se este será ou não expresso. No entanto, existem outras fases após a transcrição que permitem sua regulação, sendo tais passos denominados *controle pós-transcricional*. As etapas de regulação pós-transcricional só ocorrem em eucariotos, dado que em procariotos o RNAm não sofre processamento.

Um dos mecanismos de regulação pós-transcricional é o *splicing* alternativo, já descrito quando tratamos especificamente do processo de transcrição. Por esse mecanismo, um mesmo RNAm pode ter removido íntrons de forma diferencial, codificando para diferentes proteínas.

Além disso, existem mecanismos que regulam a degradação de proteínas, ajustando sua concentração intracelular. Na sequência, abordaremos outros mecanismos de regulação pós-transcricional além do *splicing*, que foram descobertos recentemente e que se baseiam em RNAs.

DEGRADAÇÃO DE RNAM

O tempo que uma molécula de RNAm permanece na célula dita a quantidade de proteína a ser produzida a partir dela – quanto mais tempo o

RNAm permanecer na célula, maior será a quantidade de proteína gerada. Em procariotos, o RNAm é instável e, em geral, degradado poucos minutos depois de ser sintetizado, permitindo que esse tipo de organismo se adapte rapidamente às mudanças no ambiente. Em eucariotos, a meia-vida do RNAm pode variar desde poucos minutos (de 20 a 30) até cerca de algumas horas (até 10). Geralmente, os RNAm de meia-vida mais curta codificam para proteínas cuja concentração deve ser alterada rapidamente para que a célula responda ao ambiente. Já os RNAm de meia-vida mais longa, normalmente, codificam para proteínas constitucionais.

> **Importante!**
> O tempo de meia-vida de um RNA, seja eucariótico, seja procariótico, é determinado por sequências de nucleotídeos de sua própria cadeia, localizadas à montante ou à jusante da sequência codificadora. Tais sequências são sítios de ligação para proteínas responsáveis pela degradação do RNAm.

Além disso, os RNAm têm sequências que controlam com que frequência eles serão traduzidos. Deve-se ter em mente que a tradução sempre se inicia no primeiro códon AUG do RNAm e, em procariotos, esse códon é precedido pela sequência Shine-Dalgarno, que sinaliza para o correto posicionamento do ribossomo sobre o RNAm. Logo, ao bloquear ou expor essa sequência, está-se reprimindo ou estimulando, respectivamente, a tradução desse RNAm. Em eucariotos, a sequência está ausente, e o primeiro códon AUG é determinado por sua proximidade com o quepe 5' do RNAm. Nesses casos, proteínas repressoras da transcrição podem se ligar ao quepe 5', impedindo o acoplamento do ribossomo e, consequentemente, obstando o início da tradução.

CONTROLE DE GENES POR RNAs REGULADORES

Informamos anteriormente que, embora as classes mais estudadas e conhecidas de RNAs sejam o RNAr, o RNAt e o RNAm, existem vários outros tipos de RNAs na célula ditos *não codificadores* e que não estão diretamente envolvidos com a síntese proteica. Entre tais RNAs não codificadores, destacam-se os RNAs reguladores, que exercem importante papel na regulação da expressão gênica. Os principais tipos de RNAs reguladores são: microRNAs, pequenos RNAs de interferência e longos RNAs não codificadores.

Micro-RNAs

Os micro-RNAs pareiam suas bases com bases do RNAm, tornando este último instável e reduzindo sua taxa de tradução. Os micro-RNAs se associam a proteínas para formar um complexo de silenciamento induzido por RNA (*RNA-induced silencing complex* – RISC, em inglês). O RISC conta em sua estrutura com uma enzima nuclease que degrada RNA. Quando o micro-RNA do RISC pareia suas bases com um RNAm, a nuclease cumpre essa ação. Após a degradação do RNAm-alvo, o RISC está livre para atuar num ciclo de reconhecimento seguinte e na degradação de outros RNAm.

Todos os RNAm têm sequências similares em suas extremidades 3' e 5' (cauda poli-A e quepe 5', respectivamente). Isso permite que um mesmo micro-RNA reconheça e degrade vários RNAm distintos. Além disso, as sequências do DNA que codificam para micro-RNAs são pequenas e existem aos milhares ao longo do genoma, podendo sintetizar milhares de micro-RNAs simultaneamente.

RNAs de interferência

Os RNAs de interferência atuam processando e empacotando os micro-RNAs, participando também da defesa celular. Vírus e elementos genéticos transponíveis tanto produzem RNAs dupla fita quanto infectam uma célula. Os RNAs de interferência vêm eliminando esses RNAs dupla fita e protegendo a célula.

Os RNAs dupla fita exógenos são clivados por uma proteína denominada *dicer*, gerando pequenos fragmentos chamados *pequenos RNAs de interferência* (siRNAs), que também são duplas fitas. Os siRNAs são incorporados ao RISC – um complexo formado por micro-RNA e proteínas, como afirmamos. Dentro do RISC, nos siRNAs uma das fitas duplas do fragmento é descartada, e a fita remanescente é usada para identificar e degradar outras moléculas de RNA estranhas à célula. Dessa forma, a célula infectada utiliza o RNA estranho de um agente infectante contra ele mesmo (Figura 6.16).

Figura 6.16 – Ativação do RISC

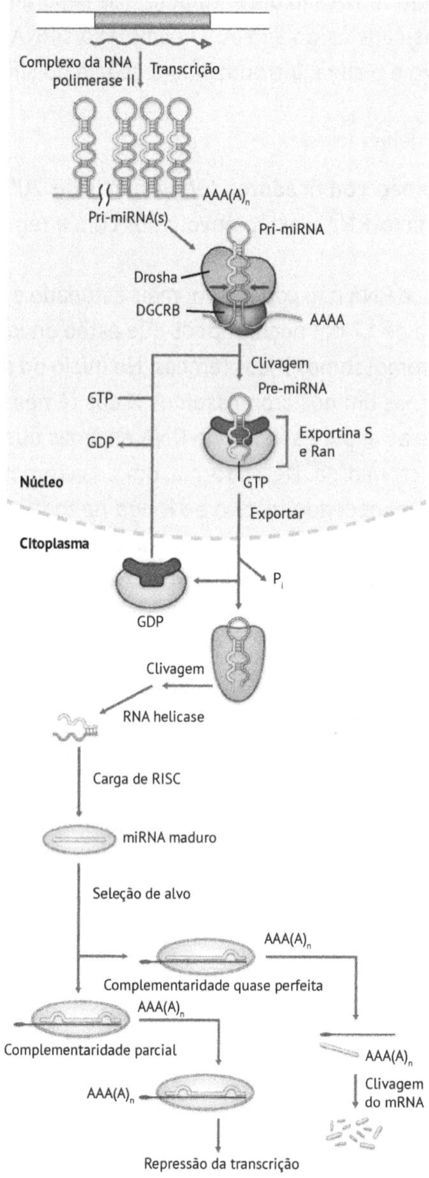

Will Amaro

Fonte: Elaborada com base em Nelson; Cox, 2014, p. 1081.

Na Figura 6.16, o siRNA se liga ao RISC (complexo silenciador RNA-induzido). As cadeias do siRNA são desenroladas e se separam. O RISC ativado se liga a uma das cadeias do siRNA. O complexo siRNA/RISC se associa com o RNAm-alvo e o cliva, introduzindo a cadeia do siRNA.

Longos RNAs não codificadores

Os longos RNAs não codificadores têm a partir de 200 nucleotídeos e, assim como os micro-RNAs, estão envolvidos com a regulação da expressão gênica.

Em mamíferos, o RNA não codificador mais estudado é chamado de Xist, que contém cerca de 17 mil nucleotídeos que estão envolvidos na inativação de uns dos cromossomos X das fêmeas. No início do desenvolvimento embrionário, apenas um dos cromossomos X das fêmeas expressa o Xist. Este, por sua vez, atrai para si e para o DNA enzimas que fazem o superenovelamento da cromatina. Dessa forma, um dos cromossomos X é superespiralizado, permanecendo inativo ao longo de toda a vida das fêmeas.

Existem casos nos quais o RNA não codificante é produzido pela fita antisenso[3]. O RNA produzido a partir desta é capaz de regular a expressão do RNAm expresso a partir da fita-molde.

Diversos genes de *imprinting* genômico já foram identificados em humanos e em camundongos. Genes regulados por *imprinting* genômico se caracterizam pela expressão monoalélica parental específica controlada por fatores regulatórios, como a metilação do DNA. O genoma humano apresenta uma marcação epigenética distinta em regiões cromossômicas específicas (*c* genômico), o que estabelece padrões de expressão diferentes em genes maternos e paternos. Isso significa que o controle da transcrição de certos genes é determinado pela origem do alelo em questão. Logo, em alguns *loci*, é expresso apenas o alelo materno, enquanto o paterno permanece inativado e vice-versa. Erros de *imprinting* genômico têm sido cada vez mais associados a distúrbios genéticos decorrentes de mutações que desregulam a expressão gênica, como as síndromes de Angelman, Prader-Willi e Beckwith-Wiedemann.

---

3 O DNA é dupla fita, mas apenas uma das fitas codifica para o gene (fita-molde); a outra é denominada *antisenso*.

Síntese

Neste capítulo, mostramos que nem todas as regiões da molécula de DNA contêm informações para gerar proteínas. Apenas os genes, que são segmentos específicos do DNA, abrigam a informação genética necessária para gerar uma proteína. Os genes são copiados do DNA para o RNA durante o processo de transcrição.

Tanto o DNA quanto o RNA são ácidos nucleicos, ou seja, são polímeros formados pela união de nucleotídeos. Embora também seja um ácido nucleico, o RNA difere do DNA em alguns aspectos: o RNA é simples fita; a pentose do RNA é a ribose; os nucleotídeos componentes da fita de RNA são adenina (A), citosina (C), guanina (G) e uracila (U). A base nitrogenada U não é encontrada no DNA; apesar disso, assim como a timina (T), pode formar par com a A.

O processo geral de transcrição é muito semelhante entre procariotos e eucariotos, embora nos primeiros ocorra no citosol e nos últimos, dentro no núcleo. Ademais, o RNA dos eucariotos é processado após sua síntese. Em procariotos, o DNA não está organizado sob a forma de cromatina; já em eucariotos, o DNA está organizado em nucleossomas e estruturas mais complexas que promovem seu enovelamento, como explicitamos no Capítulo 5. Por causa desse enovelamento, a maquinaria para iniciar a transcrição em eucariotos é mais complexa que a de eucariotos.

O código genético é apresentado em uma tabela que correlaciona os nucleotídeos e os aminoácidos por ele codificados. É, portanto, imutável, ou seja, o código genético não sofre mutações como o DNA. Dado que existem apenas quatro nucleotídeos no RNA e 20 aminoácidos, seria impossível uma correlação direta entre um nucleotídeo e um aminoácido. A tradução ocorre no ribossomo, que é uma estrutura composta de proteínas e RNAr, o qual converte a informação contida no RNAm em proteína. As proteínas têm a função de estabilizar a estrutura do ribossomo, enquanto os RNAr exercem funções catalíticas.

É comum que uma mesma molécula de RNAm seja traduzida por mais de um ribossomo simultaneamente. À estrutura formada por um RNAm e os vários ribossomos a ele associados, que o estão traduzindo simultaneamente, dá-se o nome de *polirribossomo* ou *polissomo*.

Antibióticos são substâncias capazes de inibir a transcrição ou a síntese proteica em procariotos e são frequentemente utilizados como uma forma de inibir seu metabolismo; afinal, sem produzir proteínas, em pouco tempo, os procariotos perdem atividades metabólicas. Isso acontece porque as enzimas envolvidas na transcrição e o ribossomo bacteriano diferem sutilmente em relação aos eucariotos. As drogas agem especificamente sobre as enzimas e/ou sobre o ribossomo procariótico, impedindo que novas proteínas sejam sintetizadas, o que causa a morte do organismo. Como não agem sobre a transcrição e a tradução eucariótica, tais drogas apresentam elevado nível de segurança e baixo potencial de toxicidade.

Questões para revisão

1. Nem todas as regiões do DNA contêm informações para gerar proteínas. Apenas os genes, que são segmentos específicos do DNA, abrigam a informação genética necessária para gerar uma proteína. Os genes são copiados do DNA para o RNA durante o processo de transcrição. Tanto o DNA quanto o RNA são ácidos nucleicos, ou seja, são polímeros formados pela união de nucleotídeos. Embora também seja um ácido nucleico, o RNA difere do DNA pelo(s) seguinte(s) aspecto(s):
   a. É simples fita.
   b. Sua pentose é uma ribose.
   c. Os nucleotídeos componentes da fita são adenina (A), citosina (C), guanina (G) e timina (T).
   d. As alternativas "a" e "b" estão corretas.
   e. Todas as alternativas estão corretas.

2. O RNA que é produzido a partir de um gene com o intuito de gerar uma proteína é chamado de *RNA mensageiro* (RNAm) ou *RNA funcional* (como os RNAs transportadores, por exemplo). Além do RNAm, a célula produz vários outros tipos de RNA. Associe corretamente os tipos de RNA às respectivas definições:
   1. RNA ribossômico (RNAr)
   2. RNA transportador (RNAt)
   3. RNA nuclear (RNAsn)

4. RNA nucleolar (RNAsno)
5. RNA de Cajal (RNAsca)
6. Micro-RNA (RNAmi)
7. RNA de interferência (siRNA)
8. RNA não codificante

( ) Auxilia na regulação da expressão gênica por meio do bloqueio da tradução de mRNAs selecionados.

( ) Carreia o aminoácido correto a ser incorporado à proteína em crescimento.

( ) Atua no processo de *splicing* do pré-RNAm.

( ) Participa de diversos processos celulares, incluindo a síntese de telômeros, como *primers* da replicação do DNA e inativação do cromossomo X.

( ) É utilizado para modificar os RNAsn e RNAsno.

( ) Desliga a expressão de genes pela degradação direta de RNAm selecionados e na compactação da cromatina.

( ) Participa da formação do ribossomo, que cumpre a síntese proteica.

( ) É utilizado para processar e modificar os rRNAs.

Agora, assinale a alternativa que corresponde à sequência correta de preenchimento dos parênteses, de cima para baixo:

a. 1, 2, 4, 5, 7, 8, 6, 3.
b. 7, 8, 5, 6, 3, 2, 1, 4.
c. 6, 2, 3, 8, 5, 7, 1, 4.
d. 6, 3, 5, 8, 7, 2, 1, 3.
e. 3, 6, 8, 5, 7, 2, 1 ,4.

3. Ao final do processo de transcrição, forma-se um RNA simples fita, que é complementar ao DNA-molde que lhe deu origem. No entanto, sempre que houver uma adenina no DNA, na posição correspondente do RNA haverá uma uracila. Como em procariotos não há íntrons, o RNAm é do mesmo tamanho do gene que lhe deu origem. A transcrição ocorre em sete etapas. Numere as etapas a seguir na ordem em que acontecem no referido processo:

( ) A RNA polimerase se desprende do DNA. As fitas de DNA se reúnem e a fita simples de RNA é liberada.
( ) Depois de a RNA polimerase se ligar fortemente ao DNA promotor, ela abre a dupla hélice para expor uma pequena extensão de nucleotídeos em cada fita.
( ) Ocorre a elongação da cadeia de RNA: à medida que a RNA polimerase se move sobre o DNA, o RNA recém-transcrito se desliga da fita de DNA, e esta última volta a formar sua dupla hélice.
( ) O fator sigma reconhece o promotor do DNA: embora até esse momento o DNA esteja em sua forma de dupla hélice, o fator sigma é capaz de reconhecer as bases do promotor, por meio do esqueleto de açúcares e fosfatos voltados para o exterior da hélice.
( ) Depois de iniciada a síntese do RNA, o fator sigma relaxa sua interação com o promotor, permitindo que a RNA polimerase deslize sobre o DNA, sintetizando RNA. Nesse ponto, o fator sigma de desprende da RNA polimerase.
( ) Com a dupla fita do DNA aberta, uma das fitas serve como molde para a síntese do RNA por complementaridade de bases. Os ribonucleotídeos são unidos por ligações fosfodiéster catalisadas pela RNA polimerase. Diferente da DNA polimerase, a RNA polimerase prescinde de um *primer* iniciador.
( ) A RNA polimerase encontra uma sequência sinalizadora de terminação no DNA, chamada *terminador*.

Agora, assinale a alternativa que corresponde à sequência correta de preenchimento dos parênteses, de cima para baixo:

a. 1, 2, 3, 4, 5, 6, 7.
b. 2, 3, 7, 5, 4, 1, 6.
c. 7, 3, 4, 6, 2, 1, 5.
d. 4, 2, 6, 5, 3, 7, 1.
e. 7, 6, 5, 4, 3, 2, 1.

Bioquímica nuclear II

4. A interação do ribossomo com o RNAm e os RNAt acontece em etapas que se sucedem: iniciação, alongamento e terminação. Uma vez que a síntese tenha se iniciado, e partindo do princípio de que já foram adicionados alguns aminoácidos à proteína em extensão, o novo RNAt, carregado com o próximo aminoácido da sequência proteica, chega ao sítio A do ribossomo. A adição de cada novo aminoácido à cadeia em extensão ocorre em quatro etapas. Numere as etapas a seguir na ordem em que acontecem no referido processo:

( ) O RNAt chega ao sítio A, e seu anticódon forma pares de bases com o códon do RNAm.

( ) A ligação peptídica entre os aminoácidos adjacentes é formada com a liberação de uma molécula de água.

( ) Translocação da subunidade maior: a subunidade maior se move três nucleotídeos em relação ao RNAm que está preso na subunidade menor.

( ) Translocação da subunidade menor: outra série de modificações conformacionais move a subunidade menor e o RNAm a ela conectado exatamente três nucleotídeos, reposicionando o ribossomo de tal forma que ele está pronto para receber o próximo aminoacil-tRNA.

Agora, assinale a alternativa que corresponde à sequência correta de preenchimento dos parênteses, de cima para baixo:

a. 1, 2, 3, 4.
b. 2, 3, 4, 1.
c. 3, 4, 2, 1.
d. 4, 2, 3, 1.
e. 4, 3, 2, 1.

5. As proteínas que impedem que um grupo de genes (ou um gene individual) seja transcrito são chamadas de *repressoras da transcrição* e atuam inibindo a expressão gênica. Em contrapartida, as proteínas que estimulam a transcrição de um ou mais genes são denominadas *ativadores transcricionais*. Os ativadores (proteínas) interagem com os promotores (sequência de DNA) e auxiliam no contato da RNA polimerase com o promotor, estimulando a transcrição. Um dos operons mais estudados, porque sua regulação envolve um repressor e um ativador, é:

a. o operon his.
b. o operon trip.
c. o operon lac.
d. o operon phe.
e. o operon thr.

Questões para reflexão

1. O processo geral de transcrição é muito semelhante entre procariotos e eucariotos, embora nos primeiros ocorra no citosol e nos últimos, dentro do núcleo. Explique, sucintamente, como se inicia o processo de transcrição.
2. A tradução é o processo no qual ocorre a síntese de uma cadeia de polipeptídeos, iniciando-se no momento do emparelhamento de um RNA transportador (RNAt), que transporta metionina com o códon de início de tradução localizado em um RNA mensageiro (RNAm). Qual é o códon que inicia a síntese proteica?
   a. GAC.
   b. UAG.
   c. AUU.
   d. UUA.
   e. AUG.
3. A tradução do DNA ocorre nos ribossomos, estruturas compostas por proteínas e RNAr (responsável por realizar a conversão da informação contida no RNAm em proteína). Os ribossomos eucarióticos e procarióticos são muito similares, tanto em forma quanto em função. Ambos são compostos de uma subunidade maior e de uma subunidade menor, que se encaixam para formar um ribossomo completo. Qual é a função do RNA transportador (RNAt) na tradução?
4. Assim que o ribossomo precedente traduz o suficiente da sequência nucleotídica para mover-se, a extremidade 5' da molécula de RNAm é capturada por um novo ribossomo. Essa estratégia é usada tanto por procariotos quanto por eucariotos para aumentar a quantidade de proteínas sintetizadas por unidade de tempo, pois, se cada ribossomo

precisasse completar o processo antes que o seguinte pudesse iniciá-lo, a demanda de tempo seria maior e, consequentemente, a quantidade de proteínas sintetizadas seria menor.

Qual é o nome da estrutura formada por um dado RNAm e os vários ribossomos a ele associados, que o estão traduzindo simultaneamente?

a. Cadeia polipeptídica.
b. Cadeia ribossômica.
c. Polinucleotídeo.
d. Polirribossomo.
e. Multirribossomo.

5. A expressão gênica ocorre em duas etapas básicas: do DNA ou RNA (transcrição) e do RNA à proteína (tradução). Ambas as etapas contêm subetapas (como a modificação pós-transcricional do RNAm), e todas estão sujeitas ao processo de regulação da expressão gênica. Indique as etapas em que a expressão gênica pode ser regulada.

Considerações finais

Ao longo deste material, abordamos diversos aspectos estruturais e funcionais das moléculas que apresentam atividade biológica. O conhecimento acerca das reações químicas do organismo é fascinante; afinal, ele conduz ao entendimento dos processos bioquímicos e metabólicos. Sem esses mecanismos, a vida é inviável, visto que as interações que as moléculas exercem entre si são de suma importância para que exista um organismo funcional.

Além disso, a bioquímica é uma área do conhecimento com diversos desdobramentos. Isso é possível porque a compreensão das biomoléculas e da inter-relação entre seus metabolismos no organismo desvela informações de extrema relevância a respeito de processos fisiológicos, doenças, relações genéticas e, até mesmo, o desenvolvimento de medicamentos e tratamentos médicos.

Nosso objetivo ao compor esta obra era apresentar de forma clara todos os mecanismos que permitem bioquimicamente a passagem da informação genética de uma geração para geração, bem como a síntese de moléculas que realizam as atividades principais do metabolismo celular, as proteínas. Contemplamos desde a discussão estabelecida na década de 1950, quando surgiu o dogma central da biologia molecular, em que se discutia o fluxo da informação genética, até os últimos feitos que impactaram esse conhecimento, como a clonagem da ovelha Dolly.

Muito já se sabe sobre o organismo e os processos que o sustentam. Entretanto, ainda há muito a ser explorado. Então, ansiamos que você, leitor(a), utilize o conhecimento aqui apreendido para buscar novas soluções para situações que ainda não foram desvendadas. Que esta seja a base para você construir e ampliar o conhecimento sobre o organismo em sua caminhada profissional e acadêmica.

Referências

ADEVA-ANDANY, M. M. et al. The Importance of the Ionic Product for Water to Understand the Physiology of the Acid-Base Balance in Humans. **BioMed Research International**, v. 2014, 30 Apr. 2014. Disponível em: <https://www.ncbi.nlm.nih.gov/pmc/articles/PMC4022011/>. Acesso em: 9 maio 2022.

ALONSO, J. R. **Tratado de fitofármacos e nutracêuticos**. São Paulo: AC Farmacêutica, 2016.

BAMPOULIS, P. et al. Water Confined in Two-Dimensions: Fundamentals and Applications. **Surface Science Reports**, v. 73, n. 6, p. 233-264, Dec. 2018.

BAYNES, J. W.; DOMINICZAK, M. H. **Bioquímica médica**. 4. ed. Rio de Janeiro: Elsevier, 2015.

BERG, J. M.; TYMOCZKO, J. L.; STRYER, L. **Bioquímica**. 7. ed. Rio de Janeiro: Guanabara Koogan, 2017.

BETTELHEIM, F. A. et al. **Introdução à química geral, orgânica e bioquímica**. 9. ed. São Paulo: Cengage Learning, 2012.

BETTELHEIM, F. A. et al. **Introdução à bioquímica**. São Paulo: Cengage Learning, 2017.

BROWN, T. A. **Bioquímica técnica**. Rio de Janeiro: Guanabara Koogan, 2018.

CAMPBELL, M. K.; FARRELL, S. O. **Bioquímica**. 2. ed. São Paulo: Cengage Learning, 2015.

CAMPO, V. L; CARVALHO, I. Estatinas hipolipêmicas e novas tendências terapêuticas. **Química Nova**, v. 30, n. 2, 425-430, 2007. Disponível em: <https://www.scielo.br/j/qn/a/Fx4N9qMGj78vfJpqrxBk8wf/?format=pdf&lang=pt>. Acesso em: 11 maio 2022.

CANTÚ, M. D. et al. Sequenciamento de peptídeos usando espectrometria de massas: um guia prático. **Química Nova**, v. 31, n. 3, p. 669-675, 2008. Disponível em: <https://www.scielo.br/j/qn/a/btsJw9kGyMxRTrrVf7DjNFb/?format=pdf&lang=pt>. Acesso em: 9 maio 2022.

CARVALHEIRA, J. B. C.; ZECCHIN, H. G.; SAAD, M. J. A. Vias de sinalização da insulina. **Arquivos Brasileiros de Endocrinologia & Metabologia**, São Paulo, v. 46, n. 4, p. 419- 425, ago. 2002. Disponível em: <https://www.scielo.br/j/abem/a/RpxWg3ZnBgR39nXW8zdQxHb/?format=pdf&lang=pt>. Acesso em: 10 maio 2022.

CHITI, F.; DOBSON, C. M. Protein Misfolding, Amyloid Formation, and Human Disease: a Summary of Progress over the Last Decade. **Annual Review of Biochemistry**, v. 86, p. 27-68, June 2017.

CLARK, P. L.; PLAXCO, K. W.; SOSNICK, T. R. Water as a Good Solvent for Unfolded Proteins: Folding and Collapse Are Fundamentally Different. Journal of Molecular Biology, v. 432, n. 9, p. 2882-2889, Apr. 2020. Disponível em: <https://www.ncbi.nlm.nih.gov/pmc/articles/PMC8256682/>. Acesso em: 9 maio 2022.

CONTESSOTO, V. D. et al. Introdução ao problema de enovelamento de proteínas: uma abordagem utilizando modelos computacionais simplificados. Revista Brasileira de Ensino Física, São Paulo, v. 40, n. 4, e4307, 2018. Disponível em: <https://www.scielo.br/j/rbef/a/WVRyJHCPYrzV6VR59NqgmSK/?format=pdf&lang=pt>. Acesso em: 9 maio 2022.

COZZOLINO, S. M. F.; COMINETTI, C. Bases bioquímicas e fisiológicas da nutrição: nas diferentes fases da vida, na saúde e na doença. Barueri: Manole, 2013.

CYRANOSKI, D. First Monkeys Cloned with Technique that Made Dolly the Sheep. Nature, v. 553, n. 7689, p. 387-388, Jan. 2018. Disponível em: <https://www.nature.com/articles/d41586-018-01027-z>. Acesso em: 13 maio 2022.

DAVIS, T. H. Meselson and Stahl: the Art of DNA Replication. PNAS, v. 101, n. 52, p. 17895-17896, 2004. Disponível em: <https://www.pnas.org/doi/10.1073/pnas.0407540101>. Acesso em: 13 maio 2022.

FARINAS, C. S. A parede celular vegetal e as enzimas envolvidas na sua degradação. São Carlos: Embrapa Instrumentação Agropecuária, 2011.

FERRIER, D. R. Bioquímica ilustrada. 7. ed. Porto Alegre: Artmed, 2019.

GÁMEZ, A. et al. Protein Misfolding Diseases: Prospects of Pharmacological Treatment. Clinical Genetics, v. 93, n. 3, p. 450-458, Mar. 2018. Disponível em: <https://onlinelibrary.wiley.com/doi/epdf/10.1111/cge.13088>. Acesso em: 9 maio 2022.

GANDHI, J. et al. Protein Misfolding and Aggregation in Neurodegenerative Diseases: a Review of Pathogeneses, Novel Detection Strategies, and Potential Therapeutics. Reviews in the Neurosciences, v. 30, n. 4, p. 339-358, May 2019.

GLUZA, K.; KAFARSKI, P. Transition State Analogues of Enzymatic Reaction as Potential Drugs. Drug Discovery, p. 325-372, 2013. Disponível em: <https://www.intechopen.com/chapters/41534>. Acesso em: 13 maio 2022.

KOBLITZ, M. G. B. Bioquímica de alimentos: teoria e aplicações práticas. 2. ed. Rio de Janeiro: Guanabara Koogan, 2019.

LIMA, L. S. Regra do octeto. Revista de Ciência Elementar, v. 3, n. 3, p. 195, out. 2015. Disponível em: <https://rce.casadasciencias.org/rceapp/art/2015/195/#:~:text=A%20regra%20do%20octeto%20%C3%A9,eletr%C3%B5es%2C%20ligantes%20ou%20n%C3%A3o%20ligantes.>. Acesso em: 6 maio 2022.

LIMA, V. L. E. Os fármacos e a quiralidade: uma breve abordagem. **Química Nova**, v. 20, n. 6, p. 657-663, 1997. Disponível em: <https://www.scielo.br/j/qn/a/kLchnKvkHLBthTdyBRRTvbx/?format=pdf&lang=pt>. Acesso em: 9 maio 2022.

LOPEZ, M. J.; MOHIUDDIN, S. S. Biochemistry, Essential Amino Acids. **StatPearls** Publishing, 26 May 2021. Disponível em: <https://www.ncbi.nlm.nih.gov/books/NBK557845/>. Acesso em: 9 maio 2022.

MACHADO, U. F. Transportadores de glicose. **Arquivos Brasileiros de Endocrinologia & Metabologia**, São Paulo, v. 42, n. 6, p. 413-421, dez. 1998. Disponível em: <https://www.scielo.br/j/abem/a/5LzBWQgnRNgjmfTmYnHtJgB/?format=pdf&lang=pt>. Acesso em: 10 maio 2022.

MACHADO, V. G.; NOME, F. Compostos fosfatados ricos em energia. **Química Nova**, v. 22, n. 3, p. 351-357, jun. 1999. Disponível em: <https://www.scielo.br/j/qn/a/kgR8S7TQLLymLgWk6XKKKVH/?format=pdf&lang=pt#:~:text=ricos%20em%20energia.-,COMPOSTOS%20RICOS%20EM%20ENERGIA,energia%20foram%20aceitas%20at%C3%A9%20recentemente>. Acesso em: 10 maio 2022.

MAGALHÃES, A. C.; OLIVEIRA, R. C.; BUZALAF, M. A. R. **Bioquímica básica e bucal**. Rio de Janeiro: Guanabara Koogan, 2017.

MALAJOVICH, M. A. **Biotecnologia**. 2. ed. Rio de Janeiro: BTeduc, 2016.

MALHEIROS, S. V. P. Integração metabólica nos períodos pós-prandial e de jejum – um resumo. **Revista Brasileira de Ensino de Química e Biologia Molecular**, v. 4, n. 1, p. 1-7, 2006. Disponível em: <http://bioquimica.org.br/revista/ojs/index.php/REB/article/viewFile/20/18>. Acesso em: 11 maio 2022.

MARSHALL, W. J. et al. **Bioquímica clínica**: aspectos clínicos e metabólicos. 3. ed. Rio de Janeiro: Elsevier, 2016.

MOTTA, V. T. **Bioquímica**. 2. ed. Rio de Janeiro: MedBook, 2011.

NELSON, D. L.; COX, M. M. **Princípios de bioquímica de Lehninger**. 4. ed. São Paulo: Sarvier, 2014.

NELSON, D. L.; COX, M. M. **Princípios de bioquímica de Lehninger**. 7. ed. Porto Alegre: Artmed, 2019.

NOGUEIRA, C. M. et al. A importância crescente dos carboidratos em química medicinal. **Revista Virtual de Química**, Niterói, v. 1, n. 2, p. 149-159, abr./jun. 2009. Disponível em: <http://static.sites.sbq.org.br/rvq.sbq.org.br/pdf/v1n2a07.pdf>. Acesso em: 10 maio 2022.

NOGUEIRA-DE-ALMEIDA, C. A.; RIBAS FILHO, D. Potencial hidrogeniônico da água e sua influência no organismo humano: um artigo de revisão. **International Journal of Nutrology**, v. 11, supl. S1, p. S16-S23, 2018. Disponível em: < https://www.thieme-connect.com/products/ejournals/pdf/10.1055/s-0038-1670718.pdf?msclkid=6c79bcb3cfae11ecb5d15f3823fd5f54>. Acesso em: 9 maio 2022.

PINTO, W. J. **Bioquímica clínica**. Rio de Janeiro: Guanabara Koogan, 2017.

QUIRING, R. et al. Homology of the eyeless Gene of Drosophila to the Small eye Gene in Mice and Aniridia in Humans. **Science**, v. 265, n. 5173, p. 785-789, 5 Aug. 1994.

REZENDE, G. A. A.; AMAURO, N. Q.; RODRIGUES FILHO, G. Desenhando isômeros ópticos. **Conceitos Científicos em Destaque**, v. 38, p. 133-140, 2016. Disponível em: <https://www.researchgate.net/publication/303713146_Desenhando_Isomeros_Opticos>. Acesso em: 9 maio 2022.

ROCHA, P. N. Uso de bicarbonato de sódio na acidose metabólica do paciente gravemente enfermo. **Jornal Brasileiro de Nefrologia**, v. 31, n. 4, 297-306, out./dez. 2009. Disponível em: <https://www.scielo.br/j/jbn/a/KFxqCLv3S4krhxf8bhYsHPy/?format=pdf&lang=pt>. Acesso em: 11 maio 2022.

RODWELL, V. W. et al. **Bioquímica ilustrada de Harper**. 30. ed. Porto Alegre: AMGH, 2017.

ROSALIN, C. et al. **Aminoácidos**: estrutura e propriedades. São Paulo: Ed. da USP, 2016.

SACKHEIM, G. I.; LEHMAN, D. D. **Química e bioquímica para ciências biomédicas**. 8. ed. Barueri: Manole, 2001.

SAMI, N. et al. Protein Aggregation, Misfolding and Consequential Human Neurodegenerative Diseases. **International Journal of Neuroscience**, v. 127, n. 11, p. 1047-1057, Nov. 2017.

SANCHES, J. A. G.; NARDY, M. B. C.; STELLA, M. B. **Bases da bioquímica e tópicos de biofísica**: um marco inicial. Rio de Janeiro: Guanabara Koogan, 2012.

SANTOS, J. dos. **Simulações da agregação da amilina e causas da diabetes tipo II**. 55 f. Trabalho de Conclusão de Curso (Tecnologia em Processos Químicos) – Universidade Tecnológica Federal do Paraná, Toledo, 2013.

SERAFIM, A. L.; VIEIRA, E. L.; LINDEMANN, I. L. Importância da água no organismo humano. **Vidya**, v. 24, n. 41, p. 11, jan./jun. 2004. Disponível em: <https://periodicos.ufn.edu.br/index.php/VIDYA/article/view/425/399>. Acesso em: 10 maio 2022.

SILVA, C. P.; ALBERTONI, E. Características físicas e químicas da água. [S.l.]: Universidade Federal do Rio Grande, 2013.

SILVA, H. L. da; OLIVEIRA, N. V. B. de; SOLER, O. Análise de metanálises e ensaios clínicos relativos à utilização de estatinas em doenças cardiovasculares. Revista Pan-Amazônica de Saúde, v. 7, n. 4, p. 107-119, 2016. Disponível em: <http://scielo.iec.gov.br/pdf/rpas/v7n4/2176-6223-rpas-7-04-107.pdf>. Acesso em: 11 maio 2022.

VIEIRA, R. Bioquímica dos Alimentos. In: VIEIRA, R. Fundamentos de bioquímica: textos didáticos. Belém: [s.n.], 2003. p. 13-26. Disponível em: <http://livroaberto.ufpa.br/jspui/handle/prefix/412>. Acesso em: 10 maio 2022.

VOET, D.; VOET, J. G. Bioquímica. 4. ed. Porto Alegre: Artmed, 2013.

WATSON, J. D.; CRICK, F. H. C. A Structure for Deoxyribose Nucleic Acid. Nature, v. 171, p. 737-738, 1953.

WILMUT, I.; TAYLOR, J. Cloning After Dolly. Cell Reprogram, v. 20, n. 1, p. 1-3, Feb. 2018.

YAMANAKA, S. Pluripotent Stem Cell-Based Cell Therapy-Promise and Challenges. Cell Stem Cell, v. 27, n. 4, p. 523-531, Oct. 2020. Disponível em: <https://www.cell.com/cell-stem-cell/fulltext/S1934-5909(20)30460-4?_returnURL=https%3A%2F%2Flinkinghub.elsevier.com%2Fretrieve%2Fpii%2FS1934590920304604%3Fshowall%3Dtrue>. Acesso em: 13 maio 2022.

Respostas

Capítulo 1

Questões para revisão

1. a
2. d
3. Estrutura primária: é a mais simples, caraterizada pelas ligações peptídicas entre um ou mais aminoácidos de forma linear.
   Estrutura secundária: é um desdobramento da organização das estruturas primárias dos aminoácidos, formando estruturas em α-hélice, em folha-β ou em *loops*. Ocorre em razão das interações intermoleculares realizadas pelas cadeias laterais dos aminoácidos que compõem a estrutura primária.
   Estrutura terciária: é caracterizada pela interação entre as estruturas secundárias presentes na proteína, e isso desencadeia um enovelamento das estruturas que forma a estrutura proteica funcional.
   Estrutura quaternária: trata-se da interação entre estruturas proteicas terciárias ou agentes que não são de origem proteica, como íons, carboidratos e lipídios.
4. b
5. A teoria da chave e fechadura postula que a enzima e seu substrato se ligam de forma seletiva. Isso ocorre em virtude da presença de um sítio de ligação na estrutura da enzima que interage com o substrato. Essa característica confere a seletividade observada na atividade enzimática.

Questões para reflexão

1. O aumento da temperatura corporal pode induzir à desnaturação de algumas proteínas, reduzindo ou interrompendo sua atividade biológica. Dessa forma, o aumento da temperatura pode prejudicar as vias metabólicas e, consequentemente, inviabilizar a atividade de diversos tecidos.
2. Os tensoativos apresentam em sua estrutura uma região polar e uma região apolar. Por conseguinte, a região apolar é capaz de interagir com as moléculas apolares, ao passo que a região polar interage com a água. Essa interação entre a substância apolar e o tensoativo forma micelas. Assim é porque a região apolar passa a conter uma região

polar (região polar do tensoativo), caso em que a região apolar ficará voltada para a parte interna da micela, e as regiões polares, para o exterior dela. Desse modo, as moléculas diminuem a força de coesão das moléculas de água, reduzindo a tensão superficial e permitindo a solubilidade da solução.

Capítulo 2

Questões para revisão

1. a
2. a
3. c
4. Os fosfolipídios são formados por uma cauda apolar (ácido graxo) e uma cabeça polar (grupo fosfato). As caudas apolares interagem entre si, gerando uma região hidrofóbica, ao passo que as cabeças polares se voltam para o exterior, sendo esta uma região hidrofílica. Essa organização forma uma bicamada lipídica.
5. b
6. a

Questões para reflexão

1. O que diferencia os lipídios oleosos dos cerosos é a presença das duplas ligações e/ou triplas ligações. Dessa maneira, o rompimento da dupla ligação faz o lipídio insaturado se tornar saturado. Assim, as cadeias são mais lineares, o que permite uma melhor interação com outros lipídios saturados.
2. Os carboidratos têm maior solubilidade em água porque apresentam em sua estrutura grupos álcool e/ou cetona. Em meios aquosos, tais grupos tendem a conter regiões de eletronegatividade capazes de interagir com a água por meio das ligações de hidrogênio. Já os lipídios são grandes cadeias de hidrocarbonetos e, por conta disso, têm moléculas que interagem entre si por meio das interações de Van der Waals. Essa forte comunicação entre as moléculas lipídicas prejudica a interação com as moléculas de água, reduzindo sua solubilidade. Alguns lipídios contêm uma região polar em sua estrutura, como os triacilgliceróis e os fosfolipídios. No entanto, em ambientes aquosos,

essas moléculas têm a propensão de formar micelas em virtude de apresentarem uma região apolar e outra polar.

Capítulo 3

Questões para revisão

1. e
2. b
3. b
4. A ligação do glucagon ou da adrenalina a seus receptores específicos acoplados à proteína G nos hepatócitos ou aos da adrenalina nos músculos resulta na ativação da adenilato-ciclase e promove, então, a cascata de formação de cAMP, ativando a enzima proteína quinase A (Ferrier, 2019). A proteína quinase A promove a fosforilação da glicogênio sintase, inativando a enzima responsável pela síntese de glicogênio. Essa mesma proteína ativa a fosforilase quinase, que ativa a glicogênio fosforilase, a qual inicia a degradação do glicogênio (Berg; Tymoczko; Stryer, 2017).
5. A frutose pode ser metabolizada de duas formas para a obtenção de ATP: pode ser fosforilada pela enzima hexoquinase, formando frutose-6-fosfato, que entra na terceira reação da glicólise; e pode ser transformada em frutose-1-fosfato pela enzima frutoquinase. Após isso, a enzima frutose-1-fosfato aldolase converte a frutose-1-fosfato em gliceraldeído e di-hidroxiacetona fosfato. A di-hidroxiacetona é direcionada para a via glicolítica, e o gliceraldeído é fosforilado pela triose quinase, formando gliceraldeído-3-fosfato, que também entra na via glicolítica.

Questões para reflexão

1. b
2. A intoxicação por arsênio pode envolver o arsênio trivalente (arsenito) e o arsênio pentavalente (arsenato). O arsênio trivalente atua em enzimas que requerem ácido lipoico como coenzima, como é o caso do complexo da piruvato desidrogenase. Já o arsênio pentavalente pode impedir a produção de ATP e de NADH durante a glicólise. Isso ocorre porque o arsenato compete com o P_i utilizado como substrato

da gliceraldeído-3-fosfato-desidrogenase. O arsenato também compete com o P_i pela ligação ao domínio F_1 da ATP sintase, formando ADP arsenato.
3. O beribéri é uma enfermidade que está associada a populações que consomem muito arroz na dieta. O arroz apresenta baixo teor de tiamina, sendo este último precursor do cofator tiamina pirofosfato. Esse cofator é o grupo prostético de três enzimas importantes: piruvato desidrogenase, α-cetoglutarato desidrogenase e transcetolase. Para que o piruvato seja utilizado para a produção de acetil-CoA, é necessária a ação do complexo piruvato desidrogenase. Com esse complexo desativado pela deficiência de tiamina, o sistema nervoso não consegue produzir ATP a partir da glicose. A enzima cetoglutarato desidrogenase é importante no ciclo do ácido cítrico, pois promove a conversão de α-cetoglutarato em succinil-CoA.
4. A doença de depósito de glicogênio tipo I é causada pela deficiência de glicose-6-fosfatase, enzima que catalisa a hidrólise de glicose-6-fosfato em glicose e fosfato inorgânico (P_i). A deficiência dessa enzima dificulta a glicogenólise hepática, que atua na manutenção dos níveis de glicose no jejum.
5. A insulina é um hormônio produzido pelo pâncreas e liberado na corrente sanguínea em estados de hiperglicemia, como o período pós-prandial. A função da insulina é ligar-se a seu receptor nos tecidos insulinodependentes e promover a captação de glicose para o interior dessas células. Em pacientes diabéticos tipo 1, não ocorre produção de insulina pelo pâncreas; dessa forma, a glicose não entra nos tecidos insulinodependentes, o que provoca hiperglicemia. Em pacientes diabéticos tipo 2, a insulina é produzida, porém existe uma resistência à insulina, que impede a glicose de entrar nos tecidos insulinodependentes, o que também ocasiona hiperglicemia.

Capítulo 4

Questões para revisão

1. a
2. b
3. c

4. Os corpos cetônicos são produzidos em situações em que a quantidade de acetil-CoA ultrapassa a capacidade oxidativa do fígado. A elevação da razão NADH/NAD$^+$, causada pelo aumento da β-oxidação dos ácidos graxos, interfere no equilíbrio entre o oxalacetato e o malato, baixando a concentração de oxalacetato. Isso permite a cetogênese, pois a acetil-CoA não pode participar do ciclo do ácido cítrico. A cetogênese ocorre na matriz mitocondrial do hepatócito. Inicialmente, ocorre a união de duas acetil-CoA, que resulta na formação de acetoacetil-CoA, seguida da condensação de acetoacetil-CoA com uma terceira acetil-CoA; forma-se, então, 3-hidroxi-3-metilglutaril-CoA, que é degradada a acetoacetato e acetil-CoA. O acetoacetato é um dos corpos cetônicos e pode ser reduzido a outro corpo cetônico, como o D-3-hidroxibutirato. O fígado libera acetoacetato e D-3-hidroxibutirato para o sangue. Ao chegarem aos tecidos periféricos, os corpos cetônicos são usados como combustíveis. Um terceiro corpo cetônico é a acetona, que não tem função energética, sendo formada pela descarboxilação do acetoacetato.

5. A via das pentoses-fosfato produz açúcares de cinco carbonos a partir da glicose. Nessa via, não são produzidas ou consumidas moléculas de ATP, e sim duas moléculas de NADPH e uma molécula de CO_2. A via atende a duas demandas importantes no organismo: de NADPH, um agente redutor necessário para a síntese de lipídios (ácidos graxos e colesterol), e de ribose, empregada na síntese de nucleotídeos e ácidos nucleicos. O NADPH também participa de reações de desintoxicação e excreção de fármacos, na redução da glutationa oxidada (eritrócitos) e na produção de radicais livres para destruir patógenos.

Questões para reflexão

1. b
2. A redução na quantidade de oxigênio prejudica a oxidação de NADH em NAD$^+$ pela mitocôndria. O acúmulo de NADH favorece a conversão do piruvato oriundo da glicólise em ácido lático. O quadro de choque prejudica a circulação e reduz a utilização do lactato pelo fígado, contribuindo para seu acúmulo na circulação e promovendo a acidemia.
3. A enzima glicose-6-fosfato desidrogenase catalisa a oxidação da glicose-6-fosfato a 6-fosfogliconolactona. A deficiência genética de

glicose-6-fosfato desidrogenase reduz o nível de NADPH nos glóbulos vermelhos do sangue, causando a diminuição da concentração de glutatina e dos produtos da via das pentoses, o que prejudica o desenvolvimento do parasita.

4. A produção aumentada de corpos cetônicos é observada quando o organismo do paciente não consegue levar a glicose para o interior das células para a produção de ATP, seja por deficiência de insulina, seja por resistência à ação desse hormônio. Dessa forma, a β-oxidação de ácidos graxos é ativada. O que pode promover a cetogênese é uma queda na concentração de oxalacetato obtido do metabolismo da glicose. Quando a concentração de oxaloacetato é reduzida, a acetil-CoA não pode entrar no ciclo do ácido cítrico. O oxaloacetato também é consumido para formar glicose pela gliconeogênese, ficando indisponível para condensação com acetil-CoA. Assim, a acetil-CoA é utilizada para a produção de corpos cetônicos no fígado. Estes são liberados para a corrente sanguínea e alcançam os tecidos, onde são convertidos em acetil-CoA e utilizados para a produção de ATP no ciclo de Krebs.

5. Os alimentos em excesso podem ser armazenados na forma de triglicerídeos. O excesso de carboidratos na dieta, em especial a glicose, gera excesso de acetil-CoA, que não entra no metabolismo energético. Assim, a acetil-CoA é convertida em ácidos graxos e colesterol. Expresso em outros termos, o excesso de carboidratos na dieta promove aumento de peso. As gorduras não são convertidas em carboidratos, podendo somente entrar no metabolismo energético para a produção de AT adotando-se uma dieta com redução do consumo de glicose, para manter a glicemia, ocorre a glicogenólise e, depois, a gliconeogênese, que utiliza aminoácidos provenientes de proteínas. Para ocorrer a perda de peso, é necessário estimular a lipólise e a β-oxidação das gorduras para a produção de ATP. A prática de atividade física pode estimular os dois processos citados para fornecer acetil-CoA para o ciclo de Krebs. Logo, a perda de peso demanda ingestão calórica menor associada ao aumento de atividade física para ocasionar a lipólise.

Capítulo 5

Questões para revisão

1. b
2. É organizado em regiões mais condensadas pelas histonas (heterocromatina) e menos condensadas (eucromatina), sendo esta última a região que contém os genes expressos na célula.
3. a
4. O DNA deve ser replicado para que as novas células tenham a mesma informação genética da que lhes deu origem, conservando toda a informação de uma geração para outra. Todas as novas células precisam manter a informação para realizarem sempre as mesmas funções, mantendo a continuidade daquele grupo celular.
5. b
6. a

Questões para reflexão

1. A síntese das fitas ocorre graças à ligação dos nucleotídeos, porém a estabilidade se dá pela organização dessas fitas na ligação com as bases nitrogenadas. A estabilidade só é possível se as fitas estiverem em sentidos de síntese opostos. Se estas não fossem antiparalelas, a molécula não teria a forma e a organização tridimensional conhecida.
2. O RNA ribossomal e o transportador podem ser caracterizados como funcionais. Eles não levam uma mensagem do DNA até o local de síntese proteica.

    A função do RNA ribossomal é participar da estrutura do ribossomo, sendo necessárias várias fitas de RNA ribossomal para construir a estrutura do ribossomo.

    Os transportadores se ligam, cada um, a um aminoácido específico. Eles levam até o ribossomo os aminoácidos e interagem com o RNAm, determinando, por meio dessa ligação RNAt-RNAm, a ordem dos aminoácidos na proteína em processo de síntese.

    O RNA mensageiro é o que carrega a sequência de nucleotídeos a ser convertida em sequência de aminoácidos. Ele leva a mensagem que mostra como será a estrutura primária da proteína. Para a síntese

proteica, a interação entre RNA transportador e RNA mensageiro é importantíssima, e isso ocorre por intermédio da ligação do códon (conjuntos de três nucleotídeos no RNAm) com o anticódon (conjunto de três nucleotídeos contido em uma parte do RNAt).
3. Acetilar histonas ou ubiquitinar histonas é basicamente mudar a estrutura da organização e interação das proteínas com o DNA. Esse mecanismo corresponde a uma das formas de regular o que será transcrito ou não, de acordo com a necessidade da célula.
4. Sempre haverá uma fita da molécula a ser duplicada, e apenas uma fita é sintetizada pelas DNAs polimerases; a outra fita (molde) é da molécula antiga. Ela serve de referência para que, durante a síntese, ocorra a manutenção da informação. Nunca acontece uma síntese de duas fitas complementares simultaneamente.
5. Essa é a única forma para que ocorra a ligação fosfodiéster, a ligação entre dois nucleotídeos. Não há como a enzima polimerase realizar uma ligação fosfodiéster entre dois nucleotídeos sem que o carbono 5 de um nucleotídeo seja ligado ao carbono 3 do outro nucleotídeo.

Capítulo 6

Questões para revisão

1. d
2. c
3. e
4. c
5. c

Questões para reflexão

1. Localização do promotor, ligação das proteínas de transcrição, posicionamento da RNA polimerase, localização do *start* códon e início da síntese da fita de RNA.
2. e
3. Ele é o RNA funcional que leva o aminoácido até o complexo ribossomo-RNAm. Os aminoácidos estão nele.
4. d

5. As etapas de regulação da expressão gênica são: (1) controle de quanto e quantas vezes um gene será transcrito; (2) controle do processamento do RNAm, principalmente por *splicing*; (3) seleção de quais moléculas de RNAm serão exportadas do núcleo para o citosol; (4) regulação da velocidade de degradação do RNAm; (5) seleção de quais moléculas de RNAm serão traduzidas pelos ribossomos; (6) regulação da degradação de proteínas; e (7) regulação da atividade das proteínas.

Sobre os autores

Jeferson Machado Batista Sohn
É doutorando do Programa de Pós-Graduação em Farmacologia da Universidade Federal do Paraná (UFPR) e pela Universidade de Maastricht – Holanda, na linha de pesquisa em Neurociências, estudando mais especificamente os processos envolvidos na formação e na manutenção das memórias de medo. É mestre em Farmacologia pela UFPR e biomédico pelo Centro Universitário Autônomo do Brasil (UniBrasil).

Cristina Peitz de Lima
É mestre e doutora em Ciências Farmacêuticas pela Universidade Federal do Paraná (UFPR) e graduada em Farmácia Industrial pela mesma instituição. Já trabalhou como farmacêutica na indústria e é docente do Centro Universitário Autônomo do Brasil (UniBrasil), onde ministra as disciplinas de Bioquímica Celular, Metabolismo Celular, Fitoterapia, Farmacotécnica Homeopática, Farmacobotânica e Farmacognosia. Tem experiência na área de pesquisa de plantas medicinais.

Benisio Ferreira da Silva Filho
É doutor em Biotecnologia pelo Instituto de Química e Biotecnologia da Universidade Federal de Alagoas (Ufal), mestre em Ciências da Saúde com ênfase em Morfologia Aplicada à Genética Médica pela mesma instituição e biomédico pelo Centro de Estudos Superiores de Maceió. Tem experiência como professor nas disciplinas de Biologia Celular e Molecular, Genética, Biotecnologia e Biologia Molecular. Atualmente, está finalizando seu segundo doutorado, em Biologia Celular e Molecular na Universidade Federal do Paraná (UFPR) e coordena o curso de Biomedicina do Centro Universitário Internacional Uninter.

Os papéis utilizados neste livro, certificados por instituições ambientais competentes, são recicláveis, provenientes de fontes renováveis e, portanto, um meio responsável e natural de informação e conhecimento.

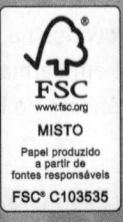

FSC
www.fsc.org
MISTO
Papel produzido
a partir de
fontes responsáveis
FSC® C103535

Impressão: Reproset
Março/2023